U0277951

静动之间

中

胡丽娟◎主编

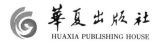

华夏出版社
HUAXIA PUBLISHING HOUSE

图书在版编目（CIP）数据

静动之间．中 / 胡丽娟主编．—— 北京：华夏出版社有限公司，2024.6
ISBN 978-7-5222-0571-7

Ⅰ．①静… Ⅱ．①胡… Ⅲ．①中医学—文集 Ⅳ．① R2-53

中国国家版本馆 CIP 数据核字（2023）第 203076 号

第二编

导　言

　　第二编收录了胡耀贞一生在习武练拳过程中传承与收藏的各种珍贵武学文献。胡耀贞分别在心意六合拳、八卦掌、形意拳、五禽术、象形拳、子路太极、杨式太极拳等武学内功方面传承殊胜，用功最深。这些武学内功是我们祖先们血汗的结晶，是中华民族的重要瑰宝，是中华优秀传统文化的重要组成部分。胡耀贞一直着力于由医通武，由武通医，医武融合，并积极探索总结出来一系列有益于人们防病祛病、健康长寿的静动自然功，这项工作是胡耀贞对传统武学这一非物质文化遗产在当代的继承与发扬。

　　这些珍贵的武学文献，有的是胡耀贞生前花费重金收购回来的，有的是当年以手抄方式保留下来的。经过多年的战火与浩劫，这些文献能够传至今天，实属不易，许多已经是孤本，弥足珍贵。此次我们把胡耀贞珍藏并留传下来的这批珍贵的民间武学文献资料编辑整理出版，对于传承与发扬非物质文化遗产有着重要的意义。

《张三丰太极拳经》

　　关于太极拳的起源，许多人认为道教武当山隐仙张三丰是太极拳的创始人，社会上流传的《张三丰太极拳经》的确是一部难得的拳学经典著作。王宗岳为明清人士，学术界考证其人，说法不一。王宗岳有著名的《太极拳论》等传世，该著作被公认为论述太极拳的理法"详且尽矣"。

　　《张三丰太极拳经》是王宗岳对张三丰祖师的太极拳著作进行编辑，并结合易经原理与自己练功心得，对张三丰祖师《太极拳经》进行注释、阐发而形成的一部太极拳经典著作。该稿以姜荣樵所得乾隆抄本（简称乾隆本）、先天太极拳传人李兆生所传《太极拳经》（简称先天本）为主要根据，并参考《张三丰太极炼丹秘诀》及其他太极拳谱进行校辑而成。

该拳谱后面附有胡丽娟特别推荐的《杨家秘传抄本太极拳老谱》、李亦畲《太极拳谱》（老三本），均是有关太极拳方面的珍贵而重要的文献。

《太极精华》

张钦霖（1896～1969），河北邢台人，父母早亡，家境贫寒。因为喜好武术，14岁即至杨班侯（杨露禅之子）家中为佣工，后得拜杨澄甫（杨健侯之子）为师，开始学习太极拳。后又学习内功，将这种内功与太极拳贯通运用，拳术自是更加精妙。

杨露禅、杨健侯、杨澄甫，三代人不断探索，由杨澄甫定型为"杨式太极拳"，并广泛流传。张钦霖虽为杨式太极拳传人，后又得道人亲传，因此又称张钦霖式太极拳。

1925年张钦霖到山西，1929年中央政府在南京举办武术会考，张钦霖获全国徒手冠军。胡耀贞为形意拳第五代宋世荣的关门弟子，且年长于张钦霖。胡耀贞请之再三，拜张钦霖为师，得其口授心传。1951年胡耀贞到了张钦霖家，张钦霖特将此《太极精华》手抄本交给了胡耀贞。

《太极拳讲义》

吴式太极拳是由吴全佑从学于杨班侯，在学成之后传授于其子吴鉴泉，再经吴鉴泉改编而成的一种太极拳。该拳于听、化、拿、发四个步骤，以及掤、捋、挤、按、采、挒、肘、靠、进、退、顾、盼、定十三势，都在功架内加以表现，动作循规蹈矩，松静自然，前后贯串，善于柔化，在海内外享有极高的声誉。

吴鉴泉生有二子二女，长子吴公仪、次子吴公藻、长女吴英华、婿马岳梁，皆为其太极拳嫡传。其中吴公藻继承了吴家的渊博家学，更是造诣精深。1915年吴公藻曾著有《太极拳讲义》一书，虽然文辞简要，却将太极拳要义阐发详尽，武林闻名遐迩久矣。此次以1936年上海鉴泉太极拳研究社初版为底本点校整理。

《太极法说》

《太极法说》手抄本由杨班侯传于吴全佑，一直作为吴氏家传太极拳体用全书。该本原是清朝亲王府内手抄本，自吴全佑开始一直在吴家保存，已有一百多年，后由吴公藻首次公开。

相传后代太极拳学习者如果得此手抄本，则犹如亲承杨氏传授。该手抄本内容为太极拳秘传精要口诀。此次根据杨班侯亲传于吴全佑的手抄本点校整理。另附有被誉为"武林秘籍"的太极拳经典论述若干篇。

《心意六合拳谱》

心意六合拳相传起源于宋代岳飞。岳飞字鹏举，河南汤阴人，童年时受业于名师周桐，精通枪法，以枪为拳，留传后世有《武穆王拳谱》。该拳神妙莫测，盖古未有之技也。岳飞刚毅多谋，屡立战功，善以少击众。而忠愤激烈，议论持正，他的遇害令人深为叹惜。

姬公，名际可，字龙峰，明末清初山西永济人。曾在河南嵩山得少林武术精奥，而后游历名山大川，遍访各派名家。至陕西终南山得《武穆王拳谱》，开创"心意六合拳"，后回到故里，广传技艺。曹继武得传后，又习练十二年，技勇方成。曹继武在康熙年间武考连中三元，被钦点为陕西靖元总镇都督。曹继武任满归籍后，授艺于山西戴龙邦，经十易寒暑，戴龙邦得其真传。

戴龙邦，字尔雷，山西祁县人，生于康熙五十二年，卒于嘉庆七年，享年90岁。戴龙邦祖传长拳，后遇曹继武，得曹公赠《姬际可自述》《拳论十法摘要》，拜师习练十二寒暑。技艺大成后，戴龙邦在归晋途中，于洛阳遇马学礼，得其助力，于乾隆十五年始作《心意六合拳谱》。

该拳谱后附有王继武弟子张宝扬、何守岐口述，李更新整理的《学习武术感想笔记》。该笔记由胡丽娟作序推介，包括心意拳、五行拳，特别是形意拳的理论、套路及源流，其后附有岳武穆《九要论》和《内功四经》。

《八卦掌》

该稿原为民国年间高议盛编著并插图的手抄本。按照其序言记述，八卦掌相传源于江西一老一少二僧。嘉庆年间，河北文安城的董海川，于江西得传为达摩化身之老僧直接传授。学成之后，董海川曾应邀于京师肃王府教授肃王及弟子若干人。

民国年间，山西高议盛自幼学拳，年纪三十时师从北京八卦正宗眼镜程（程庭华）之高足津沽武清周玉祥练习八卦掌。后得眼镜程弟子柳河王树棠传以《八卦掌谱》，但不得其奥。高议盛在四十五岁时得遇"宋异人"，苦心求教数年，始对该掌谱豁然。此后，高议盛依据该《八卦掌谱》，并且综合在周玉祥与"宋异人"两处所得传授，加以自己数十年间朝夕研究所得，又得乡友刘成美逐式绘图，从而编成此书。

该手抄本由太原八卦掌名家穆修易晚年特别留传于胡耀贞收藏。此次胡丽娟首次将该手抄本拿出，并经点校整理公之于众。

《守洞尘技》

《守洞尘技》是民间传承的心意六合拳及其内功的重要著作。在社会上有若干不同版本，主要有马氏抄本、戴氏抄本、范氏抄本。戴氏抄本一直传说有上下两册，其下册内容主要是心意六合拳法，上册内容主要是有关道家内功的修炼方法，包括内功修炼中一般不对外传授的秘法与口诀。目前，社会上公开印行的一般是戴氏抄本的下册，而其上册一直隐而不传。此次点校整理的戴氏抄本，是首次把上册公布于世。

该手抄本以道家内功为本，又结合了传统的武家内功，因此具有养生与技击并重的特色。其养生内功来源于山西名医傅山先生的道家内丹功，武家内功则直接源于姬龙峰先生的心意六合拳法。当年胡耀贞给了恩师戴二闾之门徒车子方五十大洋才得到这个手抄本，可见弥足珍贵。

《形意拳谱》

李洛能（1808～1890），出生于河北深州，名飞羽，字能然。虽然他年轻时就已经武艺高强，但仍一直前往各地寻师访道。37岁时，在山西祁县经郭维汉介绍，拜戴氏心意拳传人戴二闾为师，苦心钻研戴式心意拳。十年学成之后，名震武林，广传弟子。后来在心意拳的基础上，吸收道家思想，结合武术实践，博采众长，改革创新，将"心意拳"改为"形意拳"。形意拳之名由此传开，形成了与八卦掌、太极拳鼎足而立的中华武术三大拳。李洛能也与董海川、杨露禅并列成为清末民初的三大武学代表人物。

李洛能著有《形意拳谱》，在该书中他提出，形意拳之始，本乎天地之大端与造化之原理。八卦掌相传创自达摩祖师，迨自宋朝岳飞，精研内经之意义，化生五行十二形之原理，因名为形意拳。在内为意，在外为形，揽阴阳之造化，转乾坤之枢机。形意拳有易骨者、易筋者、易髓者三步功夫，还有具体的五行拳法与十二形拳，总合五纲十二目，统一全体之功用。

灵空禅师及其著述三种

灵空禅师，又号虚无上人，曾为五台山护国寺首座，护国寺即为现五台山佛教居士林所在地，在该居士林后山有灵空禅修洞遗址。灵空禅师世寿一百二十岁（又有说一百三十岁），曾经遍历二十四省大山大川，寻师访道，道艺并重，内外兼修，得佛道两教之真旨，精研医武内功之窍奥。有《象形拳法真诠》《华佗五禽经》《灵空禅师点穴秘诀》等著作传世。

1919年胡耀贞到五台山，拜灵空禅师为师，在五台山居住五年之久，跟随灵空禅师学习象形拳法、五禽术、点穴秘法等医武内功。新中国成立后，在党和政府的号召下，胡耀贞总结包括灵空禅师在内的诸位师长所授各种传统武功，创编了静动自然功，开办针灸门诊部，服务于社会与人民。

《象形拳法真诠》

象形拳法，发源于仓颉造字、伏羲画卦，取象于数理，立体于卦象。近取诸身，远取诸物，由意发象，寓刚于柔，作象形术，效其灵性，悟其真意，通其造化。1961年胡丽娟回到北京后，曾遵照父亲胡耀贞指示，亲笔抄录了民国二十二年（1933）四月天津益世报馆印行的《象形拳法真诠》，该书封面署名为"五台山灵空禅师口述，燕南、薛颠整理"。按照封面署名，本书原著者应为灵空禅师。此次根据胡丽娟提供的《象形拳法真诠》手抄本编辑整理而成。

《华佗五禽经》

自伏羲画卦，阐明阴阳，而象在其中。陶唐氏作为舞，以却人疾；黄帝作内经，以按摩导引而去疾苦；庄子演象，熊经鸟伸以求难老，吐故纳新而益寿延年；华佗因而推广，作五禽经以救世人。华佗五禽经虽取法于数象而演之，其化身有精微奥妙之玄机、不测之妙用。为学者易于练习起见，将各象分为三步：第一步为原地化象，第二步为进退化象，第三步为神意化象。至第三步，则以神意为主，随身意动，象随神发，进退变化，方向无定，无处不为法象，无时不为化身。该手抄稿为胡耀贞一直珍藏，署名为"华佗传授，灵空禅师著述"。此次根据胡耀贞提供的手抄本编辑整理而成。

《灵空禅师点穴秘诀》

该书为五台山灵空禅师将先哲秘而不传的点穴秘诀首次公之于世。书中注明了人身一百零八穴、三十六死穴、七十二麻窍穴的详细图，以及解穴之分寸、受伤用药之法则，还包括千金不换之秘传伤科奇方数百种，分别有汤药类效方、丸散末药类奇方、膏丹药类神方、敷药类验方等。这些穴位与奇方，过去曾为行侠好义、救人防身之宝筏。学者若能详加研究，身体力行，亦为自卫防身之秘藏。该书稿原署名为"灵空禅师传授"。

《脉纬》

《脉纬》为广西近代著名中医罗哲初（1878～1944）所撰。罗哲初，字树仁，号克诚子，广西桂林人。他自幼勤学苦读，精研医理，兼善针灸，长于脉学和以古方治疗疾病。20世纪20年代，他曾到上海、南京以及安徽和浙江一带专事行医。1935年曾在南京中央国医馆供职，培养了一批中医弟子。1937年抗日战争爆发，他回到桂林，直至1944年去世，终年66岁。

《脉纬》撰于1928年，由其女婿莫雪村于1978年献出。全书分上下两篇，上篇从经脉开始，阐明了各经各脉及经脉循环度数、轻重、为病等；下篇在明示三部九候的脉位法后，既有原则又具体地谈了阴阳脉法、四时脉法、五脏脉法和岁运脉法。继《脉经》之后，从另一角度论述了脉学，这是本稿最大的特点，为一般脉著所少见。胡耀贞是在得到罗哲初弟子吕应韶传授之后，与以前所学针法合参，才形成了独特的胡氏无极针灸。

张三丰太极拳经

张三丰　传

王宗岳　编著

目　录

太极拳经歌诀六首①

（张三丰传）

歌诀一：

顺项贯顶两膀松，束胁下气把裆撑②。

谓因开劲两捶争③，五趾抓地上弯弓。

歌诀二：

举动轻灵神内敛，莫教断续一气研。

左右宜有虚实处④，意上寓下后天还。

歌诀三：

掤捋挤按四方正，采挒肘靠斜角成。

乾坤震兑乃八卦，进退顾盼定五行。

歌诀四：

极柔即刚极虚灵，运若抽丝处处明。

开展紧凑乃缜密，待机而动如猫行。

歌诀五：

拿住丹田练内劲，哼哈二气妙无穷。

动分静合屈伸就，缓应急随理贯通。

歌诀六：

忽隐忽现进则长，一羽不加至道藏。

手慢手快皆非似，四两拨千运化良。

太极拳释名[⑤]

（张三丰著）

太极拳，一名长拳，又名十三势。长拳者，如长江大河，滔滔不绝也。十三势者，掤、捋、挤、按，即坎、离、震、兑，四正方也；采、挒、肘、靠，即乾、坤、艮、巽，四斜角也，此八卦也。进步、退步、左顾、右盼、中定，即金、木、水、火、土也，此五行也。一着一势，均不外乎阴阳，故又名太极拳。

太极拳释义[⑥]

（张三丰著）

歌诀一：

顺项贯顶两膀松，束胁下气把裆撑。

谓因开劲两捶争，五趾抓地上弯弓。

虚领顶劲，气沉丹田。提顶吊裆，心中力量。两膀松，然后空。开合按势怀中抱，七星势视如车轮，柔而不刚。彼不动，己不动，彼微动，而己意先动。由脚而腿，由腿而身，如练一气。如转鹘之鸟，如猫擒鼠。发劲如弓发矢，正其四体，步履要轻随，步步要滑齐。

歌诀二：

举动轻灵神内敛，莫教断续一气研。

左右宜有虚实处，意上寓下后天还。

一举动，周身俱要轻灵，尤须贯力。每一动，唯手先着力，随即松开，犹须贯串一气，不外起承转合，始而意动，既而劲动，转接要一线串成。[⑦]气宜鼓荡，神宜内敛，毋使有凹凸处，毋使有断续处。其根在脚，发于腿，主宰于腰，形于手指。由脚而腿而腰，总须完整一气。向前退后，乃得机得势。有不得机得势处，身便散乱，其病必于腰腿求之，上下、前后、左右皆然。凡此皆是意，不在外面。有上即有下，有前即有后，有左即有右。如意要向上，即寓下意，若将物掀起而加以挫之之力，斯其根自断，乃坏之速而无疑。虚实宜分清楚，一处自有一处虚实，处处总此一虚实。周身节节贯串，无令丝毫间断耳。

歌诀三：

> 掤捋挤按四方正，采挒肘靠斜角成。
>
> 乾坤震兑乃八卦，进退顾盼定五行。

长拳者，如长江大河，滔滔不绝也。十三势者，掤、捋、挤、按、采、挒、肘、靠，此八卦也。进步、退步、左顾、右盼、中定，此五行也。掤、捋、挤、按，即坎、离、震、兑，四正方也。采、挒、肘、靠，即乾、坤、艮、巽，四斜角也。进、退、顾、盼、定，即金、木、水、火、土也。

歌诀四：

> 极柔即刚极虚灵，运若抽丝处处明。
>
> 开展紧凑乃缜密，待机而动如猫行。

极柔软，然后极刚坚。能呼吸，然后能灵活。气以直养而无害，劲以曲蓄而有余。全身意在精神，不在气。有气者无力，无气者纯刚。气如车轮，腰似车轴。似松非松，将展未展。劲断意不断，藕断丝亦连。心为令，气为旗，腰为纛，先求开展，后求紧凑，乃可臻于缜密矣。先在心，后在身。腹松静，气敛入骨，神舒体静，刻刻在心。切记一动无有不动，一静无有不静。牵动往来气贴背，敛入脊骨，内固精神，外示安逸。迈步如猫行，运劲如抽丝。

歌诀五：

拿住丹田练内劲，哼哈二气妙无穷。

动分静合屈伸就，缓应急随理贯通。

拿住丹田之气，练住元形，能打哼哈二气。气贴背后，敛入脊骨。静动全身，意在蓄神，不在聚气，在气则滞。内三合，外三合。⑧太极者，无极而生，阴阳之母也。动之则分，静之则合。无过不及，随屈就伸。人刚我柔谓之走，人背我顺谓之粘。动急则急应，动缓则缓随。虽变化万端，而理为一贯。由着熟而渐至懂劲，由懂劲而阶及神明。然非用力之久不能豁然贯通焉。

歌诀六：

忽隐忽现进则长，一羽不加至道藏。

手慢手快皆非似，四两拨千运化良。

虚领顶劲，气沉丹田，不偏不倚，忽隐忽现。左重则左虚，右重则右杳。仰之则弥高，俯之则弥深。进之则愈长，退之则愈促。一羽不能加，蝇虫不能落。人不知我，我独知人。英雄所向无敌，盖皆由此而及也。斯技旁门甚多，虽势有区别，概不外壮欺弱、慢让快耳。有力打无力，手慢让手快，是皆先天自然之能，非关学力而有力也。察"四两拨千斤"之句，显非力胜，观耄耋能御众之形，快何能为？立如平准，活似车轮。偏沉则随，双重则滞。每见数年纯功不能运化者，率皆自为人所制⑨，双重之病未悟耳。欲避此病，须知阴阳。粘即是走，走即是粘。阳不离阴，阴不离阳，阴阳相济，方为懂劲。懂劲后，愈练愈精，默识揣摩，渐至从心所欲。本是舍己从人，多误舍近求远，所谓差之毫厘，谬之千里，学者不可不详辨焉。是为论。

欲令天下豪杰延年益寿，不徒作技艺之末也。⑩

此论句句切要，并无一字陪衬。非有夙慧之人未能悟也。先师不肯妄传，非独择人，亦恐枉费工夫耳。⑪

399

学太极拳须敛神聚气论[12]

（张三丰著）

太极之先，本为无极鸿蒙一气，浑然不分，故无极为太极之母，即万物先天之机也。两仪分，天地判，始成太极。二气为阴阳，阴静阳动，阴息阳生。天地分清浊，清浮浊沉，清高浊卑。阴阳相交，清浊相媾，氤氲化生，始育成物。人之生世，本有一无极，先天之机是也。迨入后天，即成太极，故万物莫不有无极，亦莫不有太极也。人之作用，有动必静，静极必动。动静相因，而阴阳分，浑然一太极也。人之生机，全恃神气。气清上浮，无异上天。神凝内敛，无异下地。神气相交，亦宛然一太极也。故传我太极拳法，须先明太极妙道，若不明此，非吾徒也。太极拳者，其静如动，其动如静。动静循环，相连不断，则两仪即交，而太极之象成。内敛其神，外聚其气，拳未到而意先到，拳不到而气亦到。意者，神之使也。神气即媾，而太极之位定。其象即成，其位即定。氤氲化生，而演为七十二之数。太极拳总势十有三，掤捋挤按采挒肘靠，进步退步右顾左盼中定。按八卦五行之生克也。其虚灵、含拔、松腰、定虚实、沉坠、用意不用力、上下相随、内外相合、相连不断、动中求静，此太极拳之十要、学者之不二法门也。学太极拳为入道之基。入道以养心定性、聚气敛神为主。故习此拳，亦须如此。若心不能安，性即扰之。气不外聚，神必乱之。心性不相接，神气不相交，则全身之四体百脉莫不尽死。虽依势作用，法无效也。欲求安心定性、敛神聚气，则打坐之举不可缺，而行功之法不可废矣。学者须于动静之中寻太极之益，于八卦五行之中求生克之理，然后混七二之数，浑然成无极。心性神气，相随作用，则心安性定。神敛气聚，一身中之太极成，阴阳交，动静合，全身之四体百脉周流通畅，不黏不滞，斯可以传吾法矣。

太极行功说 [13]

（张三丰著）

太极行功，功在调和阴阳 [14]，交合神气。打坐即为第一步下手功夫。行功之先，尤应治脏，使内脏清虚，不着渣滓。则神敛气聚，其息自调。进而吐纳，使阴阳交感，浑然成为太极之象。然后再行运各处功夫。冥心兀坐，息思虑，绝情欲，保守真元，此心功也。盘膝曲股，足跟紧抵命门，以固精气，此身功也。两手紧掩耳门，叠指背弹耳根骨，以祛风池邪气，此首功也。两手擦面，待其热，更用唾沫遍摩之，以治外侵，此面功也。两手按耳轮，一上一下摩擦之，以清其火，此耳功也。紧合其睫，睛珠内转，左右互行，以明神室，此目功也。大张其口，以舌搅口，以手鸣天鼓，以治其热，此口功也。舌抵上颚，津液自生，鼓漱咽之，以润其内，此舌功也。叩齿三十六，闭紧齿关，可集元神，此齿功也。两手大指，擦热揩鼻，左右三十六，以镇其中，此鼻功也。既得此行功奥窍，还须正心诚意，冥心绝欲，从头做去，始能逐步升登，证悟大道，长生不老之基即胎于此。若才得太极拳法，不知行功之奥妙，弃置不顾，此无异炼丹不采药，采药不炼丹，莫道不能登长生大道，即外面功夫亦绝不能成就。必须功拳并练，盖功属柔而拳属刚，拳属动而功属静，刚柔互济，动静相因，始成为太极之象。相辅而行，方足致用，此练太极拳者所以必先知行功之妙用，行功者所以必先明太极之妙道也。

太极行功歌 [15]

（张三丰著）

两气未分时，浑然一无极。 [16]
阴阳位即定，始有太极出。

人身要虚灵，行功主呼吸。

呵嘘呼呬吹，加嘻成六数。[17]

六字意如何，治脏不二诀。

治肝宜用嘘，嘘时睁其目。

治肺宜用呬，呬时手双托。

心呵顶上叉，肾吹抱膝骨。

脾病一再呼，呼时把口噘。

仰卧时时嘻，三焦热退郁。

持此行内功，阴阳调胎息。

大道在正心，诚意长自乐。

即此是长生，胸有不死药。

行功十要 [18]

（张三丰著）

面要常擦，目要常揩，耳要常弹，齿要常叩，背要常暖，胸要常护，腹要常摩，足要常搓，津要常咽，腰要常揉。

行功十忌

（张三丰著）

忌早起科头，忌阴室纳凉，忌湿地久坐，忌冷着汗衣，忌热着晒衣[19]，忌汗出扇风，忌灯烛照睡，忌子时房事，忌凉水着肌，忌热火灼肤。

行功十八伤

（张三丰著）

久视伤精，久听伤神，久卧伤气，久坐伤脉，久立伤骨，久行伤筋，暴怒伤肝，思虑伤脾，极忧伤心，过悲伤肺，至饱伤胃，多恐伤肾，多笑伤腰[20]，多言伤液，多睡伤津，多汗伤阳，多泪伤血，多交伤髓。

十三势行功歌诀、打手歌[21]

（张三丰著）

十三总势莫轻视，命意源头在腰隙。
变转虚实须留意，气遍身躯不稍滞。
静中触动动犹静，因敌变化示神奇。
势势存心揆用意，得来不觉费功夫。
刻刻留心在腰间，腹内松静气腾然。
尾闾中正神贯顶，满身轻利顶头悬。
仔细留心向推求，屈伸开合听自由。
入门引路须口授，功夫无息法自修。
若言体用何为准，意气君来骨肉臣。
详推用意终何在，益寿延年不老春。
歌兮歌兮百四十，字字真切义无遗。
若不向此推求去，枉费功夫贻叹息。
掤捋挤按须认真，上下相随人难进。
任他巨力来打我，牵动四两拨千斤。
引进落空合即出，粘连黏随不丢顶。

十三势行功心解[22]

（张三丰著）

以心行气，务使沉着，乃能收敛入骨；以气运身，务令顺遂，乃能便利从心。精神能提得起，则无迟重之虞，所谓顶头悬也；意气须换得灵，乃有圆活之趣，所谓变动虚实也。发劲须沉着松静，专注一方；立身须中正安舒，支撑八面。行气如九曲珠，无微不到；运劲如百炼钢，何坚不摧。形如搏兔之鹘，神似捕鼠之猫。静如山岳，动若江河。蓄劲如张弓，发劲如放箭。曲中求直，蓄而后发。力由脊发，步随身换。收即是放，连而不断。往复须有折叠，进退须有转换。极柔软然后极坚刚，能呼吸然后能灵活。气以直养而无害，劲以曲蓄而有余。心为令，气为旗，腰为纛。先求开展，后求紧凑，乃可臻于缜密矣。

又曰：先在心，后在身。腹松静，气敛入骨，神舒体静，刻刻在心。切记一动无有不动，一静无有不静。牵动往来气贴背，敛入脊骨，内固精神，外示安逸。迈步如猫行，运劲如抽丝。全身意在精神，不在气，在气则滞，有气者无力，无气者纯刚。气若车轮，腰如车轴。[23]

又曰：身虽动，心贵静。气须敛，神宜舒。心为令，气为旗。神为主帅，身为驱使，刻刻留意，方有所得。先在心，后在身，在身则不知手之舞之，足之蹈之，所谓一气呵成，舍己从人，引进落空，四两拨千斤也。须知一动无有不动，一静无有不静。视动犹静，视静犹动，内固精神，外示安逸。须从人，不要由己，从人则活，由己则滞。尚气者无力，养气者纯刚。彼不动，己不动，彼微动，己先动。以己依人，务要知己，乃能随转随接；以己粘人，必须知人，乃能不后不先。精神能提得起，则无迟重之虞；粘依能跟得灵，方见落空之妙。往复须分阴阳，进退须有转合。机由己发，力从人借。发劲须上下相随，乃一往无敌；立身须中正不偏，方能八面支撑。静如山岳，动若江河。迈步如猫行，运劲如抽丝，蓄劲如张弓，发劲如放箭。行气如九曲珠，无微不到。运劲如百炼钢，何坚不摧。形如搏兔之鹘，神似捕鼠之猫。曲中求直，蓄而后发。收即是放，连而不断。极柔软然后能极坚刚，能粘依然后能灵活。气以直养而无害，劲以曲蓄而有余。渐至物来顺应，是亦知止能得矣。[24]

十三势行功心解释说[25]

（王宗岳著）

（注：可能是王宗岳对张三丰《十三势行功心解》的解说，为区别于上篇，更名为《十三势行功心解释说》。）

以心行气，务使沉着，乃能收敛入骨，所谓命意源头在腰隙也。意气须换得灵，乃有圆活之趣，所谓变换虚实须留意也。立身中正安舒，支撑八面，行气如九曲珠，无微不到，所谓气遍身躯不稍滞也。发劲须沉着松静，专注一方，所谓静中触动、动中犹静也。往复须有折叠，进退须有转换，所谓因敌变化示神奇也。曲中求直，蓄而后发，所谓势势存心揆用意、刻刻留心在腰间也。精神能提得起，则无迟重之虞，所谓腹内松静气腾然也。虚领顶劲，气沉丹田，不偏不倚，所谓尾闾中正神贯顶、满身轻利顶头悬也。以气运身，务令顺遂，乃能便利从心，所谓屈伸开合听自由也。心为令，气为旗，神为主帅，腰为驱使，所谓意气君来骨肉臣也。

十三势行功心解注[26]

（王宗岳著）

（注：此应是王宗岳对张三丰《十三势行功心解》的注释，为区别于上两篇，更名为《十三势行功心解注》。）

以心行气，务使沉着，乃能收敛入骨；以气运身，务令顺遂，乃能便利从心。

心为身之枢纽，意为心之表形，气即心意发动之原料。故机枢一动，全部运行，所以心意之所至，气亦心随之而至，唯意至然后可以行气。意要沉着，其气方能收敛入骨；用功久纯，自可以气运身。但气之所到，不可使有阻滞。悟乎此，由往来变动，无不从心矣。

精神能提得起，则无迟重之虞，所谓顶头悬也；意气须换得灵，乃有圆活之妙，所谓变动虚实也。

太极拳最重精神，故贯神于顶，气乃下沉于丹田，精神由此焕发，动作从心，自无迟滞之虞矣。与敌相粘，尤贵随机换意，不用拙力，乃得灵通，如是则虚实变换，无不如意，所以有圆活之妙也。

发劲须沉着松静，专注一方；立身须中正安舒，支撑八面。

此言发劲时，心意手足，均须沉着。因无杂念则意净，无拙力则体松。而精神贯注，无论敌方如何袭击，皆能随意应付。顶头悬则身中正，气下沉则体安舒，故一片稳定，自可支撑八面。八面者，即"四正""四隅"也。

行气如九曲珠，无微不到；运劲如百炼钢，何坚不摧。

四肢百体，虽至细微处，若意有所注，气无不到，有似珠之圆滑，故力无不化。太极之运动，在表面观，似不着力，但劲自内发，最无穷尽，如百炼之钢，无坚不摧。

形如搏兔之鹄，神似捕鼠之猫。静如山岳，动若江河。

动作变换之形状，如凌空搏兔之鹄，盘旋莫定；凝神蓄势而待发，似伏地捕鼠之猫，相机便至。不动如山岳，喻其稳实不浮也；动若江河，喻其气动不断也。

蓄劲如张弓，发劲如放箭。曲中求直，蓄而后发。力由脊发，步随身换。

张弓如望（十五日）月，此言蓄劲之满；放箭若流星，是谓发劲之速。以柔化人之刚曰曲，敌刚既化，我心乘机往攻，劲发而得直矣。沉肩贯气，力由脊发而及指端。步法则随身转动，变换不定。

收即是放，连而不断。往复须有折叠，进退须有转换。

收即黏化，放为击敌，故能化人者方能击人。唯击人之时，其劲似断，但其意能复黏。折叠者，即内外变化之作用也。其往来之折叠，虚实不定而有变化。步法须变换，进退方得如意。

极柔软然后极坚刚，能呼吸然后能灵活。气以直养而无害，劲以曲蓄而有余。

太极拳以柔为刚，演习之时，极柔缓者，其劲愈长，其气至刚，故天下之至柔者能至刚也。呼吸即气之出纳，善养气者，必能直引而归于丹田，然后周于全体，意到气到，四肢灵活，而无神态呆滞之弊，所谓浩气常存，用之则行也。遇敌时，曲蓄其劲以待发。不发则已，一发而莫之能御也。

心为令，气为旗，腰为纛。先求开展，后求紧凑，乃可臻于缜密矣。

心为主帅，用以发号施令也；气为旗官，用以传达命令也；四肢之运用，以腰为中军，乃纛之所在，用以监督左右前后而攻敌也。凡练架子及推手，均要开展得法；各部动作，始能接应如意。所谓求紧凑者，即由大圈以归小圈，无圈则是藏于密也。唯功夫精纯者乃可以言此，即能"收、放"之意而已。

又云：先在心，后在身。腹松静，气敛入骨，神舒体静，刻刻在心。切记一动无有不动，一静无有不静。

太极拳以心意为机枢，以身体为机件，故先心意而后身体。腹任自然则松，无杂念则净，其气自能收敛入骨，故神安体静，应变整暇而不慌乱。表里连成一气，所以有动则俱动、静则俱静之功效也。

牵动往来气贴背，敛入脊骨，内固精神，外示安逸。迈步如猫行，运劲如抽丝。

与人较技时，因往来角逐之牵动，易犯躐轻气浮之病，故须沉气贴背，敛于脊骨，则力由脊骨趋出，运行于各部。神固体逸，自能示人以镇静。步法取猎行之联络姿势，运动若抽丝之贯串不断。

全身意在精神，不在气，在气则滞。有气者无力，无气者纯刚。气若车轮，腰如车轴。

太极拳专尚精神，不尚气力，彼尚气力者，必为浊气与拙力而已。故善养气者，当以腰为发劲之中枢，气为轮，若轴之贯轮旋转，运输及全身而无丝毫之阻滞。

打手歌注释[27]（王宗岳对打手歌的注释）

（按：打手即推手也）

掤捋挤按须认真，上下相随人难进。任他巨力来打我，牵动四两拨千斤。引进落空合即出，粘连黏随不丢顶。

"掤捋挤按"四字，均按照师传之规矩，丝毫不能违识。练久功深，方能上下相随，一动无有不动，敌不能进攻。彼虽以巨力打来，略为牵动，则我之四两自可拨彼千斤。当其用力时，方向必不能变，我即随彼之方向而引进，彼自落空矣。然必须粘、连、黏、随，不丢，不顶，乃克臻此也。

又曰：彼不动，己不动；彼微动，己先动。劲似松非松，将展未展，劲断意不断。

打手时，静待敌势，彼不动，我亦不动，彼如微动，必有方向，我意在彼先，随其方向而先动，则彼必跌出矣。故敌用力愈大，受跌亦愈重也。未动时，一种凝神蓄势之姿态，意似松而未松，劲将展而未展。遇机放劲，放时劲似断，而意仍不断也。

以上先师遗著，已将太极拳精微奥妙之处阐发无遗。因欲求显浅，以便后之有专斯道者，故略加注释，以为入门之助云尔。

擎引松放四字[28]

（可能为王宗岳著）

擎开彼劲借彼力（中有灵字）。

引到身前劲始蓄（中有敛字）。

松开我劲勿使屈（中有静字）。

放时腰脚认端的（中有整字）。

走架打手行功要言[29]

（可能为王宗岳著）

昔人云：能引进落空，便能四两拨千斤；不能引进落空，便不能四两拨千斤。语甚概括。初学未由领悟，余加数语以解之，俾有志斯技者，得所从入，庶日进有功矣。欲要引进落空，四两拨千斤，先要知己知彼。欲要知己知彼，先要舍己从人。欲要舍己从人，先要得机得势。欲要得机得势，先要周身一家。欲要周身一家，先要周身无有缺陷。欲要周身无有缺陷，先要神气鼓荡。欲要神气鼓荡，先要提起精神。欲要提起精神，先要神不外散。欲要神不外散，先要神气收敛入骨。欲要神气收敛入骨，先要两股前节有力。两肩松开，气向下沉，劲起于脚跟，变换在腿，含蓄在胸，运动在肩，主宰在腰。上于两膊相击，下于两腿相随，劲由内换。收便是合，放即是开。静则俱静，静是合，合中寓开；动则俱动，动是开，开中寓合。触之则旋转自如，无不得力，才能引进落空，四两拨千斤。平日走架是知己功夫，一动势，先问自己周身合上数项否。少（稍）有不合，即速改换。走架所以要慢，不要快。打手是知人功夫，动静固是知人，仍是问己。如自己安排得好，人一挨我，我不动彼丝毫，趁势而入，接定彼劲，彼自跌出。如自己有不得力处，便是双重未化，要于阴阳开合求之。所谓知己知彼，百战百胜也。

校注:

①《太极拳经歌诀六首》见乾隆本及赵堡等太极拳流派拳谱,应是拳经第一篇,其后之内容为张三丰对拳经歌诀的解说。根据歌诀功夫层次高低(从基本要领到"一羽不能加"的高级境界),对歌诀的顺序作了调整。

②"束胁",有的拳论误为"束列",义不可解,应为传抄之误。改为"束胁下气把裆撑"。

③"谓因开劲两捶争"一句,乾本作"威音开劲两捶争",义不可解,应为传抄之误,改为"谓因开劲两捶争"。

④乾隆本作"左宜右有虚实处",应是抄写所误。据陈炎林《太极拳刀剑杆散手合编》中所载歌诀,改为"左右宜有虚实处"。

⑤据先天本,与下文《太极拳释义》为一整体。先释其名,再详其论,所以应也是张三丰所作。

⑥张三丰著《张三丰太极炼丹秘诀》有收录部分内容,是对歌诀六首的解说,根据乾隆本和先天本校辑。在歌诀的解说中,根据其内容结构,对部分文字顺序作了调整。

⑦先天本在《十三势行功心解》有"又曰:每一动,唯手先着力,随即松开,犹须贯串一气,不外起承转合,始而意动,既而劲动,转接要一线串成。气宜鼓荡,神宜内敛,勿使有缺陷处,勿使有凹凸处,勿使有断续处。其根在脚,发于腿,主宰于腰,形于手指。由脚而腿而腰,总须完整一气。向前退后,乃得机得势。有不得机势处,身便散乱,必至偏倚,其病必于腰腿求之,上下前后左右皆然。凡此皆是意,不在外面。有上即有下,有前即有后,有左即有右。如意要向上,即寓下意。若将物掀起,而加以挫之之力,斯其根自断,乃坏之速而无疑。虚实宜分清楚,一处自有一处虚实,处处总此一虚实。周身节节贯串,勿令丝毫间断耳"。此是对歌诀"举动轻灵神内敛,莫教断续一气研。左右宜有虚实处,意上寓下后天还"的解说,先天本应是在流传过程中将其误抄至《十三势行功心解》。此文"每一动,唯手先着力,随即松开,犹须贯串一气,

不外起承转合，始而意动，既而劲动，转接要一线串成"。与别本"一举动，周身俱要轻灵，尤须贯力"一句，文义相近。故将其两句合在一起。

⑧乾隆本："气贴背后，敛入脊骨。静动全身，意在蓄神，不在聚气，在气则滞。内三合，外三合。"此句原在《十三势行功歌诀》之后，只有这一句，应是误抄，其内容是讲述运气之法，故将其移到"能打哼哈二气"之后。

⑨先天本为"率皆自为人制"，无"所"字。据乾隆本改为"率皆自为人所制"。

⑩杨式、赵堡等各流派太极拳谱，有"此系张三丰祖师遗论，欲令天下豪杰延年益寿，不徒作技艺之末也"之语。

⑪此应是王宗岳对张三丰遗论的评语。

⑫《张三丰太极炼丹秘诀》、先天本都有收录《学太极拳须敛神聚气论》。此是张三丰从"学太极拳为入道之基"的高度，对太极拳做进一步的阐述，立论高，理法明。杨、陈、武、吴各太极拳流派都无此论。据先天本。

⑬《张三丰太极炼丹秘诀》、先天本都有收录《太极行功说》。张三丰强调说"此练太极拳者，所以必先知行功之妙用"。所以太极拳术须与行功"相辅而成，方足致用"。据先天本。

⑭先天本作"太极行功，功在调整和阴阳"。据《张三丰太极炼丹秘诀》改为"太极行功，功在调和阴阳"。

⑮先天本、《张三丰太极炼丹秘诀》收录有《太极行功歌》，是以歌诀形式阐明行功之法。据先天本。

⑯先天本缺"浑然一无极"的"一"字。据《张三丰太极炼丹秘诀》改。

⑰先天本缺"加嘻成六数"的"数"字，据《张三丰太极炼丹秘诀》改。

⑱《行功十要》《行功十忌》《行功十八伤》三篇，先天本、《张三丰太极长生诀》都有收录。赵堡太极拳也传有此三篇，署名为张三丰。

⑲先天本作"忌热着晒衣"。据《张三丰太极炼丹秘诀》改为"忌热着晒衣"。

⑳先天本作"多生伤腰"。据《张三丰太极炼丹秘诀》改为"多笑伤腰"。

㉑《十三势行功歌诀、打手歌》，杨式、吴式、赵堡等各太极拳流派都有流传，《张三丰太极炼丹秘诀》、先天本、乾隆本都有收录此歌诀。应为张三丰所传。

㉒《张三丰太极炼丹秘诀》、先天本都有收录《十三势行功心解》，各太极拳流派也都有传，此应是张三丰所作。先天本共有《十三势行功心解》三篇。

㉓此心解有部分文字与对拳经歌诀"极柔即刚极虚灵，运若抽丝处处明。开展紧凑乃缜密，待机而动如猫行"的解说拳论相同，可能因其论与《十三势行功歌诀》相同，所以将其摘抄来解说《十三势行功歌诀》。

㉔先天本中该段拳论（"又曰：身虽动，心贵静。气须敛，神宜舒……"）原在《十三势行功心解》第二篇，审其词义，观《十三势行功心解》之行文结构，将其移为《十三势行功心解》第一篇较为合适，该论极可能也是张三丰所著。武禹襄所传拳谱《太极拳论要解》（"先在心，后在身，腹松静……"该段拳论）、《太极拳解》（"身虽动，心贵静。气须敛，神宜舒……"该段拳论）与此相同。郝月如所藏拳谱（为李亦畬1881年写赠其门生郝月如的太极拳谱，封面题作"王宗岳太极拳论"）其拳论前都有"解曰"二字，此应是"十三势行功心解曰"之意。《太极拳论要解》《太极拳解》应是武禹襄得自武阳县盐店拳谱的一部分内容。唐豪以郝月如所藏拳谱中"打手要言（将《太极拳解》《十三势说略》《太极拳论要解》《太极拳解》四篇合为一篇）"篇末有"禹襄武氏并识"六个字，就断定此四篇皆为武禹襄所著，甚为武断。该手抄本封面已有"王宗岳太极拳论"之标题，且武式太极拳其他拳谱手抄本都指明或暗示是王宗岳拳谱的一部分，可证唐豪之论错误。

㉕此论可能是王宗岳对张三丰《十三势行功心解》的解说。先天本还

有"又曰：身虽动，心贵静。气须敛，神宜舒……""又曰：每一动，唯手先着力，随即松开，犹须贯串一气，不外起承转合，始而意动，既而劲动，转接要一线串成。气宜鼓荡，神宜内敛……"二段文字，第一段移到上一篇《十三势行功心解》中，第二段为歌诀"举动轻灵神内敛，莫教断续一气研。左右宜有虚实处，意上寓下后天还"的解说，移到《太极拳释说》。

㉖此应是王宗岳对张三丰《十三势行功心解》的注释。据先天本。

㉗此应是王宗岳对《打手歌》的注释。据先天本。

㉘此应是王宗岳对推手、技击的秘诀。据先天本。武式太极拳谱有传，有可能是武禹襄得自武阳县盐店拳谱的一部分内容。

㉙此应是王宗岳对推手、技击的详细论述。据先天本。武式太极拳谱有传，有可能是武禹襄得自武阳县盐店拳谱的一部分内容。

附录一:

杨家秘传抄本太极拳老谱

序　言

《杨家秘传抄本太极拳老谱》和其他门派的秘诀老谱一样,是先辈生命体悟的总结,也是杨家代代沿袭传承的练拳密钥。杨澄甫宗师曾经说:"太极拳只有一派,无二法门,不可自炫聪明,妄加增损。唯恐私心妄改,以误传误,易失体用之真传,以至埋没昔贤之本意。"还说:"学者若费一日之功力,既得一日之成效,日积月累,水到渠成。"因此,傅钟文大师说:"我的拳与杨老师相比差远啦。"傅大师这句话也是他磊落胸襟的展现。

纵观杨式太极拳从开宗创派直到代代沿袭传承可见:自杨露禅的小架子到杨健侯的中架子,再到杨澄甫定型的大架子,虽三易拳架姿势,但其37个核心架势没有改变;其"柔走劲,刚落点"追求整体一式的盘架子技术风格没变;杨班侯宗师"修得千斤力,只用四两功"的太极拳体用技击真传修炼没变(拳谚亦云:"四两在前,千斤在后。");特别值得一提的是,杨振铎宗师创新出了杨式太极拳二十字诀;随后振铎系第五代掌门杨军大师又创新出杨式太极拳"明理、知体、达用"的技术训练教学模式;张维永老师的行拳盘架也在时刻践行着"静、正、松、舒、慢、圆、稳"的七字行拳要诀。

与此同时,杨家老谱也在代代传承过程之中出现了较多的讹误版本。那么,我们今天在练习杨式太极拳的时候,对杨家老谱应该持什么态度呢?我觉得应该倍加珍惜,深入研究,通透明理,并且依此指导练拳。然后,心知体悟,用千遍千遍又千遍的练拳过程来助力我们对拳谱拳架技击术的全面理解；并且借此杨家秘传老谱顺利登上"明理、知体、达用"的杨式太极拳的光明顶！因水平有限，本谱勘校只为抛砖引玉，谨供习拳者观摩把玩。

杨家老谱正文如下：

1. 八门五步

掤南、捋西、挤东、按北、采西北、挒东南、肘东北、靠西南——方位。

坎、离、兑、震、巽、乾、坤、艮——八门。

方位八门，乃为阴阳颠倒之理，周而复始，随其所行也。总之，四正四隅不可不知矣！

夫掤、捋、挤、按，是四正之手，采、挒、肘、靠，是四隅之手。合隅正之手，得门位之卦。以身分步，五行在意，支撑八面。

五行者，进步火、退步水、左顾木、右盼金、定之方中土也。

夫进退为水火之步，顾盼为金木之步，以中土为枢机之轴。怀藏八卦、足踏五行，手步八五，其数十三，出于自然，十三势也，名之曰"八门五步"。

2. 八门五步用功法

八卦五行，是人生成固有之根，必先明"知觉运动"四字之本由。知觉运动得之，而后方能懂劲。由懂劲后，自能阶及神明矣。然用功之初，要知知觉运动，虽固有之良，亦甚难得之于我也。

3. 固有分明法

盖人降生之初，目能视，耳能听，鼻能闻，口能食。颜色、声音、香臭五味，皆天然知觉固有之根。其手舞足蹈于四肢之能，皆天然运动之根。思及此，是人孰无？

因人性近习远，失迷固有。要想还我固有，非乃武无以寻运动之根由，非乃文无以得知觉之本原，是乃运动而知觉也。

夫运而知，动而觉。不运不觉，不动不知。运极则为动，觉盛则为知。

动知者易，运觉者难。先求自己知觉运动得之于身，自能知人；要先求知人，恐失于自己。不可不知此理也，夫而后懂劲然也。

4. 粘黏连随

粘者，提上拔高之谓也。黏者，留恋缱绻之谓也。

连者，舍己无离之谓也。随者，彼走此应之谓也。

要知人之知觉运动，非明粘黏连随不可。斯粘黏连随之功夫，亦甚细矣！

5. 顶匾丢抗

顶者，出头之谓也。匾者，不及之谓也。

丢者，离开之谓也。抗者，太过之谓也。

要知于此四字之病，不但粘黏连随之功断，且不明知觉运动也。初学对手，不可不知也，更不可不去此病。所难者粘黏连随，而不许顶匾丢抗，是所不易矣！

6. 对待无病

顶、匾、丢、抗，失于对待也。所以为之病者，既失粘黏连随，何以获知觉运动？既不知己，焉能知人？

所谓对待者，不以顶匾丢抗相对于人也，要以粘黏连随等待于人也。能如是，不但对待无病，知觉运动亦自然得矣，可以进于懂劲之功矣。

7. 对待用功法守中土（俗名：站桩）

定之方中足有根，先明四正进退身。掤捋挤按自四手，须费功夫得其真。

身形腰顶皆可以，粘黏连随意气均。运动知觉来相应，神是君位骨肉臣。

分明火候七十二，天然乃武并乃文。

8. 身形腰顶

身形腰顶岂可无,缺一何必费工夫。腰顶穷研生不已,身形顺我自伸舒。舍此真理终何极,十年数载亦糊涂。

9. 太极圈

退圈容易进圈难,不离腰顶后与前。所难中土不离位,退易进难仔细研。此为动功非站定,倚身进退并比肩。能如水磨催急缓,云龙风虎象周旋。要用天盘从此觅,久而久之出天然。

10. 太极进退不已功

掤进捋退自然理,阴阳水火相既济。先知四手得来真,采挒肘靠方可许。四隅从此演出来,十三势架永无已。所以因之名长拳,任君开展与收敛,千万不可离太极。

11. 太极上下名天地

四手上下分天地,采挒肘靠由有去。采天靠地相应求,何患上下不既济。若使挒肘习远离,迷了乾坤遗叹惜。此说亦明天地盘,进用肘挒归人字。

12. 太极人盘八字歌

八卦正隅八字歌,十三之数不几何。几何若是无平准,丢了腰顶气叹哦。不断要言只两字,君臣骨肉细琢磨。功夫内外均不断,对待数儿岂错他。对待于人出自然,由此往复于地天。但求舍己无深病,上下进退永连绵。

13. 太极体用解

理为精气神之体,精气神为身之体。身为心之用,劲力为身之用。心身有一定之主宰者,理也;精气神有一定之主宰者,意诚也。诚者,天道;诚之者,人道,俱不外意念须臾之间。

要知天人同体之理，自得日月流行之气，其气意之流行，精神自隐微乎理矣。夫而后言乃武、乃文，乃圣、乃神，则得矣。若特以武事论之于心身，用之于劲力，仍归于道之本也，故不得独以末技云尔。

劲由于筋，力由于骨，如以持物论之，有力能执数百斤，是骨节、皮毛之外操也，故有硬力。如以全体之有劲，似不能持几斤，是精气之内壮也。虽然，若是功成后犹有妙出于硬力者，修身、体育之道有然也。

14. 太极文武解

文者，体也；武者，用也。文功在武，用于精气神也，为之体育；武功得文，体于心身也，为之武事。

夫文武尤有火候之谓，在放卷得其时中，体育之本也。文武使于对待之际，在蓄发当其可者，武事之根也。故云：武事文为，柔软体操也，精气神之筋劲；武事武用，刚硬武事也，心身之骨力也。

文无武之预备，为之有体无用；武无文之侣伴，为之有用无体。如独木难支，孤掌不响。不唯体育武事之功，事事诸如此理也。

文者，内理也；武者，外数也。有外数无文理，必为血气之勇，失于本来面目，斯敌必败尔！有文理无外数，徒思安静之学，未知用于采战，差微则亡耳。自用、于人，文武二字之解，岂可不解哉。

15. 太极懂劲解

自己懂劲，阶及神明，为之文成，而后采战。身中之阴，七十有二，无时不然。阳得其阴，水火既济，乾坤交泰，性命葆真矣。

于人懂劲，视听之际，遇而变化，自得曲诚之妙形。着明于不劳，运动知觉也。功至此，可为攸往咸宜，无须有心之运用耳。

16. 八五十三势长拳解

自己用功，一势一式，用成之后，合之为长；滔滔不断，周而复始，所以名"长拳"也。万不得有一定之架子，恐日久入于滑拳也，又恐入于硬拳也，决不可失其绵软。周身往复，精神意气之本，用久自然贯通，无往不至，何坚不摧也。

于人对待，四手当先，亦自八门五步而来。跕四手，四手碾磨，进退四手，中四手，上下四手，三才四手。由下乘长拳四手起，大开大展，练至紧凑屈伸自由之功，则升至中、上成矣。

17. 太极阴阳颠倒解

阳：乾、天、日、火、离、放、出、发、对、开、臣、肉、用、气、身、武、立命、方、呼、上、进、隔。

阴：坤、地、月、水、坎、卷、入、蓄、待、合、君、骨、体、理、心、文、尽性、圆、吸、下、退、正。

盖颠倒之理，"水""火"二字详之，则可明。如火炎上、水润下者，若能使火在下而用水在上，则为颠倒。然非有法治之，则不得矣。

譬如水入鼎内而置火之上，鼎中之水，得火以燃之，不但水不能下润，藉火气，水必有温时。火虽炎上，得鼎以隔之，是为有极之地，不使炎上，令火无止息，亦不使润下之水渗漏。此所谓水火既济之理也、颠倒之理也。

若使任其火炎上、水润下，必至水火分为二，则为火水未济也。故云分而为二、合而为一之理也。故云一而二，二而一，总斯理为三，天、地、人也。

明此阴阳颠倒之理，则可与言道；知道不可须臾离，则可与言人；能以人弘道，知道不远人，则可与言天地同体。上天，下地，人在其中矣。

苟能参天察地，与天地合其德，与日月合其明，与五岳四渎华朽，与四时之错行，与草木并枯荣，明鬼神之吉凶，知人事兴衰，则可言乾坤为一大天地，人为一小天地也。

夫如人之身心，致知格物于天地之知能，则可言人之良知良能，若思不失，固有其功用，浩然正气，直养无害，悠久无疆矣。

所谓人身生成一小天地者，天也，性也，地也，命也，人也，虚灵也，神也。若不明之者，乌能配天地为三乎？然非尽性立命、穷神达化之功，胡为乎来哉？

18. 人身太极解

人之周身，心为一身之主宰。主宰，"太极"也。二目为日月，即"两仪"也。头像天，足像地，人中之人及中脘，合之为"三才"也。四肢，"四象"也。

肾水、心火、肝木、肺金、脾土，皆属阴。膀胱水、小肠火、胆木、大肠金、胃土，皆阳矣，兹为内也。颅丁火，地阁、承浆水，左耳金，右耳木，两命门土，兹为外也。

神出于心，目眼为心之苗。精出于肾，脑肾为精之本。气出于肺，胆气为肺之原。视思明，心动神流也。听思聪，脑动肾滑也。鼻之息香臭，口之呼吸出入。

水咸、木酸、土甘、火苦、金辛，及言语声音，木亮、火焦、金润、土塕、水漂，鼻息、口吸呼之味，皆气之往来肺之门户。肝胆巽震之风雷，发之声音，出入五味，此言口目鼻舌神意，使之六合，以破六欲也，此内也。手、足、肩、膝、肘、胯，亦使之六合，以正六道也，此外也。

眼、耳、鼻、口、大小便、肚脐，外七窍也。喜、怒、忧、思、悲、恐、惊，内七情也。七情皆以心为主，喜心、怒肝、忧脾、悲肺、恐肾、惊胆、思小肠、怕膀胱、愁胃、虑大肠，此内也。

离：南正、午、火、心经；坎：北正、子、水、肾经；

震：东正、卯、木、肝经；兑：西正、酉、金、肺经；

乾：西北隅、金、大肠化水；坤：西南隅、土、脾化土；

巽：东南隅、胆、木化土；艮：东北隅、胃、土化火；此内八卦也。

外八卦者，二四为肩，六八为足，上九下一，左三右七也。坎一，坤二，震三，巽四，中五，乾六，兑七，艮八，离九，此九宫也。内九宫亦如此。

表里者，甲胆，化土，通脾；乙肝，左肋，化金，通肺；

丁心，化木，中胆，通肝；丙小肠，化水，通肾；巳脾，化土，通胃；

戊胃，化火，通心，后背前胸，山泽通气；辛肺，右肋，化水，通肾；

庚大肠，化金，通肺；癸肾，下部，化火，通心；壬膀胱，化木，通肝；此十天干之内外也。十二地支亦如此之内外也，明斯理，则可与言修身之道矣。

19. 太极分文武三成解

盖言道者，非自修身，无由得成也。然又分为三乘之修法。乘者，成也，上乘即大成也，下乘即小成也，中乘即诚之者成也。

法分三修，成功一也。文修于内，武修于外。体育内也，武事外也。其修法内外表里成功集大成，即上乘也。由体育之文而得武事之武，或由武事之武而得体育之文，即中乘也。然独知体育之文不知武事而成者，或专武事不为体育而成者，即小乘也。

20. 太极下乘武事解

太极之武事，外操柔软，内含坚刚。而求柔软之于外，久而久之，自得内之坚刚。非有心之坚刚，实有心之柔软也。

所难者，内要含蓄坚刚而不施，外终柔软而迎敌，以柔软而应坚刚，使坚刚尽化无有矣。

其功何以得乎，要非粘黏连随已成，自得运动知觉，方为懂劲，而后神而明之，化境及矣。

夫四两拨千斤之妙，功不及化境，将何以能？是所谓懂粘黏连随，得其视听轻灵之巧耳。

21. 太极正功解

太极者，圆也，无论内外、上下、左右，不离此圆也。

太极者，方也，无论内外、上下、左右，不离此方也。

圆之出入，方之进退，随方就圆之往来也。

方为开展，圆为紧凑，方圆规矩之至，其孰能出此以外哉？

如此得心应手，仰高钻坚，神乎其神，见隐显微，明而且明，生生不已，欲罢不能矣！

22. 太极轻重浮沉解

双重为病，失于填实，与沉不同也；

双沉不为病，自尔腾虚，与重不一也。

双浮为病，只如缥缈，与轻不例也；

双轻不为病，天然轻灵，与浮不等也。

半轻半重不为病，偏轻偏重为病。

半者，半有着落也，所以不为病；

偏者，偏无着落也，所以为病。

偏无着落，必失方圆；

半有着落，岂出方圆？

半浮半沉为病，失于不及也；

偏浮偏沉，失于太过也。

半重偏重，滞而不正也；

半轻偏轻，灵而不圆也。

半沉偏沉，虚而不正也；

半浮偏浮，茫而不圆也。

夫双轻不近于浮，则为轻灵；

双沉不近于重，则为离虚，故曰"上手"。

轻重半有着落，则为"平手"，

除此三者之外，皆为"病手"。

盖内之虚灵不昧，能致于外气之清明，流行乎肢体也。若不穷研轻重浮沉之手，徒劳掘井不及泉之叹耳！

然有方圆四正之手，表里精粗无不到，则已极（集）大成，又何云"四隅出方圆"矣。所谓方而圆，圆而方，超乎象外，得其寰中之上手也。

23. 太极四隅解

四正，即四方也，所谓掤、捋、挤、按也。初不知方能始圆，方圆复始之理无已，焉能出隅之手矣！缘人外之肢体，内之神气，弗得轻灵方圆四正之功，始出轻重浮沉之病，则有隅矣！

譬如半重偏重，滞而不正，自然为采挒肘靠之隅手。或双重填实，亦出隅手也。病多之手，不得已以隅手扶之，而归圆中方正之手；虽然至底者，肘靠亦及此以补，其所以云尔。

夫日后功夫能致上乘者，亦须获采挒而仍归大中至正矣！是四隅之所用者，因失体而补缺云云。

24. 太极平准腰顶解

顶如准，故云"顶头悬"也。两手即平左右之盘也，腰即平之根株也。"立如平准"，所谓轻重浮沉，分厘毫丝则偏，显然矣！

有准顶头悬，腰之根下株（尾闾至囟门也）。

上下一条线，全凭两手左右转。变换取分毫，尺寸自己辨。

车轮两命门，一纛摇又转。心令气旗使，自然随我便。

满身轻利者，金刚罗汉炼。对待有往来，是早或是晚。

合则放发去，不必凌霄箭。涵养有多少，一气哈而远。

口授须秘传，开门见中天。

25. 太极四时五气解图

（右图：吴鉴泉家藏本中图）

夏火呵南
春木嘘东　西呬金秋
北水吹冬

呼 吸（指在脾中丹田呼吸，其发音为呼）
中央
土（脾）

26. 太极血气根本解

血为营，气为卫。血流行于肉、膜、络，气流行于骨、筋、脉。

筋、甲为骨之余，发、毛为血之余。血旺则发毛盛，气足则筋甲壮。

故血气之勇力，出于骨、皮、毛之外壮；气血之体用，出于肉、筋、甲之内壮。气以血之盈虚，血以气之消长。消长盈虚，周而复始，终身用之不能尽者矣。

注：中央指中丹田，属土，其音为呼。吸气时，都是向中丹田，呼气时，由中丹田向相关窍位。脾在中丹田呼吸。

27. 太极力气解

气走于膜、络、筋、脉，力出于血、肉、皮、骨。

故有力者皆外壮于皮骨，形也；

有气者是内壮于筋脉，象也。

气血功于内壮，血气功于外壮。

要之，明于"气血"二字之功能，自知力气之由来矣。知气力之所以然，自能知用力、行气之分别。行气于筋脉，用力于皮骨，大不相侔也。

28. 太极尺寸分毫解

功夫先练开展，后练紧凑。开展成而得之，才讲紧凑；紧凑得成，才讲尺、寸、分、毫。

由尺住之功成，而后能寸住、分住、毫住。此所谓尺寸分毫之理也，明矣！

然尺必十寸，寸必十分，分必十毫，其数在焉！

故云对待者，数也。知其数，则能得尺寸分毫也。要知其数，非秘授而能量之者哉。（分毫内即有点穴功也）

424

29. 太极膜脉筋穴解

节膜、拿脉、抓筋、闭穴，此四功由尺、寸、分、毫得之，后而求之。

膜若节之，血不周流；脉若拿之，气难行走；筋若抓之，身无主地；穴若闭之，神昏气暗。

抓膜节之半死，申脉拿之似亡，单筋抓之劲断，死穴闭之无生。

总之，气血精神若无，身何有主也？如能节、拿、抓、闭之功，非得点传不可。

30. 太极字字解

挫、揉、捶、打，于己于人；按、摩、推、拿，于己于人；开、合、升、降，于己于人。此十二字，皆用手也。

屈、伸、动、静，于己于人；起、落、急、缓，于己于人；闪、还、撩、了，于己于人。此十二字，于己气也，于人手也。

转、换、进、退，于己身、人步也；顾、盼、前、后，于己目、人手也。即瞻前眇后、左顾右盼也，此八字，关乎神矣！

断、接、俯、仰，此四字，关乎意、劲也。

断、接关乎神、气也，俯、仰关乎手、足也。

劲断意不断，意断神可接。

劲、意、神俱断，则俯仰矣，手足无着落耳。俯为一叩，仰为一反而已矣。不使叩反，非断而复接不可。

对待二字，以俯仰为重，时刻在心，身、手、足，不使断之无接，则不能俯仰也。

求其断接之能，非见隐显微不可。隐微似断而未断，见显似接而未接。接接断断，断断接接，其意、心、身体、神气极于隐显，又何虑不粘黏连随哉！

31. 太极节拿抓闭尺寸分毫解

对待之功，既得尺寸分毫于手，则可量之矣。然不论节拿抓闭之手易，若节膜、拿脉、抓筋、闭穴，则难！非自尺寸分毫量之不可得也。

节，不量，由按而得膜；拿，不量，由摩而得脉；抓，不量，由推而得筋；闭，不量，而不能得穴。

由尺盈而缩之寸、分、毫也。

此四者，虽有高授，然非自己功夫久者无能贯通焉！

32. 太极补泻气力解

补泻气力于自己难，补泻气力于人亦难。

补自己者，知觉功亏则补，运动功过则泻，所以求诸己不易也。

补于人者，气过则补之，力过则泻之，此胜彼败，所由然也。

气过或泻，力过或补，其理虽亦然，其有详。

夫过补，为之过上加过；过泻，为之缓他不及，他必更过，仍加过也。

补气泻力于人之法，均为加过于人矣。补气名曰"结气法"，泻力名曰"空力法"。

33. 太极空结挫揉论

有挫空、挫结，有揉空、揉结之辨。

挫空者，则力隔矣！挫结者，则气断矣！

揉空者，则力分矣！揉结者，则气隔矣！

若结揉挫，则气力反；空揉挫，则力气败。

结挫揉，则力盛于气，力在气上矣！

空挫揉，则气盛于力，气过力不及矣！

挫结揉、揉结挫，皆气闭于力矣！

挫空揉、揉空挫，皆力凿于气矣！

总之，挫结、揉空之法，亦必由尺寸分毫量，能如是也！不然，无地之挫揉，平虚之灵结，亦何由而至于哉！

34. 懂劲先后论

夫未懂劲之先，常出顶、匾、丢、抗之病；既懂劲之后，恐出断、接、俯、仰之病。

然未懂劲，故病亦出；劲既懂，何以出病乎？

缘劲似懂未懂之际，正在两可，断接无准矣，故出病。

神明及犹不及，俯仰无着矣，亦出病。

若不出断、接、俯、仰之病，非真懂劲，弗能不出也！

胡为"真懂"？因视听无由，未得其确也。

知瞻眇顾盼之视，觉起落缓急之听，知闪还撩了之运，觉转换进退之动，则为真懂劲！则能阶及神明，及神明，自攸往有由矣！

有由者，由于懂劲，自得屈伸动静之妙；

有屈伸动静之妙，开合升降又有由矣！

由屈伸动静，见入则开，遇出则合；看来则降，就去则升。

夫而后才为真及神明矣！

明也，岂可日后不慎行坐卧走、饮食溺泅之功？是所为及中成、大成也哉！

35. 尺寸分毫在懂劲后论

在懂劲先，求尺寸分毫，为之小成，不过末技，武事而已！

所谓能尺于人者，非先懂劲也。

如懂劲后，神而明之，自然能量尺寸。

尺寸能量，才能节、拿、抓、闭矣！

知膜、脉、筋、穴之理，要必明存亡之手。

知存亡之手，要必明生死之穴。

其穴之数，安可不知乎？

知生死之穴数，乌可不明闭而不生乎？乌可不明闭而无生乎？是所谓二字之存亡，一闭之而已，尽矣。

36. 太极指掌捶手解

自指下之腕上，里者为掌，五指之首为之手，五指皆为指；五指权里，其背为捶。

如其用者，按、推，掌也；拿、揉、抓、闭，俱用指也；挫、摩，手也；打，捶也。

夫捶有搬拦，有指裆，有肘底，有撇身，四捶之外有覆捶。

掌有搂膝，有换转，有单鞭，有通背，四掌之外有串掌。

手有云手，有提手，有合手，有十字手，四手之外有反手。

指有屈指，有伸指，有捏指，有闭指，四指之外有量指，又名尺寸指，又名觅穴指。

然指有五指，有五指之用。

首指为手，仍为指，故又名手指。其一，用之为旋指、旋手；其二，用之为根指、根手；其三，用之为弓指、弓手；其四，用之为中合指、中合手。四手指之外，为独指、独手也。

食指为卞指，为剑指，为佐指，为粘指。

中指为心指，为合指，为钩指，为抹指。

无名指为全指，为环指，为代指，为扣指。

小指为帮指，为补指，为媚指，为挂指。

若此之名，知之易而用之难，得口诀秘法亦不易为也。

其次，有如对掌、推山掌、射雁掌、晾翅掌；似闭指、拗步指、弯弓指、穿梭指；探马手、弯弓手、抱虎手、玉女手、跨虎手；通山捶、叶下捶、背反捶、势分捶、卷挫捶。再其次，步随身换，不出五行，则无失错矣！

因其粘连黏随之理，舍己从人，身随步自换。

只要无五行之舛错，身形脚势出于自然，又何虑些许之病也！

37. 口授穴之存亡论

穴有存亡之穴，要非口授不可，何也？一因其难学，二因其关乎存亡，三因其人才能传。

第一，不授不忠不孝之人；

第二，不传根底不好之人；

第三，不授心术不正之人；

第四，不传鲁莽灭裂之人；

第五，不传目中无人之人；

第六，不传无礼无恩之人；

第七，不授反复无常之人；

第八，不传得易失易之人。

此须知八不传，匪人更不待言矣！如其可以传，再口授之秘诀。

传忠孝知恩者，心气和平者，守道不失者，真以为师者，始终如一者。

此五者，果其有始有终不变如一，方可将全体大用之功授之于徒也。

明矣，于前于后，代代相继，皆如是之所传也。噫，抑亦知武事中乌有匪人哉！

38. 大小太极解

天地为一大太极，人身为一小太极。人身为太极之体，不可不练太极拳。本有之灵而重修之，良有以也。

人身如机器，久不磨而生锈，生锈而气血滞，多生流弊。故人欲锻炼身体者，必先练太极最相宜。

太极练法，以心行气，不用拙力，纯任自然。

筋骨鲜折曲之苦，皮肤无磋磨之劳。

不用力何能有力？盖太极练功，沉肩坠肘，气沉丹田。气能入丹田，为气总机关，由此分运四体百骸，以气周流全身，意到气至。练到此地位，其力不可限量矣！此不用拙力，纯以神行，功效著矣！先师云"极柔软，然后极坚刚"，盖此意也！

39. 全体大用诀（杨班侯九诀）

太极拳法妙无穷，掤捋挤按雀尾生。斜走单鞭胸膛占，回身提手把着封。
海底捞月亮翅变，挑打软肋不容情。搂膝拗步斜中找，手挥琵琶穿化精。
贴身靠近横肘上，护中反打又称雄。进步搬拦肋下使，如封似闭护正中。
十字手法变不尽，抱虎归山采挒成。肘底看捶护中手，退行三把倒转肱。
坠身退走扳挽劲，斜飞着法用不空。海底针要躬身就，扇通臂上托架功。
撇身锤打闪化式，横身前进着法成。腕中反有闭拿法，云手二进臂上攻。
高探马上拦手刺，左右分脚手要封。转身蹬胸腹上占，进步栽锤迎面冲。
反身白蛇吐信变，采住敌手取双瞳。右蹬脚上软肋端，左右披身伏虎精。
上打正胸肋下用，双风贯耳着法灵。左蹬脚踢右蹬式，回身蹬胸膝骨迎。
野马分鬃攻腋下，玉女穿梭四角封。摇化单臂托手上，左右用法一般同。
单鞭下式顺锋入，金鸡独立占上风。提膝上打致命处，下伤二足难留情。
十字腿法软骨断，指裆捶下靠为锋。上步七星架手式，退步跨虎闪正中。
转身摆莲护腿进，弯弓射虎挑打胸。如封似闭顾盼定，太极合手式完成。
全体大用意为主，体松气固神要凝。

40. 十三字行功诀

十三字是"掤，捋，挤，按，采，挒，肘，靠，进，退，顾，盼，定"。
口诀为：

掤手两臂要圆撑，动静虚实任意攻。搭手捋开挤掌使，敌欲还着势难逞。
按手用着似倾倒，二把采往不放松。来势凶猛挒手用，肘靠随时任意行。
进退反侧应机走，何怕敌人艺业精。遇敌上前迫近打，顾住三前盼七星。
敌人逼近来打我，闪开正中定横中。太极十三字中法，精意揣摩妙更生。

41. 十三字用功诀

逢手遇掤莫入盘，粘沾不离得着难。闭掤要上采挒法，二把得实急无援。

按定四正隅方变,触手即占先上先。掤挤二法趁机使,肘靠攻在脚跟前。
遇机得势进退走,三前七星顾盼间。周身实力意中定,听探顺化神气关。
见实不上得攻手,何日功夫是体全。操练不按体中用,修到终期艺难精。

42. 八字法诀

三换二掤一挤按,搭手遇掤莫让先。柔里有刚攻不破,刚中无柔不为坚。
避人攻守要采挒,力在惊弹走螺旋。乘势进取贴身肘,肩胯膝打靠为先。

43. 虚实诀

虚虚实实神中会,虚实实虚手行功。练拳不谙虚实理,枉费功夫终无成。
虚守实发掌中窍,中实不发艺难精。虚实自有实虚在,实实虚虚攻不空。

44. 乱环诀

乱环术法最难通,上下随合妙无穷。陷敌深入乱环内,四两千斤着法成。
手脚齐进横竖找,掌中乱环落不空。欲知环中法何在? 发落点对即成功。

45. 三环九转诀

太极三环九转功,环环盘在手掌中。变化转环无定式,点发点落挤虚空。
见实不在点上用,空费功夫何日成。七星环在腰腹主,八十一转乱环宗。

46. 阴阳诀

太极阴阳少人修,吞吐开合问刚柔。正隅收放任君走,动静变化何须愁?
生克二法随着用,闪进全在动中求。轻重虚实怎的是? 重里现轻勿稍留。

47. 十八在诀

掤在两臂,挒在掌中,挤在手背,按在腰攻;
采在十指,挒在两肱,肘在屈使,靠在肩胸;
进在云手,退在转肱,顾在三前,盼在七星;
定在有隙,中在得横,滞在双重,通在单轻;

虚在当守，实在必冲。

48. 五字经诀

披从侧方入，闪展无全空，但化对方力，搓磨试其功。
歉含力蓄使，粘沾不离宗，随进随退走，拘意莫放松。
拿闭敌血脉，扳挽顺势封，软非用拙力，掤臂要圆撑。
搂进圆活力，摧坚戳敌锋，掩护敌猛入，撮点致命攻。
坠走牵挽势，继续勿失空，挤他虚实现，摊开即成功。

49. 轻重分胜负五字诀

双重行不通，单轻反成功。单双发宜快，胜在掌握中。
在意不在力，走重不走空。重轻终何在，蓄意似猫行。
隔方得相见，千斤四两成。遇横单重字，斜角成方形。
踩定中诚位，前足夺后踵。后足从前卯，放手便成功。
趁势侧锋入，成功本无情。展转急要快，力定在腰中。
舍直取横进，得横变正冲。生克随机走，变化何无穷。
贪歉皆非是，丢舍难成名。武本无善作，含情谁知情。
情同形异理，方为武道宏。术中阴阳道，妙蕴五音中。
君问意何在，道成自然明。

50. 六合劲

拧裹、躜翻、螺旋、崩炸、惊弹、抖搜。

51. 十三法

掤捋挤按，采挒肘靠，进退顾盼定（中）；
正隅虚实，收放吞吐，刚柔单双重（轻）。

52. 五法

进法，退法，顾法，盼法，定法。

53. 八要

掤要撑，捋要轻，挤要横，按要攻；
采要实，挒要惊，肘要冲，靠要崩。

54. 全力法

前足夺后足，后足站前踪。前后成直线，五行主力攻。
打人如亲嘴，手到身要拥。左右一面站，单臂克双功。

55. 张三丰承留

天地即乾坤，伏羲为人祖，画卦道有名，尧舜十六母，
微危允厥中，精一及孔孟，神化性命功，七二乃文武，
授之至予来，字著宣平许，延年药在身，元善从复始，
虚灵能德明，理令气形具，万载咏长春，心兮诚真迹，
三教无两家，统言皆太极，浩然塞而冲，方正千年立，
继往圣永绵，开来学常续，水火既济焉，愿至成毕字。

56. 口授张三丰老师之言

予知三教归一之理，皆性命学也，皆以心为身之主也。
保全心身，永有精气神也。
有精气神，才能文思安安，武备动动。
安安动动，乃文乃武。大而化之者，圣神也。
先觉者，得其寰中，超乎象外矣。
后学者，以效先觉之所知能。
其知能，虽人固有之知能，然非效之不可得也。

夫人之知能，天然文武。

目视、耳听，天然文也；手舞、足蹈，天然武也。

孰非固有也？明矣！

前辈大成文武圣神，授人以体育修身，进之以武事修身。

传之至予，得之手舞足蹈之采战，借其身之阴以补助之阳。

身之阳男也，身之阴女也，然皆于身中矣。

男之身只一阳，男全体皆阴女，以一阳采战全体之阴女，故云一阳复始。

斯身之阴女，不独七二，以一姹女配婴儿之名，变化千万。

姹女采战之可也，亦安有男女后天之身以补之者？

所谓自身之天地以扶助之，是为阴阳采战也。如此者，是男子之身皆属阴，而采自身之阴战己身之女，不如两男之阴阳对待修身速也。

予及此传于武事，然不可以末技视，依然体育之学、修身之道、性命之功、圣神之境也。

今夫两男之对待采战，于己身之采战，其理不二。

己身亦遇对待之数，则为采战也，是为汞铅也。

于人对战坎离之阴阳兑震，阳战阴也，为之四正。

乾坤之阴阳艮巽，阴采阳也，为之四隅。

此八卦也，为之八门。

身足位列中土，进步之阳以战之，退步之阴以采之，左顾之阳以采之，右盼之阴以战之。此五行也，为之五步，共为八门五步也。

夫如是，予授之尔，终身用之不能尽者矣。

又至予得武继武，必当以武事传之而修身也。

修身入首，无论武事文为，成功一也。

三教三乘之原，不出一太极。

愿后学以易理格致于身中，留于后世也可。

57. 张三丰以武事得道论

盖未有天地，先有理。

理为气之阴阳主宰，主宰理，以有天地，道在其中。

阴阳、气、道之流行，则为对待。对待者，阴阳也，数也。

一阴一阳之为道。道无名，天地始；道有名，万物母。

未有天地之前，无极也，无名也；既有天地之后，有极也，有名也。

然前天地者，曰理，后天地者，曰母，是乃理化先天阴阳气数，母生后天胎卵湿化，位天地，育万物，道中和，然也。

故乾坤为大父母，先天也，爹娘为小父母，后天也。

得阴阳先后天之气，以降生身，则为人之初也。

夫人身之来者，得大父母之命、性、赋、理，得小父母之精、血、形、骸。合先后天之身命，我得而成人也，以配天地为三才，安可失性之本哉！

然能率性，则本不失，既不失本来面目，又安可失身体之去处哉？

夫欲寻去处，先知来处。来有门，去有路，良有以也，然有何以之？

以之固有之知能，无论知愚贤否，固有知能，皆可以之进道，既能修道，可知来处之源，必能去处之委。来源去委既知，能必明身之修。故曰：自天子至于庶人，一是皆以修身为本。

夫修身以何？以之良知良能。视目听耳，曰聪、曰明；手舞足蹈，乃武、乃文。致知格物，意诚心正。心为一身之主，正意诚心，以足蹈五行，手舞八卦。手足为之四象，用之殊途，良能还原。目视三合，耳听六道，目、耳亦是四形体之一表，良知归本。耳目手足，分而为二，皆为两仪，合之为一，共为太极，此由外敛入之于内，亦自内发出之于外也。

能如是，表里精粗无不到，豁然贯通，希贤希圣之功，自臻于曰睿曰智，乃圣乃神。所谓尽性立命，穷神达化在兹矣，然天道、人道，一"诚"而已矣。

附录二：

李亦畬《太极拳谱》（老三本）

序

李亦畬，名经纶，表字亦畬，是一代太极拳宗师，在太极拳发展史上居于举足轻重的地位。清直隶广平府城内西大街（今河北邯郸）人。秀才，精于武学医术。生于道光十二年（1832），卒于光绪十八年（1892）。历经道光、咸丰、同治、光绪四帝，目睹清朝衰亡的历史。自咸丰癸丑年（1853）起，时年22岁，追随舅父武禹襄学拳，精研数十载，终成一代宗师。他分别于清光绪庚辰年（1880）、辛巳年（1881）手书完成三本太极拳谱，武术史学界将其称作"老三本"。这是迄今为止发现最早的太极拳谱，是太极拳的奠基之作，习太极拳者奉之为圭臬国宝。

"太极拳"一名见于文字记载，典出于此，而所谓的太极拳开山之作《山右王宗岳太极拳论》（以下简称《王论》）最早便见于此谱。

三本拳谱，一本由作者自存，习称"自藏本"；一本交胞弟启轩（1835～1899），习称"启轩本"；一交门人郝和（1849～1920），习称"郝和本"。自藏本、启轩本、郝和本三本拳谱合而言之，称为"老三本"。"自藏本"和"郝和本"两本均注明写于光绪辛巳年，由此可知，"启轩本"成册要早一年。

第一部分："自藏本"于作者李亦畬先生逝世后，传次子逊之（1882～1944），逊之传弟子姚继祖（1917～1998），姚氏晚年转交亦畬公曾孙李旭藩（父名池萌，祖逊之），旭藩视其胜过生命，不肯轻易示人，至今罕有睹其全貌者。

第二部分："启轩本"自从启轩卒后，传子宝琛，宝琛传子福荫

（1892～1943）。1929年，李福荫先生在河北省第十三中学任教期间，依据该谱重新编次章节，进行油印、石印，取名《李氏太极拳谱》，分赠各地太极拳爱好者。自此，《王论》以及武禹襄、李亦畬拳论开始广传于外，逐渐为各地太极拳传人所熟知。

2014年9月，中央电视台《寻宝》栏目，走进广府太极城，寻找民间国宝。经过遴选，包括著名书画鉴定家单国强先生在内的多位顶级专家，在众多的瓷器、书画、珠宝、青铜器等藏品宝物中间，一致认定李亦畬先生（1832～1892）手书《太极拳谱》为此次活动的民间国宝。"启轩本"中的《太极拳小序》附注：

"清光绪六年（1880）岁次庚辰小阳月（即农历十月）识。"（摘自1935年出版的《李氏太极拳谱》）

第三部分："郝和本"为真公传子月如（1877～1935），月如传子少如（1908～1983），现由少如先生弟子、上海人王慕吟珍藏。

"郝和本"内容于下列书谱中有公示：

徐震著《太极拳谱理董辨伪合编》、郝振铎（1909～1973，郝为真族侄孙）编印的《郝为真开合太极拳谱》、郝少如编著的《武式太极拳》。顾留馨先生在其所著《太极拳术》第371～379页，影印出"郝和本"的全部内容，并附录有姚继祖先生提供的"自藏本"中武禹襄一篇拳论——《武禹襄母舅太极拳四字不传秘诀》的影印件。

"郝和本"拳谱流传最广、影响最大，尤其在民国年间、新中国成立初期，太极拳界对其十分重视。可惜，到了当代，出于种种原因，太极拳传人对包括"郝和本"在内的李亦畬太极拳谱的基本信息鲜有人知，更别谈认真对待和研究了。也正因为如此，《王论》和武禹襄、李亦畬拳论在传抄流布过程中出现张冠李戴或妄加作者姓名以及词句添加、漏删等情况。

第四部分：李亦畬《太极拳谱》内容与简评。

"郝和本"封面题名"王宗岳太极拳论"，下署两行小字："后附小序并五字诀"，"郝和珍藏"。"自藏本"封面题名"太极拳论"，下署两行小字："后附小序五字诀"，"亦畬珍藏"。请注意："自藏本"题名中删去了"王宗岳"三字，为什么？令人玩味，值得思考推敲，存疑待考。

"郝和本"为工笔小楷书写，格式规范，就书法而言，也堪称艺术珍品。内文共计33页，每页多为8行，每整行16个字。篇目依次为：

《山右王宗岳太极拳论》《十三势架》《身法》《刀法》《枪法》《十三势》《十三式行工歌诀》《打手要言》《打手歌》《打手撒放》《太极拳小序》《五字诀》《撒放秘诀》《走架打手行功要言》，再加上"自藏本"中的《武禹襄母舅太极拳四字不传秘诀》《打手法》两篇，共计16篇，篇目如下：

一、山右王宗岳太极拳论

"太极者，无极而生，阴阳之母也。动之则分，静之则合。无过不及，随屈就伸。人刚我柔谓之走，我顺人背谓之粘。动急则急应，动缓则缓随，虽变化万端，而理唯一贯。由着熟而渐悟懂劲，由懂劲而阶及神明。然非用力（自藏本为'功'）之久不能豁然贯通焉。虚领顶劲，气沉丹田。不偏不倚，忽隐忽现。左重则左虚，右重则右杳；仰之则弥高，俯之则弥深；进之则愈长，退之则愈促。一羽不能加，蝇虫不能落。人不知我，我独知人。英雄所向无敌，盖皆由此而及也。

"斯技旁门甚多，虽势有区别，概不外壮欺弱、慢让快耳。有力打无力，手慢让手快，是皆先天自然之能，非关学力而有也。'察四两拨千斤'之句，显非力胜；观耄耋御众之形，快何能为？

"立如枰（自藏本为'秤'）准，活似车轮。偏沉则随，双重则滞。每见数年纯功不能运化者，率皆自为人制，双重之病未悟耳。欲避此病，须知阴阳。沾即是走，走即是沾；阴不离阳，阳不离阴；阴阳相济，方为懂劲。懂劲后愈练愈精，默识揣摩，渐至从心所欲。本是舍己从人，多误舍近求远。所谓差之毫厘，谬之千里，学者不可不详辨焉！是为论。"

本论中，"无极而生"之后，"阴阳之母也"之前，在其后的许多拳谱著作中增添了四个字"动静之机"。查阅相关资料，最早见于徐禹生（1879～1945）于1921年出版的《太极拳势图解》。笔者认为：后人之所以这样做，显然是对太极拳的核心内涵没有把握准确。太极拳学说借用的是哲学中太极阴阳的原理，体现于拳艺上称为"虚实"。如果仅仅用"动静"和"阴阳"来照应，显然是不对的。

二、十三势架

"郝和本"计五十四势，"自藏本"为五十五势。两本中个别拳势稍有差异或增删，仅录于下：

懒扎衣、单鞭、提手上势、白鹅亮翅、搂膝拗步、手挥琵琶势、搂膝拗步、手挥琵琶势、上步搬拦捶（"自藏本"记作"搬拦捶"）、如封似闭；抱虎推山、单鞭、肘底看捶、倒撵猴、白鹅亮翅、搂膝拗步、三甬背、单鞭、云手、高探马、左右起脚、转身踢一脚、践步打捶、翻身二起、披身、踢一脚、蹬一脚、上步搬拦捶、如封似闭；抱虎推山、斜单鞭、野马分鬃、单鞭、玉女穿梭、单鞭、云手、下势、更鸡独立、倒撵猴、白鹅亮翅、搂膝拗步、三甬背、单鞭、云手、高探马、十字摆连、上步指裆捶、上势懒扎衣（"郝和本"无此势，见"自藏本"）、单鞭、下势（此势于"郝和本"中被涂抹）、上步七星、下步跨虎、转脚摆连、弯弓射虎、双抱捶、手挥琵琶势（"自藏本"中无此势）。

这是见于文字记载的最早"太极拳"套路名称，它以三次"云手"为界，将套路分成四节。经查证，杨、吴、孙等诸派太极拳传统套路，其势名、顺序、编排模式与此相类似。

三、身法

"郝和本"为"八要",即"涵胸、拔背、裹裆、护肫、提顶、吊裆、腾挪、闪战"。

"自藏本"为"十要",所多两要是"松肩、沉肘"。

这是太极拳行功走架及打手的基本身法要领,是检验太极拳的标尺。各派太极拳对身法要求的表述虽然不尽相同,但其实质概莫能外。

四、刀法

为四法,即"里剪腕、外剪腕、挫腕、撩腕",指刀的四种进攻方式。

五、枪法

为四术,即"平刺心窝、斜刺膀尖、下刺脚面、上刺锁项"。此枪法和明代名将何良臣设计的用于作战的枪法相似,进攻锁定六点:心、喉、左右膀尖(注:锁骨与肩胛骨相连之脆弱肩窝处)、两个脚面。

六、十三势

全文如下:

十三势,一名长拳,一名十三势。长拳者,如长江大海,滔滔不绝也。十三势者,掤、捋、挤、按、采、挒、肘、靠,进、退、顾、盼、定也。掤、捋、挤、按,即坎、离、震、兑,四正方也;采、挒、肘、靠,即乾、坤、艮、巽,四斜角也。此八卦也。进步、退步、左顾、右盼、中定,即金、木、水、火、土也。此五行也。合而言之曰十三势也。

　　"十三势"既是对拳术名称的简介，又是对拳术技法，包括手法、步法、眼法、身法等的概括。十三势，是"太极拳"名称出现之前的书面称谓。由此推断，在杨露禅、武禹襄研创这门拳艺初期，尚不存在"太极拳"的称谓，书面记作"十三势"或者"长拳"。

七、十三势行工歌诀

　　全文如下：

> 十三总势莫轻识，命意源头在腰隙；
> 变转虚实须留意，气偏身躯不稍滞。
> 静中触动动犹静，因敌变化示神奇；
> 势势存心揆用意，得来不觉费工夫。
> 刻刻留心在腰间，腹内松静气腾然；
> 尾闾中正神贯顶，满身轻利顶头悬。
> 仔细留心向推求，屈伸开合听自由；
> 入门引路须口授，功用无息法自休。
> 若言体用何为准，意气君来骨肉臣；
> 详推用意终何在？益寿延年不老春。
> 歌兮歌兮百四十，字字真切义无疑；
> 若不向此推求去，枉费工夫贻叹息！

　　这是"十三势"（即太极拳）修炼的宗旨、法则与目的，是《十三势》一文的延续与补充。强调太极拳在不失技击的前提下，更重视健身养生的功能，追求"益寿延年不老春"的境界。这是广府"十三势"有别于同期或早期其他拳种的重要特征之一。

八、打手要言

全文如下：

解曰：以心行气，务沉著（着），乃能收敛入骨，所谓"命意源头在腰隙"也。意气须换得灵，乃有圆活之趣，所谓"变转虚实须留意"也。立身中正安舒，支撑八面；行气如九曲珠，无微不到，所谓"气遍身躯不稍滞"也。

发劲须沉着松静，专注一方，所谓"静中触动动犹静"也。往复须有折叠，进退须有转换，所谓"因敌变化示神奇"也。曲中求直，蓄而后发，所谓"势势存心揆用意""刻刻留心在腰间"也。精神能提得起，则无迟重之虞，所谓"腹内松静气腾然"也。虚领顶劲，气沉丹田，不偏不倚，所谓"尾闾中正神贯顶，满身轻利顶头悬"也。以气运身，务顺遂，乃能便利从心，所谓"屈伸开合听自由"也。心为令，气为旗，神为主帅，腰为驱使，所谓"意气君来骨肉臣"也。

解曰：身虽动，心贵静，气须敛，神宜舒。心为令，气为旗，神为主帅，身为驱使。刻刻留意，方有所得。先在心，后在身。在身，则不知手之舞之，足之蹈之，所谓一气呵成，舍己从人，引进落空，四两拨千斤也。须知一动无有不动，一静无有不静。视动犹静，视静犹动。内固精神，外示安逸。须从人，不要由己。从人则活，由己则滞。尚气者无力，养气者纯刚。彼不动，己不动；彼微动，己先动。以己依人，务要知己，乃能随转随接；以己黏人，必须知人，乃能不后不先。精神能提得起，则无迟重之虞；黏依能跟得灵，方见落空之妙。往复须分阴阳，进退须有转合。机由己发，力从人借。发劲须上下相随，乃能一往无敌。立身须中正不偏，方能八面支撑。静如山岳，动若江河。迈步如临渊，运劲如抽丝。蓄劲如张弓，发劲如放箭。行气如九曲珠，无微不到。运劲如百炼钢，何坚不摧。形如搏兔之鹘，神似捕鼠之猫。曲中求直，蓄而后发。收即是放，连而不断。极柔软然后能极坚刚，能黏依然后能灵活。气以直养而无害，劲以曲蓄而有余。渐至物来顺应，是亦知止能得矣。

又曰：先在心，后在身。腹松，气敛入骨，神舒体静，刻刻存心。切记：一动无有不动，一静无有不静。视静犹动，视动犹静，动牵往来气贴背，敛入脊骨，要静。内固精神，外示安逸。迈步如猫行，运劲如抽丝。全身意在蓄神，不在气，在气则滞。尚气者无力，养气者纯刚。气如车轮，腰如车轴。

又曰：彼不动，己不动；彼微动，己先动。似松非松，将展未展，劲断意不断。

又曰：每一动，唯手先着力，随即松开，犹须贯串，不外起承转合。始而意动，既而劲动，转接要一线串成。气宜鼓荡，神宜内敛，无使有缺陷处，无使有凹凸处，无使有断续处。其根在脚，发于腿，主宰于腰，形于手指。由脚而腿而腰，总须完整一气，向前退后，乃能得机得势。有不得机得势处，身便散乱，必至偏倚，其病必于腰腿求之。上下前后左右皆然，凡此皆是意，不在外面，有上即有下，有前即有后，有左即有右。如意要向上，即寓下意。若将物掀起，而加以挫之之力，斯其根自断，乃坏之速而无疑。虚实宜分清楚，一处自有一处虚实，处处总有此一虚实。周身节节贯串，勿令丝毫间断。

禹襄武氏并识

《打手要言》由两部分组成：第1、2自然段为第一部分，是对《十三势行工歌诀》的阐释与说明；其后为第二部分，是作者辑录的打手实践、切身体会，可谓字字珠玑，句句经典，文采飞扬，堪为《王论》的姊妹篇。可以说，其他任何一种武术流派的拳论，都还没有发现如此立意深远、言简意赅、流畅自然而气势磅礴的精彩篇章。"知己知彼"的战略方针，"舍己从人，引进落空，四两拨千斤"的技击原则，"物来顺应""八面支撑""立身中正安舒""气以直养而无害"的具体要求，虚与实、内与外、上与下、左与右、攻与防的辩证关系，无不充盈着中国传统儒学文化和谐、圆融的思想和营养。

九、打手歌

只有三句，即"掤捋挤按须认真，上下相随人难进。任他巨力来打我，牵动四两拨千斤。引进落空合即出，粘连黏随不丢顶"。

应该注意对"牵动四两拨千斤"一语中两个关键词"牵动"和"拨"的理解。

十、打手撒放

全文如下：

"掤，上平；业，入声；噫，上声；咳，入声；呼，上声。吭、呵、哈。"这是打手撒放时的发声方法，需细心揣摩、体会。

十一、太极拳小序

全文如下：

太极拳不知始自何人，其精微巧妙，王宗岳论详且尽矣。后传至河南陈家沟陈姓。神而明者，代不数人。我郡南关杨某，爱而往学焉。专心致志十有余年，备极精巧。旋里后，示诸同好，母舅武禹襄见而好之，常与比较。伊不肯轻以授人，仅能得其大概。素闻豫省怀庆府赵堡镇有陈姓名清萍者，精于是技。逾年，母舅因公赴豫省，过而访焉。研究月余，而精妙始得，神乎技矣。予自咸丰癸丑，时年二十余，始从母舅学习此技。口授指示，不遗余力。奈予质最鲁，廿余年来，仅得皮毛。窃意其中更有精巧，兹仅以所得笔之于后，名曰《五字诀》，以识不忘所学云。

光绪辛巳中秋廿六日李亦畬谨识

该序是目前发现的最早用文字记录太极拳传承脉络的资料，弥足珍贵，信息量很大，暂不赘述。

十二、五字诀

全文如下：

一曰心静。心不静，则不专。一举手，前后左右全无定向，故要心静。起初举动，未能由己，要悉心体认。随人所动，随屈就伸，不丢不顶，勿自伸缩。彼有力，我亦有力，我力在先。彼无力，我亦无力，我意仍在先。要刻刻留心，挨何处，心要用在何处，须向不丢不顶中讨消息。从此做去，一年半载，便能施于身。此全是用意，不是用劲。久之，则人为我制，我不为人制矣。

二曰身灵。身滞则进退不能自如，故要身灵。举手不可有呆相，彼之力方挨我皮毛，我之意已入彼骨里。两手支撑，一气贯穿，左重则左虚而右已去，右重则右虚而左已去。气如车轮，周身俱要相随。有不相随处，身便散乱，便不得力，其病于腰腿求之。先以心使身，从人不从己，后身能从心，由己仍是从人。由己则滞，从人则活。能从人，手上便有分寸。秤彼劲之大小，分厘不错；权彼劲之长短，毫发无差。前进后退，处处恰合，功弥久而技弥精矣。

三曰气敛。气势散漫，便无含蓄，身易散乱，务使气敛入脊骨。呼吸通灵，周身罔间。吸为合、为蓄；呼为开、为发。盖吸则自然提得起，亦拿得人起；呼则自然沉得下，亦放得人出。此是以意运气，非以力使气也。

四曰劲整。一身之劲，练成一家，分清虚实。发劲要有根源，劲起于脚跟，主于腰间，形于手指，发于脊背。又要提起全副精神，于彼劲将出未发之际，我劲已接入彼劲，恰好不后不先，如皮燃火，如泉涌出，前进后退无丝毫散乱，曲中求直，蓄而后发，方能随手奏效。此所谓"借力打人""四两拨千斤"也。

五曰神聚。上四者俱备，才归神聚。神聚则一气鼓铸，炼气归神，气势腾挪，精神贯注，开合有致，虚实清楚。左虚则右实，右虚则左实。虚非全然无力，气势要有腾挪，实非全然占煞，精神要贵贯注。紧要全在胸中腰间变化，不在外面。力从人借，气由脊发。胡能气由脊发，气向下沉，由两肩收于脊骨，注于腰间，此气之由上而下也，谓之合。由腰形于脊骨，布于两膊，施于手指，此气之由下而上也，谓之开。合便是收，开即是放，能懂开合，便知阴阳，到此地位，工用一日，技精一日，渐至从心所欲，罔不如意矣。

五字诀："心静、身灵、气敛、劲整、神聚"，显然是在表述练功者走架打手的气势神韵状态，要求做到意、气、劲或精、气、神的高度和谐统一，"中正安舒，整体一劲"成为各派太极拳必须遵循的行功法则。

十三、撒放秘诀

全文如下：

擎 引 松 放

擎起彼身借彼力。（中有"灵"字）

引到身前劲始蓄。（中有"敛"字）

松开我劲勿使屈。（中有"静"字）

放时腰脚认端的。（中有"整"字）

此擎、引、松、放四字有四不能：脚手不随者不能，身法散乱者不能，一身不成一家者不能，精神不团聚者不能。欲臻此境，需避此病，不然，虽终身由之，究莫明其精妙矣！

这里，笔者将"粘连黏随""敷盖对吞""擎引松放"称作太极拳推手三部曲。概括来讲，"粘连黏随"是太极拳制人的手法，"敷盖对吞"是"粘连黏随"的延续、结果和目的，而"擎引松放"则是对"敷盖对吞"之后潜藏的"吐"字的直接阐述。

十四、走架打手行功要言

全文如下：

昔人云：能引进落空，能四两拨千斤；不能引进落空，不能四两拨千斤。语甚概括，初学未由领悟，余加数语以解之，俾有志斯技者得所从入，庶日进有功矣。

欲要引进落空，四两拨千斤，先要知己知彼。欲要知己知彼，先要舍己从人。欲要舍己从人，先要得机得势。欲要得机得势，先要周身一家。欲要周身一家，先要周身无有缺陷。欲要周身无有缺陷，先要神气鼓荡。欲要神气鼓荡，先要提起精神，神不外散。欲要神不外散，先要神气收敛入骨。欲要神气收敛入骨，先要两股前节有力，两肩松开，气向下沉。劲起于脚跟，变换在腿，含蓄在胸，运动在肩，主宰在腰。上于两膊相系，下于两腿相随。劲由内换，收便是合，放即是开。静则俱静，静是合，合中寓开；动则俱动，动是开，开中寓合。触之则旋转自如，无不得力，才能引进落空，四两拨千斤。

平日走架，是知己工夫。一动势，先问自己，周身合上数项不合？少（稍）有不合，即速改换。走架所以要慢，不要快。打手，是知人工夫，动静固是知人，仍是问己。自己要安排得好，人一挨我，我不动彼丝毫，趁势而入，接定彼劲，彼自跌出。如自己有不得力处，便是双重未化，要于阴阳开合中求之。所谓知己知彼，百战百胜也。

这是李亦畬的切身体会，文采较武禹襄的拳论稍逊一筹，但也不失为经典拳论。

十五、武禹襄母舅太极拳四字不传秘诀

全文如下：

敷：敷者，运气于己身，敷布彼劲之上，使不得动也。

盖：盖者，以气盖彼来处也。

对：对者，以气对彼来处，认定准头而去也。

吞：吞者，以气全吞而入于化也。

此四字无形无声，非懂劲后练到极精地位者不能知，全是以气言。能直养其气而无害，始能施于四体，四体不言而喻矣。

这是李亦畲对打手技术的高度概括："敷、盖、对、吞。"

十六、打手法

全文如下：

两人对立，做双搭手（即左手咬腕，右手扶肘，或右手咬腕，左手扶肘）。搭手之足（左手搭手则左足，右手搭手即右足）在前，一进一退（进者先进前足，退者先退后足）至末步（即第三步），退者收前足成虚步，进者跟后足成跟步。搭手时，搭腕之手不动，扶肘之手由上而换，如此进退搭换，循环不已。练发劲时，一般皆在应退而不退时做准备。练熟后，前进、后退都可化发。进用按挤，退用掤捋。

这是武禹襄，或者杨露禅与武禹襄在定步推手基础上，根据实战中步法灵活多变的需要而研创出来的进退各三步半的活步推手法，由李亦畲记述下来。

"老三本"内容摘要赏析：

第一点，这三本拳谱的辑录者李亦畲是位有功名的儒生，又精于中医学，治学严谨，自不待言。所以说，他整理的拳谱绝不会漫无目的随意拼凑，必定章法紧凑，用词准确。其思路、脉络清晰，层次分明。

"郝和本"中的十四篇拳论，以《太极拳小序》为分水岭。上部非李亦畲作品，共计十篇，下部为李亦畲拳论。李亦畲的这一部分论述，后人不存在争议，故而不做分析。从表象上看，上部出现了两位作者的姓名：王宗岳、武禹襄。"王宗岳"出现在拳谱首篇拳论的题目中——《山右王宗岳太极拳论》，其后七篇皆未署名。但是，请注意，在第八篇即《打手要言》末尾，清清楚楚注明"禹襄武氏并识"，意思是：与武禹襄共同记录的心得体会。因为本文之后，该页留白，这就更清楚地表明：以上七篇拳论的作者就是武公禹襄。但是，数十年后，这其中的一些拳论被后人随意更改了作者姓名，或是王宗岳，或为张三丰……还有人做得更离谱，将一篇武禹襄《打手要言》肢解为若干篇，并分别标题、分别冠名，变成了"王宗岳"的作品。更有甚者，连同《十三势》等文莫名其妙地扣上"张三丰"的光环，实在令人啼笑皆非。细究后人改名原因，应该有以下三种：

（一）不知拳论原始出处，对"老三本"一无所知或知之甚少；

（二）盲目崇拜所致，冠名"王宗岳""张三丰"等，以示其珍贵或者所谓的源远流长；

（三）出于家派观念的一己之私，为自家脸上涂脂抹粉。

就该部分的篇章结构、遣词达意来看，《王论》与其余篇目可以分成两个层次。其一，《王论》标题中出现一个名字——"王宗岳"，而且题目以"太极拳"冠名，这是第一层。其二，自第二篇《十三势架》开始，其后的篇目则以"十三势"命名。并且，在《打手要言》之后明明白白署着另一个人的姓名——武禹襄，这是第二层。

假如像有些人认为的那样，《十三势架》《十三势》《十三势行工歌诀》等属于王宗岳作品，那么，毫无疑问，它应该如同《王论》一样，取名《太极拳架》《太极拳行工歌诀》……如此，才能一以贯之。问题是，拳谱中没有这样做，没有运用"太极拳"这一高雅的拳名，而采用了"十三势"的名称。细细想来，这其中的道理并不深奥，人人都可以想明白：辑录者李亦畲之所以这样编排，自有分寸道理。且看这七篇拳论，以"十三势"为主线，从拳架套路、身法要点、器械修炼特点、拳术取名探源、行工准则、打手要诀、练功秘诀等，由表及里，由浅入深，一线贯穿，一气呵成，使拳理拳论构成一个不可分割的整体。再加上"禹襄武氏并识"一语，无一不在表明这些文章只能出自一人之手，这个人就是武禹襄。

试问李亦畲辑录"老三本"的目的是什么？李亦畲在自述中已经表明："仅以所得笔之于后。"李亦畲想要得到什么？他想得到的应该是本人以及师父即母舅武禹襄的研拳心得体会，这样才合情入理。由此可见，"老三本"拳论作者，归根到底应该也必然只有两位：李亦畲和武禹襄。

那么，王宗岳、《王论》又怎么解释呢？当代武式太极拳著名传承人钟振山先生给了最好的解答（钟振山曾经是"自藏本"的持有者姚继祖的弟子，有幸目睹过"自藏本"）："姚老师在世时，不止一次说道：'老三本'中的拳论，除了李亦畲的，就是武禹襄的。王宗岳是谁？只有武禹襄最清楚，后人都是浮想联翩的猜测。如果武禹襄当年不写'王宗岳'三个字，一切就简单多了。"

这话很有道理也很有分量。假如真有所谓的"王宗岳"，真有所谓的"王宗岳拳谱"，其原件的珍贵程度远胜于他人的再抄本。这个道理，正常人都明白。问题的症结也恰恰在于此。试想：为什么"老三本"能够一代代传下来，而不见"王宗岳拳谱"的传承轨迹呢？它为什么只在"老三本"中提过一笔，神龙见首不见尾，就如同蓝光闪过之后，忽然从人间蒸发了呢？"王谱"、《王论》、"王宗岳"出现得如此突兀、蹊跷，难道我们后人就不应该反思，不应该做更加认真而深入的考证吗？

面对各种详尽资料，人们逐渐地对"王宗岳"之说产生了怀疑。因为，此说多存在于故事、传说、演义当中。如果查阅正史资料，比如其中的时间年代、历史背景等，"王宗岳"之说根本经不起推敲，站不住脚。可以说，自相矛盾、漏洞百出，不攻自破。也许"老三本"中的《王论》，正是武禹襄或者李亦畲前辈有意识或有目的地设下的一个迷局。当然，这只是一种合乎情理的直观推论，需要更确切的证据。所以，姑且不论历史上有无"王宗岳"，但有一个基本事实不可否认，即《王论》最早出自"老三本"。在此之前的其他任何地方、任何资料中，均不见记载。事实说明：《王论》最早自河北省永年广府武家或李家传出。还有一个问题值得注意，即《打手歌》为什么列于《打手要言》之后、李亦畬作品之前呢？究其原因，不外乎这是武禹襄一篇经数年斟酌而未能完稿的遗憾之作。三句歌诀，如果辑于前文，似不相称。于是李亦畬先生便补录于此，以示纪念。该歌诀虽然不完整，但是言简意赅，句句凝练。此歌诀正像断臂的维纳斯，是太极拳理论中残缺留白的经典作品。

第二点，以《太极拳小序》为界限勾勒出"太极拳"名称的演化过程。李亦畬拳论以"太极拳"冠名，而武禹襄作品以"十三势"取名，如《十三势架》《十三势行功歌诀》等。可见，武禹襄创拳立说之初还没有"太极拳"的称谓。如果有，正如上文曾经分析的，武氏不可能不用含意深刻、立意高远的"太极拳"，而以直白的"十三势"冠名。有人可能又会提出质疑了，《王论》为什么冠以"太极拳"之名呢？笔者认为，这是李亦畬三思之后做出的决断，即有这样的一种可能：拳论完成在先，标题出现在后，是李亦畬先生辑录这篇拳论时添加上去的。细细推敲，《王论》全文仅在开篇以哲学术语"太极"入笔而论述拳理，全篇根本没有涉及"太极拳"的名称。所以，从"老三本"编排有序的拳论中可以看出端倪：武禹襄与杨露禅研创的新型拳术，初名"长拳""十三势"，后来才正式定名"太极拳"。

第三点，"老三本"拳论自成体系，它的价值具体表现在：

1. "老三本"是迄今为止发现最早的太极拳谱，"太极拳""王宗岳"和《王论》均首见于此处。

2. 上文已谈到，从"老三本"中可以看出太极拳名称的演变过程，始名"长拳""十三势"等，后称"太极拳"。"老三本"第一部分拳论以"十三势"冠名，如《十三势架》《十三势》《十三势行工歌诀》等，亦即武禹襄研拳初期尚未有"太极拳"之名。第二部分拳论题"太极拳"名，可知，"太极拳"名称是在李亦畬时代产生并逐渐统一的。

3. "老三本"规范了太极拳身法，制定了一系列行功法则，如走架必须体现"无过不及""柔和舒缓""连绵不断"等特点，一举动"无使有凸凹处，无使有缺陷处，无使有断续处"，"极柔软，然后极坚刚；能粘依，然后能灵活"等，这些都成为界定太极拳的准绳。

4.武禹襄、李亦畬学识渊博，德才兼备，却淡泊名利，唯以研究武学为事。武、李先贤开文人研习太极拳的先河，昭示着太极拳文化之伊始。作为开拓者，武禹襄之功甚伟。"立身中正安舒""内固精神，外示安逸""气以直养而无害，劲以曲蓄而有余""曲中求直，蓄而后发""气宜鼓荡，神宜内敛"等，无不浸润着儒学倡导的"中庸"思想，体现出研习者对和谐、圆融境界的追求。

5."老三本"诸论，不仅有拳名探索、拳架套路、器械练习法，而且有身法要点、打手要言、行工要领、练习法则等，功法艺理兼备，形成一套较为完备的体系，从而奠定了太极拳理论的基础。照此修炼，就是真正的太极拳。

当然，前辈先贤的经典拳论产生于清代，作者文学修养高，拳论写得言简意赅，而且结论性语句多，甚至显得有些晦涩难懂。今人如无一定的文言文基础，再无明师言传身教，理解时往往产生歧义，而偏离太极拳修炼轨道。这就是当代许多人练习的所谓"太极拳"五花八门、不伦不类的主要原因之一。无论何家何派、师承何人，只要是太极拳，就应该遵循"老三本"提供的拳理法则。因为，离开太极拳基本理论的实践就是盲目的实践，不应该称之为"太极拳"。

"老三本"的出现、"武李学说"的诞生，表明太极拳理论体系已初步形成，成为太极拳走向成熟的最鲜明标志。首推武禹襄，其次李亦畬，是当之无愧的太极拳奠基人。其后的诸家拳派、诸家讲论无不受"老三本""武李学说"的启迪、影响。就此意义上来讲，李亦畬的手书《太极拳谱》称为民间国宝当之无愧。真诚希望当代所有太极拳习练者摒弃偏见与固执，撇开家派门户之见，仔细推究品味"老三本"，打出真正太极拳的"心形意气劲"来！

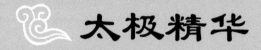 太极精华

张钦霖　传

　　龙之为物，其动生云，云从龙，有隐有显，有刚有柔，能屈能伸，能绕能蟠，有机警而灵明，抖搜而火发。大则喷云而吐雾，小则隐芥藏身，霹雳交加，飞腾宇宙之间，而使万灵而生恐，妖魔而潜伏。要练此象，会其意，效其良，能神思默悟玩索而得之，神乎其神，则终身用之不尽也。

　　（性灵）空而不空，不空而空，是真空，真空含妙有，娟有具真空。一言其有，象神具妙。一言其无，万象皆空。即色即空，非色非空，即有即无，无象而入于有象，有象而入于无象，有象而外全非真象。无象之中，巧有真意，即象即意，不可思议，得悟此理，神乎技矣。

　　云龙闪电雷声喜怒，灵觉、灵明、灵气、灵神、灵光，上下左右中五心意会神会，意丨～╱ハ＋×（原稿手写如此）。

　　身摇步旋滑托握，翻掀抽纵损托攉。上使托天下使戏，中使攉搓云将速，五行生克通变化，八卦神象法身出。

目 录

（一）八门五步

掤（南）、挒（西）、挤（东）、按（北）、采（西北）、挒（东南）、肘（东北）、靠（西南），方位。乾、坎、艮、震、巽、离、坤、兑，八门方位，八门乃谓阴阳颠倒之理，周而复始，随其所行也。总之，四正四隅，不可不知矣。夫掤、挒、挤、按，是四正之手；采、挒、肘、靠，是四隅之手。合隅、正之手，得门位之卦，以身分步，五行在意，支撑八面。五行进步（属火），退步（属水），左顾（属木），右盼（属金），定之方中土也。进退为水火之步，顾盼为金木之步，以中土为枢机之轴。怀藏八卦，脚跐五行，手步八五，其数十三，于自然十三势也，名之曰八门五步。

（二）八门五步用功法

八卦五行，是人生成固有之良，必先明"知觉运动"四字之本由。知觉运动得之而后方能懂劲，后自然阶及神明矣。然用功之初，要知知觉运动，虽固有之良，亦甚难得于我也。

（三）固有分明步法

盖人降生之初，目能视，耳能听，鼻能闻，口能食，颜色声音香臭五味，皆天然知觉，固有之良，其手舞足蹈，于四肢之能，皆天然运动之良。思及此，是人孰无？因人性近习远，失迷固有，要想还我固有，非乃武亦无寻运动之根由，非乃文无以知觉之本原，是乃运动而知觉也。夫运而知动而觉，不运不觉，不动不知，运极则为动，觉盛则为知。动知者易，运觉者难，要先求自己知觉运动，得之于身，自能知人。要先求知人，恐失于自己，不可不知此理也，知此理而后自然懂劲也。

（四）粘连贴随

粘者，提上拔高之谓也；连者，舍己无离之谓也；贴者，留恋缱绻之谓也；随者，彼走此应之谓也（即随字解）。要知人之知觉运动，非明粘连贴随不可，其粘连贴随之功夫亦甚细矣。

（五）顶匾丢抗

顶者，出头之谓也；匾者，不及之谓也；丢者，离开之谓也；抗者，太过之谓也。要知于此四字之病，不明粘连贴随，知觉运动亦不明也。初学对手，不可不知也，更不可不去此病。所难者，粘连贴随而不许丢抗顶匾，是所不易也！

（六）对待无病

顶、匾、丢、抗，是失于对待者也。所以为此病者，虽粘贴连随，亦难得知觉运动。既不知己，焉能知人？所为对待者，不以顶匾丢抗相对于人也，要以粘连贴随等待于人也。能如是，不但无病，知觉运动亦然得矣，且可以进于懂劲之功矣！

（七）对待用功法守中土（俗名站桩）

定之方中足有根，先明四正进退身。掤捋挤按自四手，须费工夫得其真。身形腰顶皆可以，粘连贴随意气均。运动知觉来相应，神是君位骨肉臣。分明火候七十二，天然乃武并乃文。

（八）身形腰顶

身形腰顶岂可无，缺一何必费功夫。腰顶穷研生不已，身形顺我自伸舒。舍此真理终何极，十年数载亦糊涂。

（九）太极圈

退圈容易进圈难，不离腰顶后与前。所难中土不离位，退易进难仔细研。此为动功非站定，倚身进退并比肩。能如水磨催缓急，云龙凤虎象周旋。要用天盘从此觅，久而久之出天然。

（十）太极进退不已功

掤捋挤按自然理，阴阳水火相既济。先知四手得来真，采挒肘靠方可许。四隅从此演出来，十三架势永无已。（所以因之名长拳，）任君开展与收敛，千万不可离太极。

（十一）太极上下名天地

四手上下分天地，采挒肘靠有由去。采天靠地相应求，何患上下不既济。若使挒肘习远离，迷了乾坤遗叹惜。此说亦名天地盘，进用肘挒归人字。

（十二）太极人盘八字歌

八卦正隅八字歌，十三之数不几何。几何若是无平准，丢了腰顶气叹哦。不断要言只两字，君臣骨肉细琢磨。功夫内外均不断，对待数儿岂蹉跎。对待于人出自然，往后求于天地盘。但求舍己无深病，上下连线永退进。

（十三）太极体用解

理为精气神之体，精气神为身之体。身为心之用，劲力为身之用。心身有一定之主宰者，理也；精气神有一定之主宰者，意诚也。诚者，天道；诚之者，人道。俱不外意念须臾之间。要知天人同体之理，自得月日流行之气，其气意之流行，精神中自隐微乎理也。夫而后，言乃文、乃武、乃圣、乃神，则得矣。若待以武事，论之于心身，用之于劲力，乃归于道之本也，故不独以末技云尔。劲由于筋，力由于骨，如以持物论之，有力能执数百斤者，是骨筋、皮毛之外操也，故有硬力。如以全体之有劲，似不能持几斤，是精气之壮也。虽然如是，成功后犹有妙出于劲者，修身、体育之道，有然也。

（十四）太极文武解

文者，体也；武者，用也。文之功在武用于精气神也，为之体育；武功在得文体于身心也，为之武事。夫文武，犹有火候之谓，文在于放卷得其时中，体育之本也。武施于对待之际，在蓄发当其可者，武事之根也。武事文为，柔软体育也，精气神之劲筋也；武事武用，刚硬武事也，心身之骨力也。文无武之预备，谓之有体无用；武无文之伴侣，谓之有用无体，如独木难支，孤掌不鸣。不唯体育武事之功，凡事诸如此理也。文者，内理也；武者，外数也。有外数而无内理，为气血之勇，失于本来面目，欺敌必败耳！有内理无外数，徒思安静之学，未知用的采战，差微则无有用于人耳。文武二字之解，岂可不解哉！

（十五）太极懂劲解

自己用懂劲，阶及神明，为之文成。而后采战，身中之阴，七十有二，无时不然。阳得其阴，水火既济，乾坤交泰，性命葆真矣！至对待于人，懂劲视听之际，过而变化，自得曲诚之妙形，着明不劳，运动知觉也。功至于此，可为攸往咸宜，无须有心之运用耳！

（十六）八五十三式长拳解

自己用功，一势一式，用成之后，合之为长，滔滔不断，周而复始，所以为长拳也。万不得有一定之架子，恐日久入于滑拳也，又恐入于硬拳也，决不失其绵软。周而复始，精神意气之本，用久则自然贯通，无往不利，何坚不摧也。对待于人，四手当先，亦自八门五步而来。站四手，四手碾磨，进退四手，中四手，上下四手，三才四手，由下乘长拳四手起，大开大展，练至紧凑，屈伸自由，功则升至中上乘矣。

（十七）太极阴阳颠倒解

乾、阳、天、日、火、离、放、出、发、对、开、臣、肉、用、器、身、武、立命、方、呼、上、进、隅。坤、阴、地、水、月、坎、卷、入、蓄、待、合、君、骨、体、理、心、文、尽性、圆、吸、下、退、正。

盖颠倒之理，水火二字详之，则可明。如火炎上、水润下者，自然之理也，水能使火在下而用水在上，则为颠倒阴阳。然非有法治之则不可得。譬水入鼎内而置火之上，鼎中之水得火以燃之，不但水不能润下，藉火之气，水必有温时。火虽炎上，得鼎以隔之，是为有极之于地，不使炎上之火无止息，亦不使润下之水永渗漏。此所谓水火既济之理也，阴阳颠倒之理也。若使任其火炎上、水润下，必至水火分离为二，是谓水火未济也。故云，分而为二、合而为一之理也。实一而二，二而一者也，故一而二，二而一，总斯为三，天地人也。明此阴阳颠倒之理，则可与言道；不可须臾离，则可与人言；能以人弘道，知道不远人，则可与言天地同体，上天、下地，人在其中矣。苟参天察地，与日月合其明，与五岳、四渎同华朽，与四时之错行，与草木并枯荣，明鬼神之吉凶，知人事之兴衰，则可言乾坤为一大天地，人为一小天地。夫为人之身心，致知格物于天地之能知，则可与言人之良知、良能。若思不失固有，其功用浩然正气，直养无害，悠久无疆矣。所谓人身生成一小天地也，天也、性也、地也、命也、人也、虚灵也、神也，若不明之，焉能配天地为三乎？然非尽性立命、穷神达化之功，则胡为乎来哉？

（十八）人身太极解

人之周身，心为一身之主宰。主宰者，太极也。二目为日月，即两仪。头于天，足于地，腹之中脘于人，合之为三才也。四肢，四象也。肾水、心火、肝木、肺金、脾土，皆属阴；膀胱水、小肠火、胆木、大肠金、胃土，皆属阳，兹为内也。颅顶火，地阁、承浆水，左耳金，右耳木，鼻土，两命门也，兹为外也。神出于心，眼为心之苗；精出于肾，脑肾为精之本；气出于肺，胆气为肺之源。视思明，心动神流也；听思聪，脑动肾滑也。鼻息香臭，口之呼吸出入。水咸、木酸、火苦、土甘、金辣，及言语声音，木亮、火焦、金润、土塕、水漂。鼻息，二四为肩，六八为足，上九下一，左三右七。坎一，坤二，震三，巽四，中五，乾六，兑七，艮八、离九，此九宫也，内九宫亦如此。表里者，乙肝，左肋，化金通肺；甲胆，化土，通脾；丁心，化木，通肝；丙小肠，化水，通肾；己脾，化土，通胃；戊胃，化火，通心；后脊、前胸，山泽通气；辛肺，右肋，化水，通肾；庚大肠，化金，通肺；癸肾，下部，化火，通心；壬膀胱，化木，通肝。此十天干之内外也。十二地支，亦如此之内外也。明斯理，则可与言修身之道矣。

（十九）太极分文武三乘解

盖言道者，非自修身无由得也。然又分为三乘之修法。乘者，成也。上乘，即大成也；下乘，即小成也；中乘，即诚之者成也。法分三修，成功一也。文修于内，武修于外。体育内也，武事外也。其修法内外、表里成功集大成，即上乘也。由体育之文而得武事之武，或由武事之武而得体育之文，即中乘也。然独知体育之文而不知武事而成者，或专武事不知体育而成者，即小乘也。

（二十）太极下乘武事解

太极之武事，外操柔软，内含坚刚。欲求柔软之于外，久而久之，自得内含之坚刚。非有心之坚刚，实有心之柔软也。所难者，内要含蓄坚刚，而不施于外，终以柔软而应坚刚。以柔软而迎敌，使坚刚尽化乌有矣。其功何以得乎？要非粘连贴随已成，自得运动知觉，方为懂劲；而后神明之化境及矣。夫以四两拨千斤之妙，功不及化境，何能若是？所谓懂粘黏连随，得其视听轻灵之巧耳。

（二十一）太极轻重浮沉解

双重为病，干于填实，与沉不同也。双沉不为病，自尔腾虚，与重不一也；双浮为病，只为缥缈，与轻不列也。双轻不为病，天然轻灵，与浮不等一也。半轻半重不为病，偏轻偏重为病。半者，半有着落也，所以不为病。偏者，偏无着落也，所以为病。偏无着落，必失方圆。半有着落，岂出方圆？半浮半沉为病，失于不及也；偏浮偏沉，失于太过也。半重偏重，滞而不正也；半轻偏轻，灵而不圆也。半沉偏沉，虚而不正也；半浮偏浮，茫而不圆也。夫双轻不近于浮，则为轻灵；双沉不近于重，则为离虚也，故曰上手。轻重半有着落，则为平乎。除此三者之外，皆为病手。

盖内之虚灵不昧，能致于外之清明，流行乎肢体。若不穷研轻重浮沉之手，徒劳掘井不及泉之叹耳。然有方圆四正之手，表里精粗无不到，则已集大成，又何云四隅出方圆矣。所谓方而圆、圆而方，超乎象外，得其寰中之上手也。

（二十二）太极正功解

太极者圆也，无论内外、上下、左右，不离此圆也。太极者方也，无论内外、上下、左右，不离此方也。圆之出入，方之进退，随方就圆之往来也。方为展开，圆为紧凑，方圆规矩之至，其孰能出此以外哉！如此得心应手，仰高钻坚，神乎其神，见隐显微，明而且明，生生不已，欲罢不能也！

（二十三）太极四隅解

四正，即四方，所谓掤、捋、挤、按也。初不知方能使圆，方圆复始之理无已，焉能出隅之手矣！缘人外之肢体，内之神气，弗得轻灵方圆四正之功，始出轻重浮沉之病，则有隅矣！

譬如半重偏重，滞而不正，自然为采、挒、肘、靠之隅手，或双重填实，亦出隅手也。病多之手，不得已以隅手扶之，而归圆中方正之手；虽然至底者，肘靠亦及此以补，其所以云尔。夫日后功夫能致上乘者，亦须获采、挒而仍归大中至正矣！是四隅之所用者，因失体而补缺云云。

（二十四）太极平准腰顶解

顶如准，故云"顶头悬"也。两手即平左右之盘也，腰之平即根株也。

立如平准，所谓轻重浮沉、分厘毫丝，则偏显然矣！故有准顶头悬、腰之根下株（尾闾至囟门）。上下一条线，全凭两手转。变换取分毫，尺寸自己辨。车轮两肾俞，一蠹摇又转。心令气旗使，自然随我便。满身轻利者，金刚罗汉炼。对待有往来，是早或是晚。合则发放去，不必凌霄箭。涵养有多少，一气哈而远。口授须秘传，开门见中天。

（二十五）太极四时五气解图

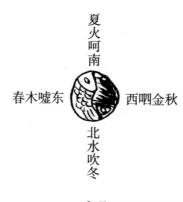

夏火呵南

春木嘘东　　　　西呬金秋

北水吹冬

呼　吸（指在脾中丹田呼吸，其发音为呼）
中
央
土（脾）

注：中央指中丹田，属土，其音为呼。吸气时，都是向中丹田，呼气时，由中丹田向相关窍位。脾在中丹田呼吸。

（二十六）太极血气根本解

血为营，气为卫。血流行于肉、膜、络，气流行于骨、筋、脉。甲、筋、牙为骨之余；发、毛为血之余。血旺则发毛盛，气足则筋甲壮。故气血之勇力出于骨、毛、皮之外壮；气血之体用出于肉、筋、甲之内壮。气以血之盈虚，血以气之消长。盈虚消长，周而复始，则终身用之，犹不能尽者矣。

（二十七）太极力气解

气走于膜、络、脉，力出于血、肉、皮、骨。故有力者，皆外壮于皮骨，形也；有气者，是内壮于筋脉，象也；气血功于内壮，血气功于外壮。要知，明于"气血"二字之功能，自知力气之由来矣。能知气力之所以然，自能知用力、行气之分别。行气于筋脉，用力于皮骨，大不相侔也。

（二十八）太极尺寸分毫解

功夫先练开展，后练紧凑。开展成而得之，才讲紧凑；紧凑得成，而后才讲尺、寸、分、毫。由尺住之功成，而后能寸住、分住、毫住。此所谓尺寸分毫之理也，明矣！然尺必十寸，寸必十分，分必十毫，其数在焉！故云，对待者，数也。知其数，则能得尺寸分毫也。要知其数，必秘授而能量之者哉！

（二十九）太极膜脉筋穴解

节膜、拿脉、抓筋、闭穴，此四功由尺、寸、分、毫得之后而求之。膜若节之，血不周流；脉若拿之，气难行走；筋若抓之，身无主地；穴若闭之，神昏气暗。抓膜节之半死，申脉拿之似亡，单筋抓之劲断，死穴闭之无生。总之，气血精神若无，身何有主也？如能节、拿、抓、闭之功，非得点传不可。

（三十）太极字字解

挫、揉、捶、打，于己于人；按、摸、推、拿，于己于人；开、合、升、降，于己于人；此十二字，皆用手也。屈、伸、动、静，于己于人；起、落、急、缓，于己于人；闭、还、撩、了，于己于人。此十二字，于己气也，于人手也。转、换、进、退于己身也、人步也，顾、盼、前、后于己目也、人手也，即瞻前眇后、左顾右盼也，此八字关乎矣。断、接、俯、仰，此四字关乎意、劲也。断接关乎神气也，俯仰关乎手足也。劲断意不断，神可接，劲意神俱断，则俯仰矣！手足无着落耳！俯为一叩、仰为一反而已矣。不使叩反，非断而复接不可。对待二字，以俯仰为重，时刻在心，身手足不可使之断，断之无接，则不能俯仰矣。求其断接之能，非见隐显微不可。隐微似断而未断，见显似接而未接。接接断断，断断接接，其意心、身体、神气极于隐显，又何虑粘连贴随哉！

（三十一）太极节拿抓闭尺寸分毫解

对待之功，既得尺寸分毫于手，则可量之矣。然不论节拿抓闭之手易，若节腰、拿脉、抓筋、闭穴，则难。非自尺寸分毫量之不得也。节，不量，由接而得膜；拿，不量，由摩而得脉；抓，不量，由推而得筋；闭，非量而不能得穴。由尺盈而缩之分、寸、毫也。此四者，虽有高授，然非自己功夫久者，不能贯通焉。

（三十二）太极补泻气力解

补泻气力于自己难，补泻气力于人更难。补自己者，知觉功亏则补，运动功过则泻，所以求诸己不易也。补于人者，气过则补之，力过则泻之，此胜彼败，所由然也。气过则武泻，力过则补，其理虽亦然，其有详。夫过补，为之过上加过；过泻，为之缓他不及，他必更过也，仍加过也。补气泻力于人之法，均为加过于人矣。补气名曰"结气法"，泻力名曰"空力法"。

（三十三）太极空结挫揉论

有挫空、挫结，有揉空、揉柔结之辨。挫空者，则力隅矣；挫结者，则气断矣；揉空者，则力分矣；揉结者，则力隅矣。若结揉挫则气力反，空揉挫则气力败。结揉挫则力胜于气，上矣。空揉挫则气胜于力，气过力不及矣。挫结揉、揉结挫，皆气闭于力矣！挫空揉，揉空挫，皆力凿于气矣！总之，挫结、揉空之法，亦必由尺寸分毫量，能如是也。不然，无他之挫揉，平虚之灵结，亦由何而至于哉！

（三十四）懂劲先后论

夫未懂劲之先，常出顶、匾、丢、抗之病；既懂劲之后，恐出断、接、俯、仰之病。然未懂劲，故然病亦出，劲既懂，何以出病乎？缘劲似懂未懂之际，正在两可，断接无准矣，故出病；神明犹不及，俯仰无着矣，亦出病。若不出断、接、俯、仰病，非真懂劲，不能不出也！胡为真懂？因视听无由，未得其确也，知瞻眇顾盼之视，觉起落缓急之听，知闪还撩了之运，觉转换进退之动，知则为真懂劲矣。则能阶及神明，及神明，自攸往有由矣。有由者，由于懂劲，自得屈伸动静之妙，有屈伸动静之妙，开合升降又有由矣。由屈伸动静，见入则开，遇出则合；看来则降，就去则升。夫而后才为真及神明矣。明也，岂可日后不慎行坐卧走、饮食溺泅之功？是所为及中成、大成也哉！

（三十五）尺寸分毫在懂劲后论

在懂劲先，求尺寸分毫为之小成，不过末技武事而已。所谓能尺于人者，非先懂劲也。如懂劲后神而明之，自然能量尺寸。尺寸能量，才能节、拿、抓、闭矣。知膜、脉、筋、穴之理，要求明存亡手；知存亡之手，要必明生死之穴。其穴之数，安可不知乎？知生死之穴数，焉可不明闭而不生乎？乌可不明闭而无生乎？是所谓二字之存亡，一闭之而已尽矣。

（三十六）太极指掌捶手解

自指下至腕上，里者为"掌"，五指之首为之"手"，五指皆为"指"，五指权里，其背为"捶"。如其用者，按、推，掌也；拿、揉、抓、闭，俱用指也；挫、摩，手也；打，捶也。夫捶有搬拦，有指裆，有肘底，有撇身，四捶之外有覆捶。掌有搂膝，有换转，有单鞭，有通背，四掌之外有串掌。手有提手，有云手，有合手，有十字手，四手之外有反手。指有屈指，有伸指，有捏指，有闭指，四指之外有量指，又名尺寸指，又名觅穴指。然指有五指，有五指之用。首指为手，仍为指，故又名手指。其一，用之为旋指、旋手；其二，用之为根指、根手；其三，用之为弓指、弓手；其四，用之为中合指；四手指之外，为独指、独手也。食指，为下指，为剑指，为佐指，为粘指。中正为心指，为合指，为钩指，为抹指。无名指为全指，为环指，为代指，为扣指。小指为帮指，为补指、媚指、挂指。若此之名，知之易而用之难，得口诀秘方，亦不易为也。其次，有对掌、推山掌、射雁掌、晾翅掌；似闭指、拗步指、弯弓指、穿梭指；探马手、弯弓手、抱虎手、玉女手、跨虎手；通山捶、叶下捶、背反捶、势分捶、卷挫捶。再其次，步随身换，不出五行，则无失错矣。因其粘连贴随之理，舍己从人，身随步自换。只要无五行之舛错，身形脚步势出于自然，又何虑些须之病也！

（三十七）口授穴之存亡论

穴有存亡之穴，要非口授不可，何也？一因其难学，二因其关乎存亡，三因其人才能传。

一、不授不忠不孝之人；二、不传根底不好之人；三、不授心术不正之人；四、不授鲁莽灭裂之人；五、不授目中无人之人；六、不授无恩无礼之人；七、不传反复无常之人；八、不传易得易失之人。

此须知八不传，匪人更不待言矣。为何可以传，再口授之秘诀？传忠孝知恩者，心气和平者，守道不失者，真以为师者，始终如一者。此五者，果其有始有终、不变如一者，方可将全体大用之功，授之于徒也。明矣，于前于后，代代相继，皆如是之所传也。噫，抑亦知武事中焉有匪人哉！

（三十八）张三丰承留

天地为乾坤，伏羲为人祖；画卦道有名，尧舜十六母；

微危允厥中，精一及孔孟；神化性命功，七二乃文武；

授之至予来，字着宣平许；延年药在身，元善从复始；

虚灵能得明，理令气形具；万年咏长春，心兮诚真迹；

三教无两家，通言皆太极；浩然塞而冲，方正千年立；

继往圣永绵，开来学常续；水火既济焉，愿至戍毕字。

（三十九）口授张三丰老师之言

予知三教归一之理，皆性命学也，以心为一身之主也。保全身心，永有精气神也。有精气神，才能文思安安。武备动动，乃文乃武。大而化之者，圣神也。先觉者，得其寰中，超乎象外矣。后觉者，以效先觉之所知能。其知能，虽人固有之知能，然非效之不可得也。夫人之知能，天然文武。目视、耳听，天然文也；手舞、足蹈，天然武也。孰非固有？明也。前辈大成文武圣神，授人以体育修身，进之以武事修身。传之至予，得之手舞足蹈之采战，借其身之阴以补助之阳。身之阳，男也；身之阴，女也，然皆于身中矣。男之身只一阳，男全体皆阴女，以一阳采战全体之阴女，故云一阳复始。斯身之阴女，不独七二，以一姹女配婴儿之名，变化千万。姹女采战之可也，亦安有男女后天之身以补助之者？所谓自身之天地以扶助之，是为阴阳采战也。如是者，是男子之身，皆属阴，而采自身之阴，

469

战己身之女，不如两男之阴阳对待修身之速也。予及此传于武事，然不可以末技视之。依然体育之学、修身之道、性命之功、圣神之境也。

今夫两男之对待采战，于己身之采战，其理不二。己身亦遇对待之数，则为采战也，是为汞铅也。于人对战之坎离阴阳兑震，阳战阴也，为之四正；乾坤之阴阳艮巽，采阴补阳也，为之四隅。此八卦也，为八门。身足位列中土，进步之阳以战之，退步之阴以采之，左顾之阴以采之，右盼之阳以战之。此五行也，为之五步，共为八门五步也。

夫如是，予授之，终身用之，不能尽者矣。又至予得武继武，必当以武事传之而修身也。修身入首，无论武事文为，成功一也。三教三乘之原，不出一太极。愿后学以易理致格于身中，留于后世也可。

（四十）张三丰以武事得道论

盖未有天地，先有之理。理为气之阴阳主宰，主宰理，以有天地，道在其中矣。阴阳二气，道之流行，则为对待。对待者，阴阳也，数也。一阴一阳之为道。道无名，天地始。道有名，万物母。夫有天地之前，无极也，无名也。既有天地之后，有极也，有名也。然前天地者，曰理，后天地者，曰母，是乃理化者，先天阴阳气数。母生后天胎卵湿化，位天地，育万物，道中和，然也。故乾坤为大父母者，先天也；爹娘为小父母者，后天也。得阴阳先后天之气，以降生身，则为人之初也。则人身之来者，得大父母之命、性、赋、理，得小父母之精、血、形、骸，合后天先天之身命，我得而成人也，以配天地为三才，安可失性之本。然能率性，则本不失，既不失本来面目，又安可失身之去处哉？欲寻去处，先寻来处。来有门，去有处，良有以也。然又何以之？以之固有之知能，无论智愚贤否，固有知能，皆可以之进道。既能修道，可知来处之源，必能知去处之委。来源去委既能知，必明身之修。故曰，自天子至于庶人，一是皆以修身为本。夫修身以何？以之良知良能。目视耳听，曰聪曰敏；手舞足蹈，乃武乃文；

致知格物，意诚心正。心为一身之主，正意诚心，以足蹈五行，手舞八卦。手足为之四象，用之殊途，良能还原。目视三合，耳听六道，目耳亦是四形体之一表，良知归本。耳目手足，分而为二，皆为两仪，合之为一，共为太极。此由外敛入之于内，亦此由内发出于外也。能如是，表里精粗无不到，豁然贯通，希贤希圣之功，自臻于曰睿曰智，乃圣乃神。所谓尽性立命，穷神达化在兹矣。然天地人道，一诚而已矣。

关于太极之杂论

山西王宗岳先生太极论，以武事得道论。太极者，无极而生，阴阳之母也。动之则分，静之则合，无过不及，随屈就伸。人刚我柔，谓之走；我顺人背，谓之粘。动急则急应，动缓则缓随。虽变化为万端，而理为一贯。由着熟而渐悟懂劲，由懂劲而阶及神明，然非用功之久不能豁然贯通。虚领顶劲，气沉丹田。不偏不倚，忽隐忽现。左重则左虚，右重则右杳。仰之则弥高，俯之则弥深。进之则愈展，退之则愈促。一羽不能加，蝇虫不能落，人不知我，我独知人。英雄所向无敌，盖由此而致也。斯技旁门甚多，虽势有区别，盖不外乎壮欺弱、慢让快耳，有力打无力，慢手让快手，是乃先天自然之能也，非关学力而有为也。察四两拨千斤之句，显非力胜；观耄耋能御众之形，快何能为？立如平准，活似车轮，偏沉则随，变重则滞。每见数年纯功不能运化者，率皆自为人制，双重之病未悟耳。欲避此病，须知阴阳。粘即是走，走即是粘。阳不离阴，阴不离阳，阴阳相济，谓之动静。动静后，愈练愈精，默识揣摩，渐至从心所欲，本是舍己从人，何须舍近求远？所谓差之毫厘，谬之千里。学者不可不详辨焉，是为论。

评：此论句句切实，并无一字敷衍陪衬，非有夙慧，不能悟也。先师不肯忘传，非独择人，亦恐枉费功夫耳。

注：右系武当山张三丰老师遗论，欲天下豪杰延年益寿，不徒作末技观也。

长拳者，如长江大海，滔滔不绝。十三式者，掤、捋、挤、按、采、挒、肘、靠，此八卦也；进步、退步、左顾、右盼、中定，此五行也；合而言之，为十三式也。掤、捋、挤、按，即坎离震兑，四正方也；采、挒、肘、靠，即乾坤艮巽，四斜角也；进退顾盼定，即金木水火土也。

十三式歌

十三总势莫轻视，命意源头在腰隙。

变转虚实须留意，气遍身躯不稍滞。

静中触动动犹静，因敌变化示神奇。

势势存心揆用意，得来不觉费工夫。

刻刻留意在腰间，腹内松静气腾然。

尾闾中正神贯顶，满身轻利顶头悬。

仔细留心向推求，屈伸开合听自由。

入门引路须口授，功夫无息法自修。

若言体用何为准，意气君来骨肉臣。

详推用意终何在，益寿延年不老春。

歌兮歌兮百四十，字字真切意无遗。

若不向此推求去，枉费功夫贻叹息。

十三式行功心解

以心行气，务令沉着，乃能收敛入骨。以气运身，务令顺遂，乃能便利从心。精神能提得起，则无迟重之虞，所谓转变虚实也。发劲须沉着松劲，专注一方。立身要中正安舒，支撑八面。行气如九曲珠，无往不利。运劲如百炼钢，何坚不摧。所谓气偏躯也，形如搏兔之鹰，神如捕鼠之猫，静如山岳，动如江河。蓄劲如开弓，发劲如放箭。曲中求直，蓄而后发。

力由脊发，步随身换。收即是放，断而复连。往复须有折迭，进退须有转换。极柔软，而后极坚刚。能呼吸，然后能灵活。气以直养而无害，劲以曲蓄而有余。心为令，气为旗，腰为纛，先求开展，后求紧凑，乃可臻于缜密矣。又曰：先在心，后在身，腹松气敛入骨，神舒体静，刻刻在心。切记一动无有不动，一静无有不静。牵动往来气贴背，敛入脊骨内，故静精外示安逸。迈步如猫行，运动如抽丝，全身意在精神，不在气，在气则滞。有气者无力，无气者纯刚。气若车轮，腰似车轴。

打手歌

　　掤捋挤按须认真，上下相随人难进。

　　任他巨力来打吾，牵动四两拨千斤。

　　引进落空合即出，粘连贴随不丢顶。

又曰，彼不动，己不动，彼微动，己先动。劲似松非松，将展未展，劲断意不断。一举动周身，俱要轻灵，犹须贯串。气宜鼓荡，神宜内敛，无使有缺陷处，勿使有断续处，其根在足，发于腿，主宰于腰，形于手指。由脚而腿而腰而手指，总须完整一气，向前退后，乃得机得势。有不得机不得势处，身便散乱，其病必于腰腿求之，上下左右前后皆然。凡此皆是意，不在外面。有上即有下，有前即有后，有左即有右。如意要向上，即寓下意，若将物掀起而加以锉之之意。斯其根自断，乃攘之速而无疑。虚实宜分清楚，一处自有一处虚实，处处有宜虚宜实，周身骨节，节节贯串，无令丝毫间断耳。

宋氏家传太极功源流支派论

（宋远桥绪论）

所谓后学者，不失其本也。自余而上溯，始得太极之功，授业于唐时于欢子，许宣平也，至余十四代也，断者亦有继耳。许先师系江南徽州府歙县人，隐城阳山，即本府城南紫阳山。结庐南阳，辟谷炼气，身长七尺六寸，髯长至脐，发长至足，行及奔马，每负薪卖于市中，独唱曰："负薪朝出卖，沽酒日夕归。借问家何处，穿云入翠微。"李白访之不遇，题诗望仙桥而回。所传太极之功，拳名三十七式，又名长拳，长拳者，乃滔滔无间也。总名曰太极拳三十七式，式名书之于后。

四正、四隅、云手、弯弓射凤、抱琵琶、进步搬拦、簸箕式、凤凰展翅、雀起尾、单鞭、上提手、倒撵猴、头搂膝拗步、肘下捶、转身蹬脚、上步栽捶、斜飞式、双鞭、翻身搬拦、玉女穿梭、七星八步、高探马、单摆莲、上跨虎、九宫步、揽雀尾、山通背、海底珍珠、摆莲、弹指、转身指裆捶、双摆莲、金鸡独立、泰山生气、野马分宗、如封似闭、左右分脚、挂树踢脚、推碾、三起脚、抱虎推山、十字摆莲。

此通共四十三手，四正、四隅、云手、九宫步、七星八步、双鞭、双摆莲在外，因已多坐用的功夫，其余三十七式是先师之所传也。此式应一式练成，再练一式，万不得心急齐用。三十式亦无论何式，以后只要一上，将式用成，自然三十七式皆化为相续不断，故谓之曰长拳。

脚踏五行，怀藏八卦，脚之所在，谓中央之上，则可定乾南、坤北、离东、坎西，掤捋挤按，四正也；采挒肘靠，四隅也。

八字歌

掤捋挤按世间希，十个艺人十不知。

若能轻灵并硬柔，粘连贴随俱无疑。

采挒肘靠更出奇，行之不用费心思。

果能粘连贴随字，得其环中不支离。

三十七心会论

腰脊为第一之主宰，猴头为第二之主宰，心地为第三之主宰。丹田为第一之宾辅，掌指为第二之宾辅，足掌为第三之宾辅。

三十七周身大用论

一要性心与意静，自然无处不轻灵。

二要遍体气流行，一定断续不能停。

三要猴头永不抛，问尽天下众英豪。

如询大用缘何得，表里精粗无不到。

十六关要歌

活泼于腰，灵机于顶，神通于背，流行于气。行之于腿，蹬之于足，运之于掌，促之于指。敛之于髓，达之于神，凝之于耳，息之于鼻。呼吸往来于口，纵之于膝。浑噩于身，全体发之于毛。

功用歌

轻灵活泼求懂劲，阴阳既济无滞病。

若能四两拨千斤，开合鼓荡主宰定。

江南宁国府，俞家太极功，名曰先天长拳。得唐时李道子所授，系江南安庆人，至宋时，兴游酢莫逆，至明时，李道子常居武当山南岩宫，不火食，第啖麦麸数合，又名之曰夫子李，即是李道子先师也。缘余上祖游江南泾县俞家，方知先天拳，亦知予之三十七式，太极之别名也。而又知俞是唐时李道子所传也，俞家代代相承之功。每岁往拜李道子庐，至宋时尚在也，越代，不知李道子所往也。至明时，余同俞莲舟游湖广襄阳府均州武当山，夫子李叫曰："徒再孙焉往？"莲舟抬头一看，斯人面垢厚发味臭，正不知何如参天地。莲舟心怒，曰："尔言之过也。吾观汝一掌必死耳，去罢！"夫子云："我看尔这手！"莲舟上进拥连捶，未着衣，则身起十丈高许落下，未坏着筋骨。莲舟曰："尔才用过功夫，不然能当我者鲜矣。"夫子李云："尔与俞清慧、俞一诚认识否？"莲舟闻之悚然曰："此皆余之祖名也。"急跪曰："原来是我先祖至矣。"夫子李曰："吾在此几十年韶光未曾语，今见尔诚哉大造化，今授尔如此如此。"莲舟自此无敌，而后亦得全体大用也。

上祖宋远桥与俞莲舟、张翠山、殷利亨、莫谷声久相往来金陵之境。夫子李授莲舟"秘歌"云：

> 无形无象，全体透空。
>
> 应物自然，西山悬磬。
>
> 虎吼猿鸣，水清河静。
>
> 翻江播海，尽性立命。

此歌余七人皆知其句，后余七人同往拜武当山，夫子李先师不见。道经玉虚宫，在太和山元高之地，见玉虚子先师张三丰也，此张松溪、张翠山师也。身长七尺有余，美髯如戟，寒暑为一箬笠，日能行千里远，自洪武初至太和山修炼。余七人共拜之，耳提面命，月余后归，自此不绝其行。拜玉虚子所传，张松溪、张翠山，拳名十三式，亦太极功之别名也，又名长拳。十三式名目并论列之于后。

一举动（举动者，初立意之先，欲形之于外也），周身俱要轻灵（既形之于外，则全身须明捷便轻灵，以包乎全体为妙），尤须贯串（然仍得联络，不得散乱无措）。气宜鼓荡（气者呼吸之气也，以其助全身发于意，鼓荡者，气之出入也），神宜内敛（神者，一身之主宰也），无使有凸凹处（凸者高也，凹者低也，神气无使有高低也），无使有断续处（断者截也，续者接也，神气之所贯通，无使其接断且续），无使有缺陷处（意之所发，必形于外、发于内，必须贯串，不得力之应者，反有缺陷处）。其根在于脚（脚者胫也，欲求根，则在于腿），发于腿（脚者胫也，股后肉也，脚发腿者，取渐上之意），主宰于腰（腰身之中心点也，中正则周身之动归于此），形于手指（指者周身筋之机关，每候劲必由此而形也），由脚而腿而腰而手指，总须完整一气（腰、腿、脚之劲，其机关相连，倘有不完整，一气则有缺陷、凸凹、续断之病也），向前退后，乃能得机得势。有不得机得势处，身便散乱，其病必于腰腿求之，上下前后左右皆然。凡此皆是意，不在外面，而在内，有上即有下，有前即有后，有左则有右，如要意向上，即寓下意，要将物掀起，而加以挫之之意；斯其根自断，乃坏之速而无疑。虚实宜分清楚，一处自有一处虚实。变化处处，总有虚实，周身骨节，节节贯串，无令丝毫间断可也。

打手歌

被打欲跌须雀跃，巧挤逃时要合身；拔背含胸含太极，裹裆护臀踩五行；学者悟透其中意，一身妙法豁然能。

太极别名十三式

揽雀尾、单鞭、提手上式、白鹤晾翅、搂膝拗步、手挥琵琶、进步搬拦捶、如封似闭、抱虎归山、肘底看捶、倒撵猴、斜飞式、提手上式、海底针、通山背、搬拦捶、退步搬拦捶、上式揽雀尾、云手、高探马、左右分脚、转身蹬脚、进步栽捶、翻身拨心捶、存身二起脚、披身踢脚、上步搬拦捶、野马分鬃、玉女穿梭、下式、金鸡独立、十字摆莲、连脚搂膝、指裆捶、上步七星、下步跨虎、转身摆莲脚、弯弓射虎、合太极。

程先生小九天法式

程灵洗，字元涤，江南徽州府休宁人，受业韩拱月，太极之功成大用矣！侯景之乱，唯歙州保全，此皆灵洗之力也。梁元帝时，以本郡太守卒，谥忠壮。至程珌，为绍兴中进士，授昌化主簿，累官擢吏部尚书，拜翰林学士。立朝则正，风采凛然，晋封新安郡侯，以端明殿学士致仕卒。珌君家居，平好济人，凡有利众者，必尽心焉。所著有《落水集》，将太极功拳立一身为九天。虽珌之道名"小九天法"，书韩传者，亦不敢忘先师之所授也。

附小九天法式列下：

七星八步、开天门、什锦背、提手、卧虎跳涧、单鞭、射雁、穿梭、白鹤升堂、大裆捶、小裆捶、叶里花、猴顶云、揽雀尾、八方掌。

观经悟会法

太极者，非纯功于《易经》，不能得也。以《易经》一书，尤须朝夕悟，存心内，必须朝夕会在身中，超乎象外，得其寰中。人所不知之妙，若非得师一点心法之传，如何能致使我手之舞，足之蹈，乐在其中矣。

用功志五

博学（是功夫多）；

审问（不是口问，是听的）；

慎思（听而后，留心想念）；

明辨（生生不已）；

笃行（如天行健）。

四性归源歌

世人不知己之性，何能得知人之性。

物性亦如人之性，至如天地亦此性。

我赖天地存此身，天地赖我以致局。

若能先求知我性，天地授我偏独灵。

以下为宋仲殊《后天法论》。胡镜子，在扬州自称之名，不知姓氏，此是宋仲殊之师也。仲殊，安州人。尝游姑苏之台，柱上倒书一绝云：

天长地久任悠悠，你既无心我亦休。

浪迹天涯人不管，春风吹笛酒家楼。

仲殊所传殷利亨太极拳，名曰"后天法"，亦是掤、捋、挤、按、采、挒、肘、靠也。然而，式法名目不同，其功用则一也，如一家人分居，各有所为也，其根本非两事也。

宋仲殊《后天法论》

阳肘、阴肘、遮阴肘、晾阳肘、肘里枪、肘开花、八方捶、阴五掌、阳五掌、单鞭肘、双鞭肘、卧虎肘、云飞肘、研磨肘、闪通肘、两膝肘、一膝肘。

以上太极功各家名目，因予身临其境，并得其良友往来相助，皆非作技艺观者人也。一家人，恐久而差矣，故笔之于书，以授后人；玩索而有得也，则终身用之，有不能尽者矣。其余太极功，再有别名、别目者，吾不知也，待后人有遇者，记之可也。无论何等名目拳法，唯"太极"则不能两说。若"太极"说不同，断乎不一家也。却无论功夫高低上下，一家人并无两家话也。自上之师，而上溯其根源，东方朔先生始孟子，当列国纷纷，因将立命之功，养吾浩然之气，塞于天地之间。欲大成者，则化功也；小成者，武事也。立命之道，非气体之充胡能也。由"立命"以"尽性"，至于穷神达化。自天子以至于庶人，何莫非为诚意、正心、修身始也。书及此，望后世万不可轻泄传人。若谓不传人，何以当年先师至于予家也？无论亲朋远近自家，传者贤也。尊先师之命，不敢妄传匪人，后辈如传人之时，必须想予序记之心血与先师之训而已矣。

此书十不传

（1）不传外教；

（2）不传不知师弟之道者；

（3）不传无德者；

（4）不传收不住的；

（5）不传中途而废的；

（6）不传得实而忘怀的；

（7）不传无纳履之心者；

（8）不传好怒好愠者；

（9）不传外欲太多者；

（10）不传匪事多端者。

此书有四忌

（1）忌饮过量之酒；

（2）忌不正之色；

（3）忌无义之财；

（4）忌不合中之气。

用功三小忌

（1）食吃多；

（2）水饮多；

（3）睡时多。

懂劲有三

（1）坐功；

（2）架势；

（3）彼己。

粘扳揉扣，若问太极何为总，意气君来骨肉臣。

进进退退，退退进进，不进不退，不退不进，又进又退，又退又进。大进进，小进进，大小皆进。大退退，小退退，大小皆退。

左左右右，右右左左，不左不右，不右不左，又左又右，又右又左。前前后后，后后前前，不前不后，不后不前，又前又后，又后又前。

左转转，右转转，左右转转，转转左右。大转身，小转身，大小转身，转身分大小。进步化身，退步化身，进退皆化身。

忽上而忽下，忽下而忽上，忽左而忽右，忽右而忽左，忽左忽右。

太极拳讲义

吴公藻　编著

目　录

自 序

拳术一道，不外强健筋骨，调和气血。而太极拳，乃循太极动静之理以为法，采虚实变化之妙而为用。动静者，行意之本源；虚实者，运劲之基础。蕴之于内者曰劲，以为体；形之于外者曰势，以为用。以静制动，动中求静，以柔克刚，刚以济柔，逆来顺受，纯任自然。盖由于感觉使然，感之于身，觉之于心，身有所感，心有所觉，听其虚实，问其动静，得其重心，然后审己量敌，运用机势，变换虚实，攻而取之。经云：斯技旁门甚多，概不外有力打无力。又曰：察四两拨千斤之句，显非力胜。夫有力打无力，斯乃先天自然之能，生而知之，非学而后能之。所谓四两拨千斤者，实则合乎权衡之理。无论体之轻重，力之大小，能在一动之间，移其重心，使之全身牵动。故太极拳之动作所以异于他技者，非务以力胜人也。推而进之，不唯强筋健骨，调和气血，而自能修养身心，却病延年，为后天养身之妙道焉。

近年来，当道诸公提倡国术不遗余力，用以振发民族尚武精神，引起国人之注意。而一般行政机关及学校法团，尤注重太极拳，风行所至，几遍全国。以其动作缓和，吻合生理，虽老少童妇，习之咸宜，盖无妨于体质也。

公藻于民国二十二年随褚民谊先生来湘观光国术，承主席何公之邀，担任湖南国术训练所太极拳教官。驹光易逝，倏忽三载，间尝以我国数千年来，关于国术一道，竟以门户相尚，师弟相承，互为守秘，无籍可稽，渐至淹没，终于失传，殊堪痛惜，诚武道之大不幸也。近世志士，鉴于外侮日迫，民气消沉，痛往昔之错谬，倡为国术救国，各有消灭门户恶习之见解，著作专书，梓行于世，阐扬各个门派之真精神，俾人人得有公开研究机会。公藻祖传斯道，三世于兹。家父传人最多，入室弟子，如褚民谊、徐致一、王志群、马岳梁、吴图南辈，各有著述刊行，吾道光明，实不后人。公藻频年教学相长，常以经验所得，笔之于书，管窥蠡测，未敢公诸大雅，盖亦藏拙之意耳。客岁何公，复聘家兄子镇，任本所太极拳主教，三湘人士，慕斯道者，步趋益众。而秘书向恺然先生，为吾道同志，造诣颇深，鉴于所中学子习太极拳者，若无成文法理可以观摩，督公藻编纂《太极拳讲义》一书，义不容辞，爰将旧作重新整理，分为上下二篇，俾从学诸生有所准绳，即他日公藻去湘，人手一篇，亦有按图索骥之便矣。

公藻不敏，习斯道二十余年，徒以东西飘泊，粗无成就，既愧绛灌无文，复怅随陆不武，兹书之出，难免挂一漏万。深望吾道同志，博雅君子，摘我瑕疵，匡我不逮，抛砖引玉，惠我珠玑，不独公藻之幸，亦吾道之光也。

民国廿十四年六月北平吴公藻序

向恺然序

客有置疑于太极拳者，曰：拳之为用，主搏人。四肢百骸，人所同具。欲操胜算，舍快与力奚由？故拳家有一快不破、一硬不破之言。乃今之言太极拳者，则曰以不用力为体，以慢为用，得毋与拳之原理相悖谬乎？余曰：诚然。拳之为用，舍力与快无由。客将谓拳之快而多力者，有逾于太极拳者乎？客曰：吾习太极拳三年于兹矣，先哲尝诏吾曰：一举动周身俱要轻灵，用劲如抽丝，不可断续。是云云者，非慢而不用力之谓乎。吾寝馈其中，无间寒燠。然尝与里中之习他拳才数月者角，辄败退，不知所以支吾之道，曩固疑其非搏人之术，兹益信其然矣。今吾子顾曰：拳之快而多力者，无逾此，愿闻其说。余曰：异哉！子之所谓快与硬也，岂不以手之屈伸、足之进退为快，肌肤之粗糙、筋骨之坚实为硬乎？是属于人类自然之本能，无关艺术之修养者也。且屈伸进退，为用甚简。虽至迅，必有间，人得而乘焉。太极拳之为用，虽亦不离乎屈伸进退，然曲中求直，其象如圜。唯其圜也，为用不拘一方。犹之枪之为用，人知其在颖也，刀之为用，人知其在锋也，非甚简矣乎！若夫圜之为用，则无在无不在也。唯其用之无不在也，故一举动，周身俱要轻灵，庶几无习于拳者，难于掌，习于臀者，难于足之病，其迅捷视他拳不可以数字计。拳经载：一处有一处虚实，处处总此一虚实。又谓：一动无有不动，一静无有不静，是可知其一举动为用之繁颐矣。他拳鲜不用断劲者，断而复续，授隙于人。太极拳泯断续之迹，用时随在可断，断而复连。王宗岳谓粘即是走，走即是粘，人不知我，我独知人，正是于此等处，用力久而后能臻于缜密。试思一举动之为用遍周身，处处皆当详审其虚实所在，则其形于外者，安得不慢乎？客曰：慢之道，得闻命矣，其以无力为多力之说，可得闻乎？余曰：拳术不贵力，而贵劲，不仅太极拳也，一切拳术，则皆然矣。夫人不患无力，特患其力之不能集中耳。力为人所恒有，世固无力之人，一臂之重十斤，能屈伸运动，则一臂具十斤之力矣。一身之重数十斤，未闻其足之不能自举，则足具数十斤之力矣。此为天下至弱者之所同具，但以其为力而非劲也，不能集中一点，以传达于敌人之身，故不足贵。习拳者，在使力化为劲，倘能以十斤之劲，集于手而中于人，人必伤。数十斤之劲，集于足而中于人，人必毙。则亦何患乎力之不多也。他拳之势，掌则为掌，肘则为肘，显然易知，然学者积久成习，尚多有粗疏木强，不能集中其劲以达于敌人者，病在知有力之为力，不知无力之为力也。握拳透爪，啮齿穿龈，自视殊武健，而不知力因此已陷于肩背，徒为他人攻击之藉，力虽大，何补？太极拳之原则，在化力为劲，尤在能任意集中，用之则行，舍之则藏，无粗疏木强之弊，无屈伸断续之迹。故经曰：无气者纯刚，是不用力也，非不用劲也。客曰：诚如吾子之说，则吾三年来寝馈其中，未尝不慢，未尝用力，何为而不得一当也？余曰：古人缘理以造势，吾人应即势以明理，不知理而徒练势，他拳且不可，况精深博大之太极拳乎？虽寝处其中三十年，亦何益也？客曰：然则如何而后可？余曰：练体，唯熟读经论，力求体验。练用，则玩索《打手歌》，及《十三势行功心解》，斯亦可矣。客曰：是不待吾子之命，曩尝从事于斯矣。论言：由着熟渐悟懂劲，由懂劲阶及神明。吾日习几三十遍，着法不为不熟矣；为时三年，用力不为不久矣。而豁然贯通之效不见，是以疑之。余曰：子之所谓着熟者，殆其形于外之进退周旋欤，若能心知其意，虚实分明，则势愈练而意愈缜密，所谓行气如九曲珠，无微不至，则一身之四肢百骸，无在不可以蓄劲，无在不可以发劲，即是随处能走、随处能粘，复安有败退于学他拳才数月者之理？客至是，恍然若有所悟，曰：虚实无定时、无定位，以意为变化，于理则然矣。施之于事，每苦进退失据，甚且顶抗蛮触于不自觉，双重之病，有若天性使然，避之甚难，吾非不知病在虚实未分明也，触觉未敏锐也。然有时明知其然，而法无可施者，其故亦别有在乎？余曰：十三势以中定为主，掤、捋、挤、按十二势为辅。有中定，然后有一切。一切势皆不离乎中定，然后足以言应付。陈品三谓开阖虚实，即为拳经。吾人应知无中定，安有开阖。譬之户牖，开阖在枢，枢若动摇，云何开阖？不开不阖，虚实焉求。是可知无中定之虚实，非虚实也。无中定之触觉，犹瞽之视、跂之履，触如不触、觉如不觉也。经曰：中正安舒。安舒云者，定之谓也。客曰：求中定有道乎？余曰：子但知虚实无定时、无定位，以意为变化，而不知每一虚实，皆先有中定，而后有变化。处处有虚实，即处处有中定。盖法无定位，而一切法皆从中定中出，则圣人复起，不易吾言也。法遍周身，中定亦遍周身。然初学者不足以语此，无己则求。左右开阖之枢在脊，上下开阖之枢在腰，先哲所谓力由脊发。所谓尾闾正中，所谓气贴背敛入脊骨，所谓顶头悬，皆明示其枢在脊也。所谓腰如车轴，所谓腰为纛，所谓命意源头在腰际，所谓刻刻留心在腰间，所谓主宰于腰，皆明示其枢在腰也。学者先求得腰脊之中定，然后一切法，乃有中定。非然者，虽童而习之，以至于皓首，犹无益也。《十三势歌》云：若不向此推求去，枉费工夫贻叹息。呜呼！昔贤悲悯之言，如闻其声矣。客闻而再拜曰：微吾子言，吾虽日读经论，而不得间也。抑更有请者，经言气宜鼓荡，论言气沉丹田，《十三势歌》言气遍身躯不少滞。《十三势行功心解言》，以心行气，以气运身。其言气者多矣，究竟气以何法使鼓荡？使沉丹田，使遍身躯。心如何行气，气如何运身，明知气为此中肝要，然苦无下手处。且丹田在脐以下，今之生理学家，谓呼吸以肺不以腹，横膈膜以下，非呼吸所能达。所谓腹部呼吸者，横膈膜之运动而已，其将以何法使气沉丹田？余曰：善哉问乎，夫人舍呼吸外无气。所谓气沉丹田，即意存丹田也，亦即所谓腹内松静气腾然，刻刻留心在腰际也。习太极拳者，求每势之开阖，势势存心，揆其用意，然后以呼吸附丽于开阖之中，呼为开，吸为阖，各势中有手开阖，足开阖，身开阖，纵横开阖，内外开阖，一开阖即一呼吸，开阖所在即意所在，亦即呼吸所在。习之既久，自然气遍周身，下手之功在呼吸，成就玄妙不思议之功，亦在呼吸。《行功心解》中，谓能呼吸而后能灵活者，此也。客曰：读太极拳经论者多矣，果能心领神会，事理无碍者，实未易多觏。吾子曷书适所论列者，以昭式来兹，或亦足为研习此道者解惑之一助欤。余曰：唯湖南国术训练所太极拳教官吴雨亭君，能传其父鉴泉先生之术，有声于时，并为诸生编《太极拳术讲义》，以视当世仅注图解，毫无当于精义，或摭拾五行八卦与艺术无关之艰深易理诸著作，自有天壤之别，责序于余。余久悲此道之难有正知见也，与客适所论列，复为吴著所不详，故书以归之，是为序。

民国二十四年六月平江向恺然序

总　论

拳术一道，不外强健筋骨，调和气血，修养身心，却病延年，实为后天养生之术。太极拳，乃循太极动静之理以为法，采虚实变化之妙而为用。其姿势也中正安舒，其动作也轻灵圆活，故一动无有不动，一静无有不静，其动静之理，与道家之坐功互相吻合，实道家之行功在拳理言之，故称内家。因与道本为一体，老幼妇孺，均可练习，其功用纯任自然，学之毫无痛苦，诚有益无害之运动也。苟能精勤研究，历久不懈，则愈练愈精，愈精愈微，由微入妙，由妙入神。不但有益于身心，更能增进智慧，获益殊非浅鲜也。

太极拳十三势大义

十三势者，按五行八卦原理，即推手之十三种总劲，非另有十三个姿势。五行者，即进、退、顾、盼、定之谓；分为内外两解：行于外者，即前进、后退、左顾、右盼、中定；行于内者，即粘、连、黏、随、不丢顶。八卦者，亦分内外两解：行于外者，即四正、四隅；蕴于内者，即掤、捋、挤、按、采、挒、肘、靠八法也；行于外者为势，蕴于内者为劲。学者以拳为体，以推手为用。经曰：其根在脚，发于腿，主宰于腰，形于手指。实为太极拳之精义，学者不可不留意焉。

五行要义详解

五行者，金、木、水、火、土也。五行之劲，曰粘、连、黏、随、不丢顶。兹将各劲详解于后。

（一）粘者，如两物互交粘之使起，在太极拳语中谓之劲。此劲非直接粘起，实间接而生，含有劲意双兼两义。如推手或交手时，对方体质强大，力气充实，桩步稳固，似难使其掀动，或移其重心，然以粘劲能使其自动失中。用意探之，使其气腾，全神上注，则其体重而足轻，其根自断。此即彼之反动力所致，吾则顺势撒手，而以不丢顶之劲，引彼悬空，是为粘劲。夫劲如粘球，一抚一提之间，运用纯熟，球不离手，粘之即起。所谓"粘即是走，走即是粘"之谓也。

意者，设想之谓。以虚实之理，使敌出其不意，攻其不备，对方虽实力充足，据险以守，不畏攻击，不畏力敌，然最忌诱敌。我若以利诱之，使其弃守为攻，实力分散，吾则分而击之，是诱而杀之，亦其自取败亡，所谓攻其所不守，守其所不攻之道也。学者务须时时体会，久而自验。

（二）连者，贯也。不中断、不脱离，接续连绵，无停无止，无休无息，是为连劲。

（三）黏者，粘贴之意。彼进我退，彼退我进；彼浮我升，彼沉我松，丢之不开，投之不脱，如粘如贴，不丢不顶，是谓之黏劲。

（四）随者，从也。缓急相随，进退相依，不即不离，不先不后，舍己从人，是谓之随。

（五）不丢顶：丢者，开也；顶者，抵也。不脱离，不抵抗，不抢先，不落后。五行之源，轻灵为本，是为不丢顶劲。

八法秘诀

掤劲义何解，如水负行舟。先实丹田气，次要顶头悬。

全体弹簧力，开合一定间。任有千斤重，飘浮亦不难。

捋劲义何解，引导使之前。顺其来时力，轻灵不丢顶。

力尽自然空，丢击任自然。重心自维持，莫被他人乘。

挤劲义何解，用时有两方。直接单纯意，迎合一动中。

间接反应力，如球撞壁还。又如钱投鼓，跃然声铿锵。

按劲义何解，运用似水行。柔中寓刚强，急流势难当。

遇高则澎满，逢洼向下潜。波浪有起伏，有孔无不入。

采劲义何解，如权之引衡。任你力巨细，权后知轻重。

转移只四两，千斤亦可平。若问理何在，杆捍之作用。

捌劲义何解，旋转若飞轮。投物于其上，脱然掷丈寻。

君不见漩涡，卷浪若螺纹。落叶堕其上，倏尔便沉沦。

肘劲义何解，方法有五行。阴阳分上下，虚实须辨清。

连环势莫挡，开花捶更凶。六劲融通后，运用始无穷。

靠劲义何解，其法分肩背。斜飞势用肩，肩中还有背。

一旦得机势，轰然如捣碓。仔细维重心，失中徒无功。

慢与不用力之解释

太极拳慢而无力，学者多怀疑之。或谓不能应用，徒能锻炼身体。盖练拳之道，首宜研究学理。学理了然，再学方法。方法精熟，始能应用。非拳术之不能应用，实功夫之尚未练到耳。如炼钢然，由生铁而炼成熟铁，由熟铁而炼成纯钢，非经过长时间之火候不为功。夫太极拳之所以由慢而成者，其练习时间，纯任自然。不尚力气，而尚用意。用力则笨，用气则滞，是以沉气松力为要。太极拳，以静制动，以柔制刚，无中生有。有若无，实若虚，逆来顺受，不丢不顶，均系虚实之变化也。慢者缓也。慢所以静，静所以守，守之谓定，此即心气之中定也。心定而后静，静而后神安，神安而后气沉，气沉而后精神团聚，乃能聚精会神，一气贯通。慢由于心细，心细则神清。神清则气爽，乃无气滞之弊。快由于心粗，心粗由于急。急则气浮，气浮不沉。心急不静，不沉不静。心无所守，则散乱之病生。虚灵二字，更无由求。以静制动，以柔克刚者，由于感觉使然。故其拳架系锻炼身心以为体，功夫出自推手而为用。推手之初步，专在磨炼感觉。身有所感，心有所觉。感应精微，致用无穷。故能知己知彼，其滋味则心领神会，非笔墨所能形容。其变化之无穷，皆由感觉之灵敏。故能知其虚实，而便利从心，此慢与不用力之义也。

中　定

伸屈开合之未发谓之中，寂然不动谓之定。心气清和，精神贯顶，不偏不倚，是为中定之气，亦道之本也。

虚领顶劲

顶劲者，即顶头悬。头顶正直，腹内松静。气沉丹田，精神贯顶。如不倒翁，上轻下沉。又如水中浮漂，漂然不没之意。

歌曰：神清气沉任自然，漂漂荡荡浪里攒。凭你风浪来推打，上轻下沉不倒颠。

感　觉

身有所感，心有所觉。有感必有应，一切动静皆为感。感则必有应，所应复为感，所感复有应，所以互生不已。感通之理，精义入微，以致用也。推手初步，专在磨炼感觉。感觉灵敏，则变化精微，所以无穷也。

听　劲

听之谓权，即权其轻重也，在推手为侦察敌情。听之于心，凝之于耳，行之于气，运之于手。所谓以心行意，以意行气，以气运身，听而后发。听劲要准确灵敏，随其伸，就其屈，乃能进退自如。

问　答

我有所问，彼有所答。一问一答，则生动静。既有动静，虚实分明。在推手则以意探之，以劲问之，俟其答复，再听其虚实。若问而不答，则可进而击之。若有所答，则须听其动静之缓急，及进退之方向，始能辨其虚实也。

虚　实

兵不厌诈，以计胜人也。计者，虚实之谓，拳术亦然。姿势、动作、用意、运劲，各有虚实。知虚实而善利用。虽虚为实，虽实犹虚。以实击虚，避实击虚。指上打下，声东击西。或先重而后轻，或先轻而后重。隐现无常，沉浮不定，使敌不知吾之虚实，而吾处处求敌之虚实。彼实则避之，彼虚则击之。随机应变。听其劲，观其动，得其机，攻其势。如医者视病而投药，必先诊其脉，观其色，察其声，问其症。故曰：虚实宜分清楚，一处自有一处虚实，处处总此一虚实也。

量　敌

兵法云：知己知彼，百战百胜。是故整军行旅之初，当先审己量敌，而计其胜负之情也。诚哉斯言，胜负之机，在知与不知耳。拳虽小道，其理亦然。以己之短，当人之长，谓之失计。以己之长，当人之短，谓之得计。取胜之道，在得失之间，故量敌至关重要也。

太极拳之所谓问答，即问其动静，目的在听其劲之方向与重心，即侦察敌情之意，所谓量敌也。彼我在进行攻击以前，吾应以静待动，以逸待劳，毫无成见。彼未动，我不动。彼微动，我先动。贵在彼我相交一动之间，即知其虚实而应付之。此均由于感觉、听劲、虚实、问答、量敌而来。学者应注意致力焉。

知 机

机者，阴阳未分，虚无渺茫，谓之机。先机之谓也，即是无声无臭，无形无象。在应用时，是未有动静，未成姿势，是无机会也。工夫高者，皆能知机。能知机，能造势。所谓无中生有，乘机而动。下者不知机，故不得势。所谓先知先觉、后知后觉、不知不觉，此为吾道之三大境界。凡属吾门，一经推手，自然领会。彼我之高下，无须相角胜负。譬如围棋，高者，每下一子，皆有用意，眼光远大，着不虚发，气俱连贯，而占局势，其胜负之情已定。下者，眼光浅近，心无成竹，不得先手，随人摆脱，而自顾不暇，其必败也已知。推手之理亦然。高者，心气沉静，姿态大雅，逆来顺受，运用自如。下者，进则无门，退则无路，攻之不可，守之无术。此即知机与不知机之分耳。

重 心

凡人有四肢躯干。头为首，其站立俯仰，亦各有姿势。姿势立，则生重心，重心稳固，所谓得机得势。重心失中，乃有颠倒之虞，即不得机、不得势也。拳术，功用之基础，则在重心之稳固与否。而重心又有固定与活动之分。固定者，是专注自己练习拳术之时，每一动作、一姿势，均须时时注意之。或转动，或进退，皆然。重心与虚实本属一体，虚实能变换无常。重心则不然，虽能移动，因系全体之主宰，不能轻举妄动，使敌知吾虚实。又如作战然，心为令，气为旗，腰为纛。太极拳以劲为战术，虚实为战略，意气为指挥，听劲为间谍，重心为主帅。学者应时时揣摩默识体会之，此为斯道全体大用也。重心活动之谓，系在彼我相较之间。虽在决斗之中，必须时时维持自己之重心，而攻击他人之重心，即坚守全军之司令，而不使主帅有所失利也。

双　重

　　双重者，无虚实之谓也。双重之病，有单方与双方及两手两足之分。经云：偏沉则随，双重则滞。又云：有数年纯功而不能运用者，率为人制，双重之病未悟耳。故双重之病最难自悟自觉，非知虚实之理，不易避免。能解此病，则听劲、感觉、虚实、问答，皆能融会贯通焉。脚踏车之所以能行动弯转自如者，均力学也。人坐于车上，手拂之，足踏之，目视之，身随之，其重心在腰。而司顾盼，以手辅助之，其轮盘置于车之中心，两足踏于脚蹬之上，一踏一提，则轮齿铰链而带动前进矣。若使两足同时用力踏之，则车即行停止前进。此盖双重之病耳。

　　夫推手亦然，对方用力推我，吾若仍以力相抵抗之，因而相持，则谓之滞，此即双方之双重也。若我或彼，各顺其势，不以力抵抗，而顺对方来力之方向撤回，引之前进。然须不丢不顶，则必有一方之力落空，此即偏沉所致。如我拟攻对方之侧面，使其倒地。若以两手直接推之，而对方气力强大，不可挫其锋，须以虚实之法，双手抚其肩。我左手由彼之右肩下将，同时我右手击其左肩。此时我之两手作交叉之势，同主一方，而发劲成一圆形，则彼可侧斜而倒，因彼同时不能上下相顾而失利也，此即吾发劲偏沉所致也。学者悟一而知十，所谓由着熟而渐悟懂劲也。

舍己从人

　　舍己从人，是舍弃自己的主张，而依从他人动作。在太极拳中，为最难能之事，因两人在交手之时，胜负之观念重，彼我决不相容，何况互相攻击？或在相持之中，而弃其权利，所谓舍己从人，不仅作字面解释而已。在吾道中，其寓意至深，学者当于"唯务养性"四字下功夫。经云：无极而生。动静之机，阴阳之母也。动静为性，阴阳为理，故性理为道之本源。养性之说，是学者应时时致力修养，潜心揣摩，心领神会，久之自能豁然贯通矣。又云：由着熟而渐悟懂劲，懂劲后而阶及神明，此乃循环之理，归宗之意。盖所谓超以象外，得其寰中。功夫练到精微，能造机造势，不愁无得机得势处。能处处随屈就伸，则无往不利，如此乃能舍己从人。

鼓 荡

气沉，腰松，腹静，含胸，拔背，沉肩，垂肘，节节舒展。动之，静之，虚之，实之，呼之，吸之，开之，合之，刚之，柔之，缓之，急之，此种混合之劲发，乃是鼓荡也。是故以心行意，以意行气，以气运身，乃生鼓荡之劲。由心气贯串、阴阳变化而来。如飓风骇浪，云行水流，如鸢飞鱼跃，兔起鹘落。载沉载浮，忽隐忽现，大气鼓荡，风云莫测者也。太极推手，最后工夫有烂采花者，又名"采浪花"。全以鼓荡之劲，鼓动对方，使之如海船遇风，出入波涛之中，眩晕无主，倾斜颠簸。自身重心，难以捉摸，即鼓荡之作用也。

基 础

太极拳以拳架为体，以推手为用。在初学盘架时，基础至关重要。其姿势务求正确，而中正安舒。其动作必须缓和，而轻灵圆活。此系入门之径，学者循序而进，不致枉费功夫，而得其捷径也。

中者，心气中和，神清气沉。其根在脚，即是立点。重心系于腰脊，所谓命意源头在腰隙。精神含敛于内，不表于外，乃能中定沉静矣。正者，姿势端正。每一姿势，务宜端正，而忌偏斜。然各种姿势，各不相同，或仰，或俯，或伸，或屈，非尽中正。是以其发劲及其用意之方向，而求其重心。盖重心为全体枢纽，重心立，则开合灵活自如。重心不立，则开合失其关键。如车轴为车轮之枢纽，若使车轴置于偏斜，而不适于车身之重心处，则车轮转动进退失其效用矣。故拳架之姿势，务求正确，则重心平稳，要不自牵扯其重心，而辨别虚实也。

安者，安然之意，切忌牵强。由自然之中，得其安适，乃无气滞之弊，而能气遍身躯矣。此由于姿势安稳，动作均匀，呼吸平和，神气镇静所致。

舒者，舒展之谓。故云先求开展，后求紧凑。初学盘架时，姿势动作，务求开展，使全体关节，节节舒展之。然非故意用力伸张筋骨，于自然之中，徐徐松展，久之自然松活沉着矣。

轻者，轻虚之意，然忌漂浮。在盘架时，动作要轻灵而和缓。往复乃能自如，久之自生松活之劲，进而生粘黏之劲。故轻字是练太极拳下手之处入门之途径。

灵者，灵敏之谓。由轻虚而松沉，由松沉而粘黏。能粘黏，即能连随；能连随，而后方能灵敏，则可悟及不丢不顶矣。

圆者，圆满之谓。每一姿势、一动作，务求圆满，而无缺陷，则能完整一气，而免凸凹断续之病。推手运用各劲，非圆不灵。能圆则活，处处能圆，则无往不利。

活者，灵活之谓，无笨重迟滞之意。上述各节贯通后，则伸屈开合、进退俯仰，无不自由，所谓能呼吸而后能灵活也。

授　受

夫人之性情，各有不同，大抵可分为两种，曰刚与柔是也。刚性急而烈，上者为强，下者为暴，强者喜争，故其学拳时多务于刚，以其性喜争强斗胜，不屈人下也。柔者性和而顺，上者心气中和而笃敬。故其学拳时多务于柔，以其性喜和平、多涵养也。暴者性躁而鲁莽，故其学拳时，专务于猛，而无精细之趣。柔之下者，性柔而弱，意志不强，少进取心，故其学拳时不求甚解。然武人贵志刚而性柔，有智、有仁、有勇，方为刚柔相济，如此乃能进德修业矣。上述性别，关乎学者之本性，应注意之。学者以性情之不同，而所得结果亦异。间尝窃观，学太极拳者，虽同一师承，而其拳之姿势与理论之解释各异，因而遗下多少窦疑及误会。凡此，盖亦教授者因其人之性情而授受之耳。所谓差之毫厘，谬以千里。故特表而出之，以解释群疑而资参考焉。

太极拳论

一举动，周身俱要轻灵，尤须贯串。气宜鼓荡，神宜内敛，无使有缺陷处，无使有凹凸处，无使有断续处。其根在脚，发于腿，主宰于腰，行于手指，由脚而腿而腰，总须完整一气，向前退后，乃得机得势。有不得机得势处，身便散乱，其病必于腿腰求之，上下前后左右皆然。凡此皆是意，不在外面，有上即有下，有前即有后，有左即有右。如意要向上，即寓下意，若将物掀起而加以挫之之意，斯其根自断，乃坏之速而无疑。虚实宜分清楚，一处自有一处虚实，处处总此一虚实，周身节节贯串，无令丝毫间断耳。

长拳者，如长江大海，滔滔不绝也。十三势者，掤、捋、挤、按、采、挒、肘、靠，此八卦也。进步、退步、左顾、右盼、中定，此五行也。掤、捋、挤、按，即乾、坤、坎、离，四正方也。采、挒、肘、靠，即巽、震、兑、艮，四斜角也。进、退、顾、盼、定，即金、木、水、火、土也。

（原注云：此系武当山张三丰老师遗论，欲天下豪杰延年益寿，不徒作武艺之末也）。

太极拳经

（山右王宗岳遗著）

太极者，无极而生，动静之机，阴阳之母也。动之则分，静之则合。无过不及，随屈就伸。人刚我柔谓之走，我顺人背谓之黏。动急则急应，动缓则缓随；虽变化万端，而理唯一贯。由着熟而渐悟懂劲，由懂劲后而阶及神明。然非用力之久，不能豁然贯通焉。虚领顶劲，气沉丹田；不偏不倚，忽隐忽现；左重则左虚，右重则右虚。仰之则弥高，俯之则弥深；进之则愈长，退之则愈促；一羽不能加，蝇虫不能落；人不知我，我独知人；英雄所向无敌，盖皆由此而及也。斯技旁门甚多，虽势有区别，概不外乎壮欺弱、慢让快耳。有力打无力，手慢让手快，是皆先天自然之能，非关学力而有为也。察"四两拨千斤"之句，显非力胜；观耄耋能御众之形，快何能为？立如平准，活于车轮。偏沉则随，双重则滞。每见数年纯功不能运化者，率皆自为人制，双重之病未悟耳。欲避此病，须知阴阳，黏即是走，走即是黏，阴不离阳，阳不离阴。阴阳相济，方为懂劲。懂劲后，愈练愈精，默识揣摩，渐至从心所欲。本是舍己从人，多误舍近求远，所谓差之毫厘，谬以千里，学者不可不详辨焉。

十三势歌

十三总势莫轻视，命意源头在腰隙。

变换虚实须留意，气遍身躯不少滞。

静中触动动犹静，因敌变化示神奇。

势势存心揆用意，得来不觉费功夫。

刻刻留心在腰间，腹内松静气腾然。

尾闾中正神贯顶，满身轻利顶头悬。

仔细留心向推求，屈伸开合听自由。

入门引路须口授，功夫无息法自修。

若言体用何为准，意气君来骨肉臣。

想推用意终何在，益寿延年不老春。

歌兮歌兮百四十，字字真切意无遗。

若不向此推求去，枉费工夫贻叹息。

十三势行功心解

以心行气，务令沉着，乃能收敛入骨。以气运身，务令顺遂，乃能便利从心。精神能提得起，则无迟重之虞，所谓顶头悬也。意气须换得灵，乃有圆活之趣，所谓变动虚实也。发劲须沉着松静，专注一方。立身须中正安舒，支撑八面。行气如九曲珠，无往不利（气遍身躯之谓）。运劲如百炼钢，何坚不摧。形如搏兔之鹘，神似扑鼠之猫。静如山岳，动若江河。蓄劲如开弓，发劲如放箭。曲中求直，蓄而后发。力由脊发，步随身换。收即是放，断而复连。往复须有折叠，进退须由转换。极柔软然后极坚硬，能呼吸然后能灵活。气以直养而无害，劲以曲蓄而有余。心为令，气为旗，腰为纛。先求开展，后求紧凑，乃可臻于缜密也。

又曰：先在心，后在身，腹松，气敛入骨，神舒体静，刻刻在心。切记一动无有不动，一静无有不静。牵动往来气贴背，敛入脊骨，内固精神，外示安逸。迈步如猫行，运劲如抽丝。全神意在精神，不在气，在气则滞。有气者无力，无气者纯刚。气若车轮，腰如车轴。

打手歌

掤捋挤按须认真，上下相随人难进。

任他巨力来打我，牵动四两拨千斤。

引进落空合即出，粘连黏随不丢顶。

又曰：彼不动，己不动。彼微动，己先动。劲似松非松，将展未展，劲断意不断。

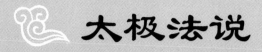

太极法说

杨班侯 传

目 录

八门五步

捌_南 捋_西 挤_东 按_北 采_{西北} 挒_{东南} 肘_{东北} 靠_{西南}——方位

坎　　离　　兑　　震　　巽　　乾　　坤　　艮——八门

方位、八门，乃为阴阳颠倒之理，周而复始，随其所行也。总之，四正、四隅，不可不知矣。夫捌、捋、挤、按，是四正之手；采、挒、肘、靠，是四隅之手。合隅，正之手，得门，位之卦。以身分步，五行在意，支撑八面。五行者，进步（火）、退步（水）、左顾（木）右盼（金），定之方，中土也。夫进退为水火之步，顾盼为金木之步，以中土为枢机之轴。怀藏八卦，脚趾五行，手步八五，其数十三，出于自然，十三势也，名之曰八门五步。

八门五步用功法

八卦五行，是人生成固有之良，必先明知觉运动四字之本由。知觉运动得之而后方能懂劲。由懂劲后，自能阶及神明。然用功之初，要知知觉运动，虽固有之良，亦甚难得之于我也。

固有分明法

盖人降生之初，目能视，耳能听，鼻能闻，口能食。颜色、声音、香臭五味，皆天然知觉固有之良。其手舞足蹈，于四肢之能，皆天然运动之良。思及此，是人熟（孰）无？因人性近习远，失迷固有，要想还我固有，非乃武无以寻运动之根由，非乃文无以得知觉之本原，是乃运动而知觉也。夫运而知，动而知，不运不觉，不动不知，运极则为动，觉盛则为知。动知者易，运觉者难，先求自己，知觉运动得之于身，自能知人。要先求知人，恐失于自己，不可不知此理也，夫而后懂劲然也。

粘黏连随

粘者，提上拔高之谓也。黏者，留恋缱绻之谓也。

连者，舍己无离之谓也。随者，彼走此应之谓也。

要知人之知觉运动，非明粘黏连随不可。斯粘黏连随之功，夫亦甚细矣。

顶匾丢抗

顶者，出头之谓也。匾者，不及之谓也。

丢者，离开之谓也。抗者，太过之谓也。

要知于此四字之病，不但粘黏连随，断不明知觉运动也。初学对手，不可不知也，更不可不去此病，所难者粘黏连随，而不许顶匾丢抗，是所不易矣。

对待无病

顶匾丢抗，失于对待也。所以为之病者，既失粘黏连随，何以获知觉运动。既不知己，焉能知人？所谓对待者，不以顶匾丢抗相对于人也，要以粘黏连随等待于人也。能如是，不但无对待之病，知觉运动自然得矣，可以进于懂劲之功矣。

对待用功法守中土（俗名站桩）

定之方中足有根，先明四正进退身。

掤捋挤按自四手，须费功夫得其真。

身形腰顶皆可以，粘黏连随意气均。

运动知觉来相应，神是君位骨肉臣。

分明火候七十二，天然乃武并乃文。

身形腰顶

身形腰顶岂可无，缺一何必费工夫。

腰顶穷研生不已，身形顺我自伸舒。

舍此真理终何极，十年数载亦糊涂。

太极圈

退圈容易进圈难，不离腰顶后与前。

所难中土不离位，退易进难仔细研。

此为动功非站定，倚身进退并比肩。

能如水磨摧急缓，云龙风虎象周旋。

要用天盘从此觅，久而久之出天然。

太极进退不已功

掤进捋退自然理，阴阳水火相既济。

先知四手得来真，采挒肘靠方可许。

四隅从此演出来，十三势架永无已。

所以因之名长拳，任君开展与收敛，

千万不可离太极。

太极上下名天地

四手上下分天地，采挒肘靠由有去。

采天靠地相应求，何患上下不既济。

若使挒肘习远离，迷了乾坤遗叹惜。

此说亦明天地盘，进用肘挒归人字。

太极人盘八字歌

八卦正隅人字歌，十三之数不几何。

几何若是无平准，丢了腰顶气叹哦。

不断要言只两字，君臣骨肉细琢磨。

功夫内外均不断，对待数儿岂错他。

对待于人出自然，由兹往复于地天。

但求舍己无深病，上下进退永连绵。

太极体用解

理为精气神之体，精气神为身之体，身为心之用，劲力为身之用。心身有一定之主宰者，理也；精气神有一定之主宰者，意诚也。诚者，天道诚之者，人道，俱不外意念须臾之间。要知天人同体之理，自得日月流行之气，其气意之流行，精神自隐微乎理矣。夫而后言乃武、乃文、乃圣、乃神则得。若特以武事论之于心身，用之于劲力，仍归于道之本也。故不得独以末技云尔。

劲由于筋，力由于骨，如以持物论之，有力能执数百斤，是骨节皮毛之外操也，故有硬力；如以全体之有劲，似不能持几斤，是精气之内壮也。虽然，若是功成后犹有妙出于硬力者，修身体育之道有然也。

太极文武解

文者，体也；武者，用也。文功在武，用于精气神也，为之体育。武功得文，体于心身也，为之武事。夫文武尤有火候之谓，在放卷得其时中，体育之本也。文武使于对待之际，在蓄发当其可者，武事之根也。故云武事文为，柔软体操也，精气神之筋劲也。武事武用，刚硬武事也，心身之

505

骨力也。文无武之预备，为之有体无用；武无文之侣伴，为之有用无体，如独木难支，孤掌不响。不唯体育武事之功，事事诸如此理也。文者，内理也；武者，外数也。有外数无文理，必为血气之勇，失于本来面目，欺敌必败尔；有文理无外数，徒思安静之学，未知用的采战，差微则亡耳。自用、于人，文武二字之解，岂可不解哉。

太极懂劲解

自己懂劲，阶及神明，为之文成，而后采战。身中之阴，七十有二，无时不然，阳得其阴，水火既济，乾坤交泰，性命葆真矣！于人懂劲，视听之际，遇而变化，自得曲诚之妙，形著明于不劳，运动觉知也。功至此，可为攸往咸宜，无须有心之运用耳！

八五十三势长拳解

自己用功，一势一式，用成之后，合之为长，滔滔不断，周而复始，所以名长拳也。万不得有一定之架子，恐日久入于滑拳也，又恐入于硬拳也，决不可失其绵软。周身往复，精神意气之本，用久自然贯通，无往不至，何坚不摧也！于人对待，四手当先，亦自八门五步而来。跕四手，四手碾磨，进退四手，中四手，上下四手，三才四手，由下乘长拳四手起，大开大展，炼至紧凑屈伸自由之功，则升之中上成矣。

太极阴阳颠倒解

阳：乾、天、日、火、离、放、出、发、对、开、臣、肉、用、气、身、武（立命）。方呼上进隅。阴：坤、地、月、水、坎、卷、入、蓄、待、合、君、骨、体、理、心、文（尽性）。圆吸下退正。盖颠倒之理，水火二字详之，则可明，如火炎上、水润下者，水能使火在下，而用水在上，则为颠倒，然非有法治之，则不得矣。譬如水入鼎内而置火之上，鼎中之水得火以燃之，不但水不能下润，藉火气，水必有温时，火虽炎上，得鼎以隔之，是为有极之地，不使炎上，炎火无止息，亦不使润下之水渗漏，此所谓水火既济之理也，颠倒之理也。若使任其火炎上、水润下，必至火水必分为二，则为火水未济也。故云分而为二、合之为一之理也。故云一而二，二而一，总斯理为三，天地人也。明此阴阳颠倒之理，则可与言道；知道不可须臾离，则可与言人；能以人弘道，知道不远人，则可与言天地同体，上天，下地，人在其中矣。苟能参天察地，与日月合其明，与五岳四渎华朽，与四时之错行，与草木并枯荣，明鬼神之吉凶，知人事兴衰，则可言乾坤为一大天地，人为一小天地也。夫如人之身心，致知格物于天地之知能，则可言人之良知良能。若思不失，固有其功用，浩然正气，直养无害，悠久无疆矣！所谓人身生成一小天地者，天也，性也，地也，命也，人也，虚灵也，神也。若不明之者，乌能配天地为三乎？然非尽性立命、穷神达化之功，胡为乎来哉？

人身太极解

人之周身，心为一身之主宰。主宰，太极也。二目为日月，即两仪也。头像天，足像地，人中之人及中脘，合之为三才也。四肢，四象也。肾水、心火、肝木、肺金、脾土，皆属阴，膀胱水、小肠火、胆木、大肠金、胃土，皆阳也，兹为内也。颅丁火，地阁、承浆水，左耳金，右耳木，两命门也，兹为外也。神出于心，目眼为心之苗。精出于肾，脑肾为精之本。气出于肺，胆气为肺之原。视思明，心动神流也。听思聪，脑动肾滑也。鼻之息香臭，口之呼吸出入。水咸，木酸，土辣，火苦，金甜，及言语声音，木亮，火焦，金润，土塕，水漂。鼻息，口吸呼之味，皆气之往来肺之门户。肝胆巽震之风雷，发之声音，出入五味。此言口、目、鼻、舌、神、意，使之六合，以破六欲也，此内也。手足肩膝肘胯，亦使六合，以正六道也，此外也。眼、耳、鼻、口、大小便、肚脐，外七窍也。喜、怒、忧、思、悲、恐、惊，内七情也。七情皆以心为主，喜心，怒肝，忧脾，悲肺，恐肾，惊胆、思小肠，怕膀胱，愁胃，虑大肠，此内也。夫离：南正，午、火，心经；坎：北正，子、水，肾经；震：东正，卯、木，肝经；兑：西正，酉、金，肺经；乾：西北隅，金，大肠化水；坤：西南隅，土，脾化土；巽：东南隅，胆，木化土；艮：东北隅，胃，土化火；此内八卦也。外八卦者，二四为肩，六八为足，上九下一，左三右七也。坎一，坤二，震三，巽四，中五，乾六，兑七，艮八，离九，此九宫也。内九宫亦如此。表里者：乙肝，左肋，化金，通肺；甲胆，化土，通脾；丁心，化木，中胆，通肝；丙小肠，化水，通肾；己脾，化土，通胃；戊胃，化火，通心，后背前胸，山泽通气；辛肺，右肋，化水，通肾；庚大肠，化金，通肺；癸肾，下部，化火，通心；壬膀胱，化木，通肝。此十天干之内外也。十二地支亦如此之内外也。明斯理，则可与言修身之道矣。

太极分文武三成解

盖言道者，非自修身，无由得成也，然又分为三乘之修法。乘者，成也，上乘即大成也，下乘即小成也，中乘即诚之者成也。法分三修，成功一也。文修于内，武修于外，体育内也，武事外也，其修法内外表里，成功集大成，即上乘也；由体育之文而得武事之武，或由武事之武而得体育之文，即中乘也；然独知体育不入武事而成者，或专武事不为体育而成者，即小成也。

太极下乘武事解

太极之武事，外操柔软，内含坚刚，而求柔软。柔软之于外，久而久之，自得内之坚刚，非有心之坚刚，实有心之柔软也。所难者，内要含蓄坚刚而不施外，终柔软而迎敌，以柔软而应坚刚，使坚刚尽化无有矣。其功何以得乎？要非粘黏连随已成，自得运动知觉，方为懂劲，而后神而明之，化境及矣。夫四两拨千斤之妙，功不及化境，将何以能？是所谓懂粘运，得其视听轻灵之巧耳。

太极正功解

太极者，圆也，无论内外上下左右，不离此圆也。太极者，方也，无论内外上下左右，不离此方也。圆之出入，方之进退，随方就圆之往来也。方为开展，圆为紧凑，方圆规矩之至，其孰能出此以外哉？如此得心应手，仰高钻坚，神乎其神，见隐显微，明而且明，生生不已，欲罢不能。

太极轻重浮沉解

双重为病，失于填实，与沉不同也；双沉不为病，自尔腾虚，与重不一也。

双浮为病。只如缥缈，与轻不例也；双轻不为病，天然轻灵，与浮不等也。

半轻半重不为病，偏轻偏重为病。半者，半有着落也，所以不为病；偏者，偏无着落也，所以为病，偏无着落，必失方圆；半有着落，岂出方圆？半浮半沉为病，失于不及也；偏浮偏沉，失于太过也；半重偏重，滞而不正也；半轻偏轻，灵而不圆也；半沉偏沉，虚而不正也；半浮偏浮，茫而不圆也。

夫双轻不近于浮，则为轻灵；双沉不近于重，则为离虚，故曰"上手"。轻重半有着落，则为"平手"，除此三者之外，皆为"病手"。

盖内之虚灵不昧，能致于外气之清明，流行乎肢体也，若不穷研轻重浮沉之手，徒劳掘井，不及泉之叹耳！然有方圆四正之手，表里精粗无不到，则已极（集）大成，又何云四隅出方圆矣？所谓方而圆，圆而方，超乎象外，得其寰中之上手也。

太极四隅解

四正即四方也，所谓掤、捋、挤、按也。初不知方能始圆，方圆复始之理无已，焉能出隅之手矣！缘人外之肢体，内之神气，弗得轻灵方圆四正之功，始出轻重浮沉之病，则有隅矣！譬如半重偏重，滞而不正，自然为采、挒、肘、靠之隅手；或双重填实，亦出隅手也。病多之手，不得已以隅手扶之，而归圆中方正之手；虽然至底者，肘靠亦及此以补，其所以云尔。夫日后功夫能致上乘者，亦须获采挒而仍归大中至正矣！是四隅之所用者，因失体而补缺云云。

太极平准腰顶解

顶如准，故云"顶头悬"也。两手即平左右之盘也，腰即平之根株也。"立如平准"，所谓轻重浮沉，分厘毫丝则偏，显然矣！

有准顶头悬，腰之根下株（尾闾至囟门也）。

上下一条线，全凭两平转。

变换取分毫，尺寸自己辨。

车轮两命门，一纛摇又转。

心令气旗使，自然随我便。

满身轻利者，金刚罗汉炼。

对待有往来，是早或是晚。

合则放发云，不必凌霄箭。

涵养有多少，一气哈而远。

口授须秘传，开门见中天。

太极四时五气解图

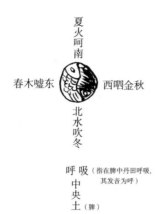

夏火呵南

春木嘘东　西呬金秋

北水吹冬

呼　吸（指在脾中丹田呼吸，其发音为呼）
中
央
土（脾）

注：中央指中丹田，属土，其音为呼。吸气时，都是向中丹田，呼气时，由中丹田向相关窍位。脾在中丹田呼吸。

太极血气根本解

血为营，气为卫。血流行于肉、膜、络，气流行于骨、筋、脉。筋、甲为骨之余，发、毛为血之余。血旺则发毛盛，气足则筋甲壮。故血气之勇力，出于骨、皮、毛之外壮；气血之体用，出于肉、筋、甲之内壮。气以血之盈虚，血以气之消长。消长盈虚，周而复始，终身用之不能尽者矣！

太极力气解

气走于膜、络、筋、脉，力出于血、肉、皮、骨。故有力者皆外壮于皮骨，形也；有气者是内壮于筋脉，象也。气血功于内壮，血气功于外壮。要之，明于"气血"二字之功能，自知力气之由来矣！知气力之所以然，自能用力、行气之分别。行气于筋脉，用力于皮骨，大不相侔也。

太极尺寸分毫解

功夫先练开展，后练紧凑。开展成而得之，才讲紧凑；紧凑得成，才讲尺、寸、分、毫。由尺住之功成，而后能寸住、分住、毫住。此所谓尺寸分毫之理也明矣！然尺必十寸，寸必十分，分必十毫，其数在焉！故云，对待者，数也。知其数，则能得尺寸分毫也。要知其数，非秘授而能量之者哉！

太极膜脉筋穴解

节膜、拿脉、抓筋、闭穴，此四功由尺、寸、分、毫得之，后而求之。膜若节之，血不周流；脉若拿之，气难行走；筋若抓之，身无主地；穴若闭之，神昏气暗。抓膜节之半死，申脉拿之似亡，单筋抓之劲断，死穴闭之无生。总之，气血精神若无，身何有主也？如能节、拿、抓、闭之功，非得点传不可。

太极字字解

挫、揉、捶、打（于己、于人），按、摩、推、拿（于己、于人），开、合、升、降（于己、于人），此十二字，皆用手也。

屈、伸、动、静（于己、于人），起、落、急、缓（于己、于人），闪、还、撩、了（于己、于人），此十二字，于己气也、于人手也。

转、换、进、退（于己身也、于人步也），顾、盼、前、后（于己目也、于人手也），即瞻前眇后、左顾右盼也，此八字关乎神矣！

断、接、俯、仰，此四字关乎意、劲也。接关乎神气也，俯、仰关乎手足也。劲断意不断，意断神可接。劲、意、神俱断，则俯仰矣！手足无着落耳！俯为一叩，仰为一反而已矣！不使叩反，非断而复接不可。对待之字，以俯仰为重。时刻在心，身、手、足不使断之无接，则不能俯仰也！求其断接之能，非见隐显微不可。隐微似断而未断，见显似接而未接。接接断断，断断接接，其意心、身体、神气极于隐显，又何虑不粘黏连随哉！

太极节拿抓闭尺寸分毫解

对待之功，既得尺寸分毫于手，则可量之矣。然不论节拿抓闭之手易，若节膜、拿脉、抓筋、闭穴，则难！非自尺寸分毫量之，不可得也。节，不量，由按而得膜；拿，不量，由摩而得脉；抓，不量，由推而得拿；闭，非量，而不能得穴，由尺盈而缩之寸、分、毫也。此四者，虽有高授，然非自己功夫久者，无能贯通焉！

太极补泻气力解

补泻气力于自己难，补泻气力于人亦难。补自己者，知觉功亏则补，运动功过则泻，所以求诸已不易也。补于人者，气过则补之，力过则泻之，此胜彼败，所由然也。气过或泻，力过或补，其理虽亦然，其有详夫过补为之，过上加过。遇泻为之，缓他不及他，必更过，仍加过也。补气泻力于人之法，均为加过于人矣。补气名曰"结气法"，泻力名曰"空力法"。

太极空结挫揉论

有挫空、挫结，有揉空、揉结之辨。挫空者，则力隅矣！挫结者，则气断矣！揉空者，则力分矣！揉结者，则气隅矣！若结柔挫，则气力反；空揉挫，则力气败。结挫揉，则力盛于气，力在气上矣！空挫揉，则气盛于力，气过、力不及矣！挫结揉、揉结挫，皆气闭于力矣！挫空揉，揉空挫，皆力凿于气矣！总之，挫结、揉空之法，亦必由尺寸分毫量，能如是也！不然，无地之挫揉，平虚之灵结，亦何由而致于哉！

513

懂劲先后论

夫未懂劲之先，长出顶、匾、丢、抗之病；既懂劲之后，恐出断、接、俯、仰之病。然未懂劲，故然病亦出；劲既懂，何以出病乎？缘劲似懂未懂之际，正在两可，断接无准矣，故出病；神明及犹不及，俯仰无着矣，亦出病。若不出断接俯仰之病，非真懂劲，弗能不出也！胡为"真懂"？因视听无由，未得其确也，知瞻、眇、顾、盼之视觉，起、落、缓、急之听知，闪、还、撩、了之运觉，转换进退之动，则为真懂劲，则能阶及神明；及神明，自攸往有由矣！有由者，由于懂劲，自得屈伸动静之妙；有屈伸动静之妙，开合升降又有由矣！由屈伸动静，见入则开，遇出则合；看来则降，就去则升。夫而后才为真及神明矣！明也，岂可日后不慎行坐卧走、饮食溺泅之功？是所为及中成、大成也哉！

尺寸分毫在懂劲后论

在懂劲先，求尺寸分毫，为之小成，不过末技，武事而已！所谓能尺于人者，非先懂劲也。如懂劲后，神而明之，自然能量尺寸。尺寸能量，才能节、拿、抓、闭矣！知膜、脉、筋、穴之理，要必明存亡之手；知存亡之手，要必明生死之穴。其穴之数，安可不知乎？知生死之穴数，焉可不明闭而不生乎？焉可不明闭而无生乎？是所谓二字之存亡，一闭之而已尽矣。

太极指掌捶手解

自指下之腕上，里者为"掌"，五指之首为之"手"，五指皆为"指"；五指权里，其背为"捶"。如其用者：按、推，掌也；拿、揉、抓、闭，俱用指也；挫、摩，手也；打，捶也。夫捶有"搬拦"，有"指裆"，有"肘底"，有"撇身"，四捶之外，有"覆捶"。掌，有"搂膝"，有"换转"，有"单鞭"，有"通背"，四掌之外有"串掌"。手，有"云手"，有"提手"。拿，有"十字手"，四手之外有"反手"。指，有"屈指"，有"伸指""捏指""闭指"，四指之外有"量指"，又名"尺寸指"，又名"觅穴指"。然，指有五指，有五指之用。首指为手，仍为指，故又名"手指"。其一，用之为"旋指""旋手"；其二，用之为"根指""根手"；其三，用之为"弓指""弓手"；其四，用之为"中合指"，四手指之外，为"独指""独手"也。食指为"卞指"，为"剑指"，为"佐指"，为"粘指"。中正为"心指"，为"合指"，为"钩指"，为"抹指"。无名指为"全指"，为"环指"，为"代指"，为"扣指"。小指为"帮指""补指""媚指""挂指"。若此之名，知之易而用之难，得口诀秘法，亦不易为也。

其次，有如"对掌""推山掌""射雁掌""晾翅掌"，"似闭指""拗步指""弯弓指""穿梭指"，"探马手""弯弓手""抱虎手""玉女手""跨虎手"，"通山捶""叶下捶""背反捶""势分捶""卷挫捶"。

再其次，步随身换，不出五行，则无失错矣！因其粘、连、黏、随之理，舍己从人，身随步自换，只要无五行之舛错，身、形、脚、势，出于自然，又何虑些须之病也！

口授穴之存亡论

穴有存亡之穴，要非口授不可，何也？一因其难学，二因其关乎存亡，三因其人才能传。第一，不授不忠不孝之人；第二，不传根底不好之人；第三，不授心术不正之人；第四，不传鲁莽灭裂之人；第五，不传目中无人之人；第六，不传知礼无恩之人；第七，不授反复无常之人；第八，不传得易失易之人。此须知八不传，匪人更不待言矣！

如其可以传，再口授之秘诀。传忠孝知恩者，心气和平者，守道不失者，真以为师者，始终如一者。此五者，果其有始有终、不变如一，方可将全体大用之功，授之于徒也。明矣，于前于后，代代相继，皆如是之所传也。噫，抑亦知武事中乌有匪人哉！

张三丰承留

天地即乾坤，伏羲为人祖；画卦道有名，尧舜十六母；微危允厥中，精一及孔孟；神化性命功，七二乃文武；授之至予来，字著宣平许；延年药在身，元善从复始；虚灵能德明，理令气形具；万载咏长春，心兮诚真迹。三教无两家，统言皆太极；浩然塞而冲，方正千年立；继往圣永绵，开来学常续；水火既济焉，愿至戍毕字。

口授张三丰老师之言

予知三教归一之理，皆性命学也，皆以心为身之主也，保全心身，永有精气神也。有精气神才能文思安安，武备动动。安安动动，乃文乃武，大而化之者，圣神也。先觉者，得其寰中，超乎象外矣；后学者，以效先觉之所知能。其知能，虽人固有之知能，然非效之不可得也。夫人之知能，天然文武。目视、耳听，天然文也；手舞、足蹈，天然武也。孰非固有也？明矣。前辈大成文武圣神，授人以体育修身，进之以武事修身，传之至予，得之手舞足蹈之采战，借其身之阴，以补助之阳。身之阳，男也；身之阴，女也；然皆于身中矣。男之身只一阳，男全体皆阴女。以一阳采战全体之阴女，故云一阳复始。斯身之阴女，不独七二，以一姹女配婴儿之名，变化千万。姹女采战之可也，亦安有男女后天之身以补之者？所谓自身之天地以扶助之，是为阴阳采战也。如此者，是男子之身皆属阴，而采自身之阴，战己身之女，不如两男之阴阳对待修身速也。予及此，传于武事，然不可以末技视，依然体育之学、修身之道、性命之功、圣神之境也。今夫两男之对待采战，于己身之采战，其理不二。己身亦遇对待之数，则为采战也，是为汞铅也。于人对战，坎离之阴阳兑震，阳战阴也，为之四正；乾坤之阴阳艮巽，阴采阳也，为之四隅。此八卦也，为之入门。身、足位列中土，进步之阳以战之，退步之阴以采之，左顾之阳以采之，右盼之阴以战之。此五行也，为之五步，共为八门五步也。夫如是，予授之尔，终身用之，不能尽之矣。又至予得武继武，必当以武事传之而修身也。修身入首，无论武事、文为，成功一也。三教三乘之原，不出一太极。愿后学以易理格致于身中，留于后世也可。

张三丰以武事得道论

盖未有天地，先有理，理为气之阴阳主宰，主宰理以有天地，道在其中。阴阳气道之流行，则为对待。对待者阴阳也，数也。一阴一阳之为道。道无名，天地始；道有名，万物母。未有天地之前，无极也，无名也；既有天地之后，有极也，有名也。然前天地者曰理，后天地者曰母，是乃理化先天阴阳气数，母生后天胎卵湿化，位天地，育万育，道中和，然也。故乾坤为大父母，先天也；爹娘为小父母，后天也。得阴阳先后天之气以降生身，则为人之初也。夫人身之来者，得大父母之命性赋理，得小父母之精血形骸，合先后天之身命，我得而成人也，以配天地为三才，安可失性之本哉！

然能率性，则本不失，既不失本来面目，又安可失身体之去处哉！夫欲寻去处，先知来处，来有门，去有路，良有以也。然有何以之？以之固有之知能，无论知愚贤否，固有知能皆可以之进道。既能修道，可知来处之源，必能去处之委，来源去委既知，能必明身不修。故曰：自天子至于庶人，一是皆以修身为本。夫修身以何？以之良知良能，视目听耳，曰聪曰明；手舞足蹈，乃武乃文；致知格物，意诚心正。心为一身之主，正意诚心，以足蹈五行，手舞八卦。手足为之四象，用之殊途，良能还原；目视三合，耳听六道，目耳亦是四形体之一表，良知归本。耳目手足，分而为二，皆为两仪，合之为一，共为太极，此由外敛入之于内，亦自内发出

517

之于外也。能如是表里精粗无不到，豁然贯通，希贤希圣之功，自臻于曰睿曰智，乃圣乃神，所谓尽性立命、穷神达化在兹矣。然天道、人道，一诚而已矣。

心意六合拳谱

戴龙邦　著

序

　　天下之道有二：曰德、曰威；天下之学有二：曰文、曰武。然武之所重者，技艺也。况国家讲礼有法。狝、蒐、苗、狩各有其时，而其间精微奥妙，更有不容率意妄陈者。余尝拟著为论，公诸同好，特恐言论不精，贻误后世，此心耿耿，曷其有极。

　　兹见《岳武穆王拳经》，意既精纯，语亦明畅，急录之，以志余爱慕之情。王讳飞，字鹏举，河南汤阴人也。父早亡，事母至孝，少负气节，优于将略，刚毅多谋，智勇绝伦，当时名将无出其右者。及长应试于东京，留守宗泽与谈兵法，曰："如将军者，方可与言孙吴。"此后屡立战功，遂成大将。善以少击众，尝自师八百人，破王善等五十万于南熏门；又八十人破曹城十余万众于极岭；其战兀术于顺昌，则背蒐军八百余。故有胜无败，猝遇劲敌不为所动，故敌为之言曰："撼山易，撼岳家军难！"张浚尝问用兵之术于王，曰："仁、信、智、勇、严，缺一不可。"王平生好礼贤士，博览经史，雅歌投壶，恂恂然如书生。每战胜，必辞功，曰："将士效力，飞何功之有。"而忠愤激烈，议论持正，不挫于人，卒以此得祸，余深为宋惜之。

　　当童子时，王受业于名师，精通枪法，以枪为拳，立一法以教将佐，名曰意拳。神妙莫测，盖从古未有之技也。王以后，金、元、明各代鲜有其技也。独我姬公，名际可，字隆风，生于明末国初，为蒲东诸冯人氏，访名师于终南山，得《武穆王拳谱》，后授余师曹继武先生于秋浦，时人不知其勇。先生习武十有二年，技勇方成。康熙癸西科联捷三元，钦命为陕西靖远总镇大都督，致仕归籍。余游至池，先生以此拳授余，学之十易寒暑，先生曰："子勇成矣。"余回晋至洛阳，遇马公学礼，谈艺甚洽，属余为序，余不文，焉能当此。但见世有能悍之士，未尝无兼人之力，及视其艺，再扣其学，手不应心，论不合道，何也？不得个中真传故也。

所谓真传者，名虽曰武，其实贵和。和者，智与勇顺成自然之谓也。岂世传捉拿、钩打、封闭、闪战，逞其跳跃，悦人耳目者可比。有其论，古今英勇之气，刚正之慨，威武矫矫不群者，尽为所失，而与作戏之辈，夫相同也。而论此艺，其大要不外阴阳、五行、动静、起落、进退、虚实，而其妙又须六合。六合者，手与足合、肩与胯合、肘与膝合、眼与心合、心与气合、气与力合。苟能日就月将，则智无不圆，勇无不胜。得乎之知礼，会乎之知情，自然知之乎精；自然能去、能就、能弱、能强、能进、能退、能柔、能刚。不动如山岳，难知如阴阳，无穷如天地，充足如太仓，浩渺如沧海，炫耀如三光。以此观近世之演武者，同乎不同乎？异乎不异乎？学者不可详辨之。是为序。

时在乾隆十五年岁次庚午荷月

书于河南洛阳马公学礼书屋

目　录

（斩、截、裹、胯、挑、顶、云、领，出势虎扑，

起手鹰捉、鸡腿、龙身、熊腰、虎抱头）

心意六合拳论

起手横拳势难招，展开四平前后梢，望眉斩夹反见背，如虎搜山截手炮。俱行如风，鹰捉四平，足下存身，进步踩打莫容情。抢上步，十字立，剪子股势如擒拿。进步不胜，必有寒势之心。打人如走路，打人如蒿草。胆上如风响，起落似箭钻。遇敌要取胜，四梢俱要齐。手起足不起，则枉然；足起手不起，亦枉然。未起是摘子，未落是坠子，三意不相连，必定艺儿浅。拳去不空回，空回总不奇。用兵行诡道，枪扎如射箭。拳去一气，兵战杀气，无不取胜。君与臣，将与兵，合一气，盖乾坤并无反意。远近一丈步位疾，两头回转寸为先，早知回转这条路，近在眼前一寸中。守住一心行正道，小路虽好车难行；拳打遍身之法，脚踏浑身是空。远去不发足，发足不打人。见空不打，见空不上。先打顾法，后打人。何为顾法，浑身是法，俱打的是本身，随机应变。手起莫要望空落，闪展两边，提防左右，强退者，往后退，拾连紧追。随高打高，随低打低。起为横，落为顺，为其正方。心不勇，手不推，不止，多出变化。三存者不上，心有所悟，原来是本心不明四梢。上节不明，多出七十二把神变；中节不明，浑身是空；下节不明，多出七十二法盘跌。有反意必有反气，有反气必有反力。言其形未动，必有意反之心。面笑眉喜不动唇，提心防他，必有伶俐之能。知其归一合顺，则天地之事无不可推矣！识见不是随时意，遇教事无有不到头。

姬寿云：文武古今之圣传，且系国家之大典，上有益社稷，下能趋吉避凶，此生不可缺也。今之习武者，专论架势，封闭闪法，不知日间了然在目，还可少用；若黑夜之中，伸手不见，如何用之？必自误其身，悔何及哉！唯刚大之气，养之平素，而忽然发于一旦，依本心本性，直扑上去，逢左打左，逢右打右，不怕他身大力勇者，一动而即败也。夫于其深察否！

践躜法

一寸、二践、三躜、四就、五夹、六合、七疾、八正、九经、十胫、十一起落、十二进退、十三阴阳、十四五行、十五动静、十六虚实。

寸，是步也。践，是腿也。躜，是身也。就，束身也，上下束而为一也。夹，是剪也，两腿行如剪也。合，内外六合也：外三合，手与足合、肩与胯合、肘与膝合；内三合，心与意合、意与气合、气与力合；内外如一，成其六合。疾，是毒也。正，是直也，看正却是斜，看斜却是正也。经，手摩内五行也。胫，是惊起四梢也，火机一发物必落，摩经摩胫，意气响连声。起，是去也；落，是打也；起也打，落也打，起落如水之翻滚，方为起落也。进退，进步低，退步高，进退不识枉学艺。何为阴阳，看阴而有阳，看阳而有阴，天地阴阳相合能下雨，拳技阴阳相合能成其一块，此谓阴阳之气也。五行，内五行要动，外五行要随。动静，静为本体，动为作用，若言其静，未露其机，若言其动，未见其迹，动静要发而未发之间，谓之动静也。虚，是精也；实，是灵也；精灵皆有成其虚实。

> 精养灵根气养神，养功养道见天真；
>
> 丹田养就长命宝，万两黄金不与人；
>
> 自古六合无双传，多少无妙在其间，
>
> 设若妄传无义人，招灾惹祸损寿年；
>
> 武艺都道无真经，任意变化势无穷；
>
> 岂知悟得婴儿玩，打法天下是真形。

天为一大天，人为一小天，墙倒容易推，天塌最难擎，雨洒尘灰净，风顺薄云回。熊出洞，虎离窝，硬捆摘豆角，犁之下项，将有所去，虎闭其势，将有所取。势正者不上，势远者不上，知远、知近、知老、知嫩、知宽、知窄，上下相连。心动身不动则枉然，身动心不动亦枉然。一战要势吊诡，闪展腾挪，足底随明，只是把式，打来亦算好武艺。或问曰：尔以何艺为先？

答曰：行势如槐虫，起势如挑担，若遇人多，三摇两旋；我的场中，不执一定，或把或拳，望着就是；随高打高，随低打低，打遍天下，即如老鸡。

手脚法

眼要毒，手要奸，脚踏中门往里钻。眼有鉴察之明，手有拨转之能，脚有行逞之功。两肘不离肋，两手不离心，出洞入洞紧随身。乘其无备而攻之，由其不意而出之。前脚趁后脚，后脚踩腿弯。后脚趁前脚，前腿拾后连，起先前进左腿随。心与眼合多一力，心与舌合多一精。先分一身之法，心为元帅，胳膊脚为五营四梢；左为先锋，右为元帅，手脚相顾，准备万般。一日务千着，不如一着熟。早知此应，过后见识不如无。头为一拳，肩为一拳，肘为一拳，胯为一拳，把为一拳，臀尾为一拳，膝为一拳，足为一拳。头打起落随足走，起而未起占中央，脚踏中门抢地位，就是神仙出难防。肩打一阴反一阳，两手只在洞中藏，左右全凭蓄势力，束展二字一命亡。肘打去意占胸膛，起手好似虎扑羊，或在里胯一旁走，后手只在肋下藏。把打起落头手挡，降龙伏虎霹雳张，天地交合云遮月，武艺相战蔽日光。胯打中节并相连，阴阳交合必自然，外胯好似鱼打挺，里胯抢步变势难。臀尾打落不见形，猛虎坐窝藏洞中，背尾全凭精灵气，起落二字自分明。膝打几处人不明，好似猛虎出木笼，和风展转不停势，左右分拨任意行。足打踩意不落空，省消息全凭后腿蹬，与人交勇无须备，去意好似卷地风。足打七分手打三分，五行四梢要和合，气浮心意随时用，硬打硬进无遮拦。起无形，落无踪，起如蛰龙登天，落如霹雳击地。以上以下左右十四处打法，俱不脱丹田之精。腹打去意粘阴，好似还弓一力精，丹田久练灵根本，五行合一见奇能。

十二形练法

龙、虎、猴、马、鮀、鸡、鹰、熊、骀、蛇、鹞、燕。

龙有搜骨之法，虎有扑食之勇，猴有登山之能，马有迹蹄之功，鮀有浮水之灵，鸡有欺闯之勇，鹰有捉拿之技，熊有竖项之力，骀有竖尾之能，蛇有拨草之巧，鹞有入林之精，燕有抄水之灵。

束身而起，藏身而落，起如风，落如箭，打倒还嫌慢；起如箭，落如风，追风赶月不放松。论身法，不可前栽后仰，不可左斜右歪，往前一直而出，往后一直而落。论步法，寸步、快步、践步不可缺。论足法，足起而躜，足落而翻，不躜不翻，以寸为先。肩要催肘，肘要催手；腰催胯，胯催膝，膝催足；肩催胯，胯催膝，膝催足；足催肩，肩催肘，肘催手。

五行合一法

远践、近躜，躜进合膝，沾身纵力，手起如钢锉，手落如钩杆。摩经摩胫，心一动，浑身俱动。心动如飞剑，肝动如火焰，肺动成雷声，脾肾肋夹功，五行合一处，放胆即成功。

起落二字自身平，盖世一字是中身，身似弩弓，拳如药箭。能要不是，莫要停住。蛰龙未起雷先动，风吹大树百枝摇。上法须要先上身，手脚齐到才为真。内要提，外要随，起要横，落要顺，打要远，气要催，拳似炮，龙折身。遇敌好似火烧身，起站身平进中间，手起似虎扑，脚去不落空，拳打三节不见形，如见形影不为能。能在一思进，莫在一思存。能在一气先，莫在一气后。起横不见横，落顺不见顺，起不起，何用再起？落不落，何用再落？低之中望为高，高之中望为低。起落二字与心齐，死中反活，活中反死。明了四梢永不惧，闭住五行永无凶。明了四梢多一精，明了五行多一气，明了三星多一力。三回九转是一势，势怕人间多一精，一精知其万事精。万事只要围围精,身体围他要围奇。好字本是无价宝,有钱将他何处找。要知好字路,还往四梢求。讲四梢,何谓四梢? 舌为肉梢,牙为骨梢,手指脚趾为筋梢,浑身毛孔为血梢。四梢俱齐,五行齐发。血梢发起不凶,牙梢肉梢不知情,筋骨发起不知动,身起未动可知情,才知灵心大光明。两手出洞入洞紧随身,两手不离身,手脚去快似风,疾上更加疾,打了还嫌迟。天地交合,云蔽日月,武艺相斗,闭住五行。三起不见,三进不见;可见也好,不见也好,势占中央,最难变化。与人交战,须明三尖,眼尖、手尖、脚尖是也。踩定中门去打人,如蛇吸食。内使精神,外示安逸,见之如妇,夺之似虎。布形候气,与神齐住。急如脱兔,追其形,逐其影,纵横往来,目不及瞬。大树成林在其主,巧言莫要强出头,架梁闪折不在重,有秤打起千百斤。行其溺色之事,丢去虎狼之威,三思无心自己悔,保住身体现今福。

演艺者,思吾之道,依吾之言,永无大害,见其理而自尊。交勇者,莫要思悟;思悟者,寸步难行。血发脚心,发起列天门,再无别疑真豪雄。牙骨梢,仔细评,评出理来是一通。筋骨一气要以和,天地阴阳通,一气之通,万物皆通。气之复,万物皆复,哪见痕迹,哪有阻隔;以和为始,以和为终。明天地,知吾之心意,不知吾之心意,还往四梢行。目中不时常旋转,行坐不时要用心,耳中不时常报应,语中不时常调和。

调和者,何也? 调和万事吉与凶。吾有拢树之心、种苗之意,奈何其人不知。牡丹虽好,一时艳盛,松柏四时常青,缘何严霜不打? 因它根深心实。人心若得人心意,意思之时不回头。可喜,孝、悌、忠、信、礼、义、廉、耻,再思学义气而自中矣!

三意无路任纵行,日备晚上去避身,知吾思悟。何为三意? 庄稼耕读万事用,只为仁义礼智信。武艺虽好世不平,路途结交要用心,晚间需防备,万事莫放松。逢桥须下马,过渡莫争先。一人莫上舟,搬重且停行。宁走高岗十里远,不走低凹一步险。未晚先投宿,鸡鸣早看天。黑夜烈风休行路,行路必有祸与凶。十人易把一人擒。有人参透这些语,万事有吉并无凶。

此艺三教三不教，三惧三不惧。何为三不教？盗贼不教，愚鲁不教，无义气者不教。何为三不惧？稍长大者不惧，力勇者不惧，艺高者不惧。何为三教？孝悌忠信者教，有刚和柔者教，机谋灵通者教。何为三惧？能服尊长者惧，年高有德者惧，耍笑顽童者惧。我重其人，可将心意付与他。否则宁缺毋滥。天下人多君子少，山大石多金玉缺，世上师众明师稀。我重其人，将心意付与他，曰不可，伊必见则有坏。父母生身有恩，将心意付与他，亦不可，背毁有坏。好地成苗，将心意付与它，又不可，天地有损坏。长流水，将心意付与它，伊虽夜不眠，亦不可，望见海中水，见一海中月缺也。光明，将心意付与它，亦不可，水潮有坏。访一明师，将心意付与他，又不可，未见他人之心。这心意无处不到，不如自悟自身，见志而后行，行到天堂无地狱，行到地底无谷生，行到人间得其志，行到家庭无祸侵。开解劝世间人，总要习武艺，凶多吉少难以知，丢财惹祸，气在眼前，不知息气养身，却自千般巧计，万般设习，可有破手在眼前？用好心肠一条，勇心胆宜自报，事耳三思，最终可破也。逢善则善，遇恶则恶，审时度势，凭其三生名自高，若还不依本命行，凶多吉少难自知，常存仁义之心，能除万事之凶。天上慈悲大海水，长流水山中饮泉起，山水草露水，天赐神水，万物聚成归一处，是海水，在山上，长流水，翻花山水不长久，日煎全如草露水，非力不动改来水。人人都讲长流水，却也难思水意，有人悟透水中意，难得逢遇知音。世上三不到头，行路不到头，忘交遇人不到头，可各鸟音不到头。又三到头，丁兰刻木行孝是到头，初世为人无知是到头，郭买齐僧是到头。世皆知，何以为无益？养虎喂鹰是无益，不知花园里边有诡计，满目观花尽是空，名利无边祸有根。世人皆知好字意，便易哄住不得行。未学武艺先学精，先学伶俐后学根。不讲有法不用怯，讲着伶俐不用疾，精细不是演武艺，可容可不容，指为何道仁，为何道父母恩情不时报，不孝之人何学艺，不知起落枉伶俐，不知进退枉学艺。贪富原是天生成，何用精细去哄人。万事归于善，不可有始无终、半途而废，即为有志之人也。

却说五虎群羊阵势，眼不精为一虎，耳不精为一虎，口无味为一虎，鼻不精为一虎；不精者为虎，精者为风，再者风雨洒乾坤，遇山遇林而不能阻隔，哪怕他池世机谋，有个神紧随身带着，带他有何用处，带着他是真明白。惊起四梢，四梢起，若要惧怕，人人其明，言其五虎群羊阵势，是我那一时明白了，此阵势误伤此身，幸遇老天尊降下猛雨，出离了此阵势，以后不会用，莫要强用，言不精中了他排李边谋，眼不精中了他飞沙，耳不精诡计跑在南倒往北行，鼻不精中了他麝香飞气，舌不精尝不出水里边什么滋味。

讲五虎，何为五虎？五行五精，即此五虎。后世里，行动营用计，如风雷疾，惊动四梢，四梢裹紧要封闭，蛰龙未起雷先动，风吹大树摆枝摇。五行本是五道关，无人把守自遮拦，无意求财去采花，难出大坑一阵间。讲十面埋伏阵势，在意参想，莫向人前逞势强，好强一定受颠狂，人不能欺天灭地，究竟此阵之争，是我自己不明所失，料理到此阵，悔之晚矣！解此阵不明，是自己不知，明到三心，不犯不自为戒律。既知巧手心不明，既知攻足心不明，既知蹬桥下自空。论此桥事，有何缘故？此桥即是智谋，过此桥纯凶无吉，以何为故？以后理事，见是桥下凶，如不小心，指轻为重，切莫中此桥之计。大将伤坏三十二位，以后的千众有余，如不是拆桥计，齐伤他阵里。未出净，眼楼猛见三条路，脚下有窟井，后有火烧身，可往前进，可往后退，幸遇拆桥之计，莫拆净，两空留一空，后人可行。逢一生一风一，非能见之，涂恶能议其好歹。要务庄农先受苦，未至寒冬早备棉。看书千卷备应考，武艺只论见识浅。世事人情都一般，看人心专与不专。有人留意数句话，命宜求通也不难。言不明，艺不精，只怕误伤世上人。百鸟飞投林会，一处求憩各自安，蜜蜂采花调一处，成其为蜜人羡慕。人彼开花树满红，不知结果几个成。精密之言约立身，全其为人在明心。心既明了万法灭，照破世间无罪孽。己心明了万法终，自有贤人归吾宗。

缓责工农　急责士商

就会工也，农不是武可也。士也，商也，万毋轻视武也。奈何士也，偏轻视武哉。士也，别无应声，朝斯夕斯，穷年，是以致筋力软弱。名虽男子，无异处子，幸而发迹，无一可者，一困寒窗，攸往弗行。更可虑者，近无邻舍，远无乡党，其间明礼义者固多，而顽硬奸猾之徒亦属不少，岂能尽远而无绝之？或有触犯之处，非出不逊之言，即身不规之行，乃如之人，真正把人气煞。何不于读书之时，兼习武艺，务于精熟，万一偶遇盗贼，变起仓促，护身保命，岂不要哉！商者亦然，将本求利，或居货，劳劳市廛，朴朴津染，抛却妻子，寄栖他乡，后言者也。假使运阻，时乖本利交拆，继其悯之，殖财获利之会，即起规向之心，有寅夜盗，有路途劫夺商也，束手无策，唯仰天长叹而已。甚至得财伤主，尤堪痛悼，假令豫悯，于武只须手起棍落，使贼骨拆筋酥，真人间大快事也。所以商也，勿轻视武，余言凝是非为远，屡见世人，大抵皆然，人各有职事无多，余暇只习四手之拳棍，务得精熟，斯求足矣！

四民均宜习武艺

士也，终日读书，宁无困倦之时，即挥武艺学之，及精神顿起，再言读书，是武不病于士而大有益于士也，胡不学武？农也，朝夕田间，宁无歇息时，兴真胡顽，不如学武，是武不病于农而有益于农也，胡弗学武？工也，商也，劳碌终日，驰驱道途，宁无日落苏息时，当此之际，学习武艺，亦无妨工商之事也，日记不足，月记有余，一旦精通，谁不另眼看？设或有急危之变，岂不能自保自裁？是武不病于工商而有益于工商也，胡弗学武艺？第人各有职事，无多余暇，只于四手处谨，三拳三棍法以教护孝者，身务必精熟，斯亦可矣，何用多学？

三拳像

蹿拳、裹拳、践拳，是也。蹿拳似闪电，裹拳类虎践，践拳似马奔，连环一气演。

三棍像

彭棍、炮棍、反背棍是也。彭棍只要猛，炮棍似风行，反背棍疾如矢，奥妙真乃在其中。

三拳三棍非寻常，紧阵圆满是正方，习得若至通神处，武艺至中郎。

习艺二勤

一曰腿勤，人之习艺，均有常师。即其所能者习之，要知艺之在人，本自无穷。有等量吾者，有高超吾者，果其高超，弗畏山川之险、道路之遥，亲见其人诚心求教。我以诚心求于人，而人未有不诚心教我者。朝渐夕摩，何患不至高超之境？所谓一处从师，须要百处学艺。

二曰口勤，枪、棍、刀、拳，自有真形实像，始而蒙混不明，继而错杂难精。苟能虚己求教，而人未有不实心教我者。耳濡目染，何患不至明通之地？所谓专听，莫若兼听之广。

习艺三知

一曰知明手。或比枪，或比刀，或比棍、比拳，真正猛勇短毒，一见间不觉便令退避三舍。

二曰知明眼。大凡见人比枪、刀、拳、棍或于十目不合，或于十三格言有过，即急为指点，曰比枪刀拳棍，出自何人？当时为比样，今差之毫厘，后必谬之千里。一经改正，不觉令人憬然服从。

三曰知明。何谓知明？其于历代枪、刀、拳、棍、法，一听其讲究，真正是有始有终，有本有末，有证有据，不觉令人豁然晓畅，如从梦中醒来。

习艺二戒

一曰戒有恃。枪、刀、棍，自有不易之准，过于与不及，皆非得当，人是我非，须当舍己从人。若执迷自恃，终于无成。

二曰自满。枪、刀、棍、拳，本无尽境。习一艺更有一艺相迫，得一着更有一着相乘。傥然自满，则半途未尽之弊必不免矣。

习艺者果能勉二勤，历三知，凛二戒，其不至人步亦步，人趋亦趋，然而不成者，未之有也。

总结谈

旷览世间许多习武汉，说什么二总、三毒、五恶、六猛，未及讲谈，说什么六合、八方、十三格言，不曾经见，即论眼前一百三十枪、九十一拳，如隔万重山，真正可怜。枉费许多功夫，究竟是两手空杵。学人若是依吾言，入手三拳三棍精熟时，取无边，用无尽，世间许多习武汉，急回转，莫迟延，何须仰着模糊脸。

五行相克

劈拳似斧属金，崩拳似箭属木，金克木，所以劈拳能破崩拳。横拳起落似弹属土，木克土，所以崩拳能破横拳。躜拳似闪属水，土克水，所以横拳能破躜拳。炮拳似炮属火，水克火，所以躜拳能破炮拳。火克金，所以炮拳能破劈拳。

五行相生

金生水，所以劈拳能变躜拳。水生木，所以躜拳能变崩拳。木生火，所以崩拳能变炮拳。火生土，所以炮拳能变横拳。土生金，所以横拳能变劈拳。

生克申讲

拳法意来本五行，生克里边变化精，学者要得真消息，只在眼前一寸中。

踏 扑 裹 舒 绝

踏者，如踏毒物也。扑者，如猫虎之扑物也。裹者，如包裹之不露也。舒者，舒展其力也。绝者，抖绝也，一绝无所不绝也。

内外相见合一家

震龙兑虎各西东，朱雀玄武南北分，戊己二土中宫位，意为谋引相配成。眼耳口鼻外五行，手足四梢并顶心，久练内外如一气，迅雷电雨起暴风，拳无拳来意无意，无意之中是真意。诚心炼养精气神，近在眼前变化中。固灵根而动心者，武艺也。养灵根而静心者，修道也。动则为武艺，静则为神仙。

心仁 肝义 肺礼 肾智 脾信

夫将才有九，道之以德，齐之以礼，而知其饥寒，悉其劳苦，此谓仁。将临事无苟免，不为利挠，有死而无生，奋力以夺之，此之谓义。将贵而不骄，胜而不恃，贤而能下，刚而能忍，此之谓礼。将奇变不测，动应多端，转祸为福，临危制胜，此之谓智。将进有厚赏，退有严刑，赏不逾时，刑不择贵，此之谓信。将足轻戎马，气盖千夫，善用短兵，长于剑戟，此之谓步。将登高履险，驰射若飞，进则先行，退为后殿，此之谓骑。将气高三军，志高强敌，怯于小战，勇于大敌，此之谓猛。将贤若不及，从如顺流，宽而能刚，简而能详，此之谓大将也。

游艺引

盘　根

盘根三步起无因，配合分明天地人。

要把此身高位置，先从本实炼精神。

旋　转

丈夫学得擎天手，旋转乾坤明不朽。

岂只区区堪小试，宏图大业何难有？

旁　通

不是飞仙体自轻，居然电影令人惊。

看他挑拨奇谋势，尽是旁通一片灵。

冲　空

一波未定一波生，仿佛蛟龙水面行。

忽而冲空高处跃，水中翻浪细思寻。

熊　意

行行出洞老熊形，为要防心胜不伸。

得丧只争斯一点，真情寄予有情人。

声高雄勇令人惊。

鹰　势

英雄处世不骄矜，遇便何妨一学鹰。

最是九秋鹰得意，擒完狡兔便超升。

虎　风

撼山容易撼军难，只为提防我者完。
猛虎施威头早抱，齐心合意仔细阅。

鹏　情

一艺求精百功成，功成云路自然通。
扶摇试看鹏飞势，才识男儿高世风。

雷　声

夺人千古仗先声，声里威风退万兵。
就是痴情天不怕，迅雷一震也应声。

风　行

为嶂封姨刀最神，拆花吹柳转风轮。
饶他七处雄兵还，一扫空尘一路空。

葆　真

六朝全盛庆升平，武事仍随文事精。
安不忌危危自解，与人何事更无争。

麟角刀

钢经百炼始在刀，良将争功胆气豪，
真至图形麟阁上，才知利器得名高。
刀添一角妙无穷，隐隐祥麟惠爱深，
刹以济仁仁得普，秋霜原不碍春风。

凤翅铛

军中兵器忽呈祥，两翅居然似凤凰，
可是似禽还羽化，古来阵上一翱翔。

师真谁见凤来仪，有器先呈全盛机，
欲媲岐山鸣瑞美，洗兵天苑太平时。

盘 根

根株于带阵相因，盘结多端赖有人，
猿背封侯谁可恨，千钧一发见其神。

旋 转

翻身向天仰射手，左右旋转名不朽，
果毅既成岂小试，唐臣褒鄂功亦有。

旁 通

何尔一瓶载若轻，诙谐上殿寺人惊，
任凭施尽弓弩法，仙籍旁通万变灵。

冲 空

武里勇力冠群生，夺得昆仑无夜行，
直凝将军天外降，冲空霹雳使人惊。

翻 浪

落花流水面文章，韬略无须畏强梁，
八阵翻浪千载仰，须臾变化就能量。

熊 意

桓桓写出老熊形，山麓藏身意欲伸，
祁艾爪牙瞬一试，群惊辟易万千人。

鹰 势

风尘同处曷容矜，飞跃苍茫试学鹰，
势岂空拳爪力勇，擒拿奸兔不落空。

虎 风

风云成阵又何难，环卫储胥士卒完，

蒙马虎皮成霸绩，陈师予可同参。

鹏 情

武穆天成百战功，不烦指教自然通，

翼云忠以金牌并，鹏亦因情转世风。

风 行

飒爽英姿信有神，腾赛无碍轶双轮，

试看行止真暇整，指顾风生净翅尘。

雷 声

谁将旗鼓壮军声，凯唱欢呼退敌兵，

岂是空谈三捷武，闻雷失者自应惊。

葆 真

梯航万国颂承平，奋武拨文事有精，

善性葆真洵可乐，行将雀鼠念无争。

立法（不与平素一样头顶天足抓地）

先定心，心定神凝，神凝心安，心安清静，清静无物，无物气行，气行绝象，绝象觉明，神气相通，万象归根，合为一气。

手中诀窍

一阴到中，二阳开，三阴到中，四翻阳面乳，五阳出，六阴到中，七阳开，八到鼎，九落耳，十阴出，十一翻阳，十二翻阴骑马，十三阴到中，十四面乳，十五举起下地三墩，十六挑起面乳三墩。

大指属火为心，食指属木为肝，中指属土为脾，无名指属金为肺，小指属水为肾。心沉、肝吃、脾入、肺凛、肾敌。

用气诀法

眼上翻属阴，阴气落在枕骨，鼻一属阳，阳气落在腭角，脾气紧，心气沉，肝气顶，肺气一弩落肾经，心沉一气自然成。

引气法

目视鼻，鼻对脐，处处行迟不可移，撒开二六连环锁，一点灵光吊在眉。

周天法

紧撮谷道内中提，间尾起拥节骨意，玉枕难过目视鼎，来到丹田存消息，往前又是鹊桥路，十二时中降下池，锁住心猿拴意马，要立丹田海底基，一时快乐无穷尽，返本还原心自知，久练自成金刚体，百病皆除如童子。

得真法

混元一气吾道成，道成莫外如真形，真形内藏真精神，精神合真气，方为吾道成。养灵根而动心者，敌将也；养灵根而静心者，修道也。武艺虽精窍不真，费尽心机枉劳神。祖师留下真妙术，知者不可枉传人。正不必一拳打倒门外汉，亦不必一脚踢翻陵阳判。英雄好武本桢干，况是将门三军冠。羡君亲身来自算，英姿飒爽动里开。每向射圃张弓按，壁上观者咸称赞。更有盘根葆真算，旋转旁通功不断。忽然冲空翻波浪，鹏虎鹰熊来天半。雷动风行勇且悍，凡此诸法在平旦。学步邯郸俱惊叹，功夫全贵不凌乱。笑余学道未一贯，终日只知守书案。安能与君邀汗漫，博得伟躯好俱换。

附录一：

学习武术感想笔记

张宝扬　何守歧/口述　李更新/整理

以弘扬形意拳为己任
——小记形意拳家张宝扬
（胡丽娟）

无论是北京形意拳界，还是全国形意拳界，提起年逾七旬的北京形意拳研究会前会长张宝扬先生，都是敬佩的。对他的谦和、踏实、勤恳，以及为弘扬形意拳术、推动形意拳发展所做的努力，都是一致赞扬的。张宝扬先生原籍河北省束鹿县（今辛集市），1922年生人。20世纪50年代初（1953）拜名师王继武先生为师，习形意拳兼学正骨按摩，为入室弟子之一，拳医双传，至今数十年练功不辍。王继武师的倾心相授和师伯张祥斋先生的心传，使他在同门师兄弟中倍受敬重，师兄弟推服其功力精纯。张宝扬先生勤奋习武，也诚心请益，从不自矜，做到"练拳有二勤：腿勤，有高吾者，勿畏路远，诚心求教；口勤，虚心求教"。所以，他娴于五行、十二形等拳路和器械，尤其是本门精髓"拳""三棍"及独有器械"镖针"，颇具心得。曾从师贾梦莲习针灸。

张先生牢记师训，以弘扬形意拳为己任。他先后授徒数十人，且循循善诱、倾囊相授。其爱徒杜福堃秉张先生教诲，已在捷克设武馆，为中国武术走向世界做着实际工作。

研习拳理是极为重要的习武内容，张先生十分重视拳理研究。当师兄王金雨编《形意拳谱新抄》时，张先生多方面投入，大力支持，参与探讨。

他还指导师侄王焕声整理编写《心意健身功十六势》，打印成册。此二书于20世纪90年代初由美国高尚出版社社长马德安翻译后，以《形意内功》为名在美出版，并销售到加拿大、澳大利亚、英国等地，再次为中华武术走向世界迈出一步。

20世纪80年代初，张先生与京城几位同仁倡议并发起组织北京形意拳研究会。在筹备阶段，无论工作多忙，他总是提出有益的建议。几经努力，研究会终于在1983年正式成立，张先生被选为第一副会长。以后曾任代会长，于1986年任会长之职，直至1991年因家事不得不辞去会长职务（曾受聘为北京形意拳研究会第三、四届顾问，第五届为形意拳研究会监事组副组长，第六届由形意拳研究会常委会公推为名誉会长，第七届仍被推为名誉会长）。

张先生主持会务期间，团结同门拳众，经常骑车到近郊家访会员，经常举办拳理讲座，进行技艺交流，并于1986年举办全会散打比赛。特别是在1990年，北京形意拳研究会成功地组织了第一次全国形意拳交流会，山西、河北、山东等省市的兄弟组织均热情组队参加，并在此基础上成立了各兄弟组织的联谊会，以期为正式的全国性形意拳组织的成立铺路。

看到形意拳蓬勃发展的势头，张先生说："作为一个普通的形意拳习练者，看到这样可喜的形势，内心感到无比的欢欣鼓舞。我愿将自己的余年和绵薄之力，奉献给形意拳事业的发展。"（摘自《武魂》1995年第11期，总第89期）

我父亲1973年仙逝后，我多次到北京前门草厂七条拜见王继武师爷，师爷给我讲，心意拳是一盘道，练的性灵炁，不要乱了方寸。还教我十六式、三体式及正骨等，给过我他写的资料。在1991年，师爷仙逝，我只好去找师爷的徒弟张宝扬师叔继续学习心意拳等，师叔给我一本他练功的感受记录，2015年，张宝扬师叔过世。2009年，我从罗马回国，和董子瑛的徒弟李国有师叔联系上了，一起去白云观练功拍摄。2017年，请李国有师叔传承六合心意拳，每周李国有师叔去公园，热心细致地教张超中、曾传辉、吴春明、李孝鹏、茹凯、姚秋莲、吴继全等十多人学习拳法。

目 录

学者拙想，武术历史，就是人类生存史。原始人类、动物都要生存，就出现了弱肉强食，直至现在，依然强存弱汰。原始社会以来，人与人斗，人与兽斗，部族与部族斗，地区与地区斗。至今国与国斗，仍旧恃强凌弱。武者是格斗，术者是方法。强者欲称霸天下，方法有武力威胁、经济掠夺、挑拨离间等，无所不用其极。弱者为求生存，就不得不自强，以求平等，和平共处。谈到人体功夫——武术，各个门派都是以巧妙的格斗为中心。巧妙的格斗是实践出来的，经过聪明细心的拳师创编整理，成为套路。门派各有千秋，绝对不是什么仙传神授。成为武术高手，要有三个条件：一要体质强，所以首要健体。二要艺术熟练高超，所以要钻研升华，拳无定招，遇缘法生。三要有拼搏精神。所以说，当进不进，必有胆怯之心。

应当区分搏击者武术和无搏击者体育健身。形意拳的特点：朴实，简单，好学，实用。

（另：师伯张宝扬嘱予刻演练光盘，故以下介绍并无图像说明。）

第一部分：心意健身功与导引

我师教拳，首先注意健身为主，先练健身功（即十六式），活动周身筋骨，以免骤然用力损伤，也是练拳前的预备功。第一，每个式子都可以独立地作为健身的功法来演练。第二，每个式子都有一定的攻防意识暗含其中。第三，整套练习可使全身各部位得到锻炼，可做练功前的准备活动。第四，加之调息、意念可做内修，可做练功前的导引功法，以舒展筋骨引领气血。这套功法是师王继武于 1936 年整理编制完成的。有的名称古老难懂，学者改为现代名称，可以顾名思义，另有歌诀，易记易学。这套健身功是以健身为主，但也内含攻防之法、练功要领：

一、调身：每一式虽运动的部位不同，但在演练时身式不能散。散则气血不能相通。发力要整，整即全身发力，乃六合（六方）之力。要力达四梢，非手、肘间或部分肢体之力也。要体验足与地的附着力。

二、调息：呼吸乃吐故纳新。吸气时平和注入丹田；呼气时发力，气要吐尽。调匀气息，绵绵不断；一吸百脉皆开，一呼百脉皆闭；吸则气聚丹田，呼则力达四梢；所谓呼吸合道。同时闭口合关，双桥搭住，气脉畅行，使口不发干，气不外泄。

三、调意：练功时要平稳专一，体会意动形随。发力时要注重于内三合的体验，即心与意合，意与气合，气与力合。意守丹田，吸气时沉入丹田，呼气时徐徐发力。气之一升一降，体验一气伸缩之道也。丹田鼓荡，形神合一。聚气于丹田，运气而达四梢，乃一聚一运之功，练之可得也。

切记要领，各式雷同，不再赘述。

练法如下：

1. "抡转双臂似封闭"，原名"混元一气"。演练起式，立正式，左足横迈一步，下坐成骑马式，双臂曲肘，胸前抡转，先顺时针，后逆时针，次数自定，顺逆相等。

2."左右横捋"，原名"龙周身"。马桩不动，自左至右。左手似托肘式，右手似扣腕式，有捋带之势，由右至左，改变为右托左捋。

3."悠捶贯顶"，原名"开关舒络"。马桩不动，先左后右，右掌护左胸，左手握拳向前转下转后转上转前一周，自定次数。再由前转上转后转下转前一周，次数相等。左臂做完，再做右臂，次数与左臂相等。

4."上下拍掌"，原名"朱雀玄武南北分"。站成立正式，先在头顶双掌对拍，再下双臂后对拍，次数自定。

5."托天触地"，原名"擎天固本"。进步环视，此式两个动作：（1）仍以立正之式，双手互叉，高举顶上，左侧抻腰，右侧抻腰，后仰抻腰，伏身双掌触地。转腰触正中和左右侧，上下几次后做第二个动作。（2）双手仍交叉，迈左足，成弓箭步。交叉双手，由右侧伸两臂成圆形，举过头，身体慢慢向左侧转，转至极处，眼看后足跟，再回原处，收左足迈右足，双手仍交叉，和左侧动作相同，两侧次数相同。收式成立正式。

6."擎天按地"，原名"虚足单举"。仍以立正姿势，两腿微屈，如猴子的腿。两手握拳于胸腹，左拳在腹，拳心向上。右拳在胸，拳心向下，左拳由下上举变掌，自左头侧上擎至极处，左足随左手上擎时，左足跟慢慢上提，左手下落至胸前时握成拳，左足跟也随即落地。左手上升时，右手自胸前经右侧向下按，按时变掌。左掌下落至胸前握拳时，右掌握拳至胸前，掌心向上。即开始练右侧，方法与左侧相同。

7."旋颈伏仰"，原名"凝神顾踵"。仍立正式，身体四肢不动，两目平视，头徐徐向左转，旋至极处，目光由肩向后下看，意视足跟，再由左向右徐徐旋转，仍至极处，向后下看，往返数次。再做头项俯仰，俯仰次数相同。

8."搓掌扭项"，原名"猿背活血"。仍立正式，微屈腿下蹲，同时左手屈肘上举至面左侧，手心向右，右手去搓左手心。头向右扭，同时左足跟提起，足尖点地，搓几下后，双手落至身体两侧，如此左右交替，次数自定。练习完毕，恢复立正式。

9. "震颠脊背"，原名"背后七点"。仍以立正式，屈膝下蹲，臀腿贴紧，两手握拳，手心向里，至胸前，随身起立，足跟提起，身体直立，两手举过头顶，两拳变掌，手心向外，猛地下蹲，臀贴小腿，起到震颠作用，同时双掌猛力向下劈盖，起身吸气，下蹲呼气，并带"哈"声，呼出浊气，起落只做七次。

10. "双拳砸背"，同原名。体形成骑马式，两手握拳，由下悠上，砸于肩上肩井穴，再双拳悠下至两胯间，再向上悠砸，身微后仰，向下悠时，身自然前倾，如此上下悠砸，次数自定。

11. "旋腰固肾"，同原名。两足分站，稍高于骑马式。两足不动，两手叉腰，大指在前，四指在后，中指点腰眼（肾俞），身首自左向前向右向后回左一周，顺时针转，自定次数。反向逆时针旋转，次数相同。

12. "左右调胯"，同原名。立正开式，左足横向迈出一步，身体下蹲，臀贴小腿，重心落在右腿，两足尖平直向前，足腕弯曲，成扑步式，上身向左转，双手由胸前做劈拳式三次，左手在前，右手在后。重心由右移至左腿，依然做劈拳三次。右手在前，左手在后。往返次数自定。

13. "扶膝旋腿"，原名"扶膝调络"。以立正式，双腿并齐，两腿弯曲约90度，双手扶膝，掌压髌骨，双腿顺时针方向自左向右旋转数次，再逆时针方向自右向左旋转，次数相等，再做两腿屈伸，两腿绷直，随即下蹲，臀贴小腿。上下次数与旋转相等。

14. "揉膝耗腿"，原名"健络揉膝"。立正姿势，左足向前斜伸一步，45度角，膝关节绷直，足跟着地，足尖翘起，两手重叠，轻揉髌骨后，伏身向前，腰胯着力，弯臂屈肘，两手互握前臂，左侧身右肘触足尖，右侧身左肘触足尖，往返触足尖数次，再以两手紧扳足尖，头抵足尖。习完左腿再练右腿，练法相同，次数相等。

15. "阴开阳合"，原名相同。立正姿势，左足横迈半步，与两肩宽，腿微屈，全身放松，两臂前伸，与肩相平，手心向下，向两侧展开，仍与肩平，即是阴开。做深吸气，再将两侧手心翻上，向胸并拢，向外呼气，即是阳合。如此往复，次数自定。

16."踢臀调气"。以立正式，身体不动，只用两足，左右交替，倒踢臀部，调理气血，放松身心，次数自定。附有歌诀。

心意健身功

双手轮转似封闭，前托后扣横捋力。

悠捶贯顶前后抡，上下拍掌身挺立。

双手托天又柱地，前进一步转环视。

一手擎天一按地，身形好似猿猴意。

左顾右盼眼后看，头部伏仰颈椎力。

搓掌扭项身半蹲，震颤脊背呼浊气。

双拳砸背身后仰，往复旋腰肾受益。

左右调胯身式矮，转膝屈伸足抓地。

揉膝耗腿须弯腰，阴开阳合肺疾去。

足踢臀部气下调，心意功法十六式。

形意健身功（卧式）

心要静	气血清	晨昏练	卧床功	搓双手	温度升
干洗脸	血脉通	手擦目	视力清	擦鼻旁	呼吸通
叩牙齿	固齿宁	空漱口	津液生	手梳头	神气清
擦颈项	可去风	鸣天鼓	响咚咚	按双耳	听力聪
搓上肢	要循经	随而济	是补功	拳擦腰	防腰痛
揉膝骨	关节轻	搓下肢	亦循经	外侧推	内回行
搓足心	益肾精	搬足尖	足踝松	推右肋	平肝风
推左肋	脾胃通	揉神阙	手心空	推任脉	三焦通
久练之	病不生	坚持做	莫看轻	前人传	形意功
留后世	济病翁				

动静气功歌诀（坐功）

为健身	练气功	坐端正	身放松	调呼吸
细长轻	眼微闭	神安凝	守丹田	意集中
排杂念	万思空	子午功	任督升	卯酉功
转脐中	静坐后	即收功	再按摩	血脉通
干洗手	洗面孔	擦眼鼻	摩耳功	手梳头
擦头顶	摩池府	可去风	鸣天鼓	咕咚咚
搓足心	腰要弓	搓足背	手莫轻	擦双腿
先阳经	往回擦	后阴经	拳擦腰	健肾功
擦双肩	阴阳经	推肝脏	能息风	搬左肋
心舒松	推任脉	气下行	揉神阙	肚脐中
手要抓	足要蹬	练完毕	觉轻松	即入睡
梦少生	看效应	实践中	坚持练	持之恒

练拳次序

练完健身功（十六式）活动筋骨热身后，开始站桩，充实内力，打好基础。形意桩功有两式，一单重，二双重，单重双重是对两足承受力而言。单重即三七步，前足承受力十分之三，后足承受力十分之七；双重即双足承受力均衡。两式又是练拳起式，一名三体式，三体是指躯干、手、足；一名三才式，三才者，取天之气，用地之力，凝表体内丹田，充实周身，增强体质，动为运用，静为蓄力。天地人曰三才。

桩功含有五弓之形：颈椎躯干为一弓；两臂为两弓，似直非直，似曲非曲；两腿为两弓，含胸则拔背，沉肩则垂肘。桩功更含三心要空，即头顶空，竖颈则头空；五指鹰爪，即手心上提为空；足趾抓地足心空。所谓外三合，肩与胯合，肘与膝合，手与足合，一切姿势都被心意支配，充实气血，而为内外六合。所以桩功是根本的基础，练好桩功，架势好学。

我们两种桩功即是拳的开式，单重也起于立正式，身向左转 90 度，同时两臂由左右展开，两手向前方，上下相搭，右手在上，左手在下，如扒山式，拉至胸前，身向左转时，右腿后撤一步。身微下蹲，左腿撤正腿内踝，左足平悬。再右手抑前抽回，左手前劈，同时左足迈出，成三体式。

双重三体式，仍以立正式，两臂伸直，与肩相平，同时右足后撤一步，向左转身 90 度，身体微蹲，左足撤至右踝内悬足。同时两肘两臂屈肘握拳于胸前，继续双拳变掌，左掌斜向下前推，右掌向下后拉，成撕争之力；同时左足迈出、抓地，随即右腿提起成 90 度，同时右臂伸直，向前直挑与肩平，似蛇形，连续右手护左肩，右腿后撤落地，左腿随即后撤悬足于右踝，不停地向前迈出，左臂向前挑起，转腕成劈掌，归到三体式。

移动桩（活步）练法：移动桩既可以练进退又可练身法，但不遵循练趟子和套路时的步骤和步眼，两足可以随意进退，而是遵守拳的起式、落式、要领去演练的一种活步练法。练时可以用心体会后足的蹬力及前足的踩踏力；可以体会两足对地的吸附力；可以体会身法出入；可以修炼拳的练法及劲力；可以修炼爆发的整劲；同时也能在桩功的基础上练活式子以便活用。总之移动桩的演练是不可缺少的基本功训练，既可以演练拳而体会发力的整劲及身法、束长、起落、�翻，又可以体会桩功的所有要领，是静与动的结合。注意，用"要领"这把尺子去衡量你的静（即桩）是否合格，你的动（包括架势、起落、进退、身法、步法、拳法）是否正确，此乃异曲同工之妙。

移动桩可以用心体会后足的蹬力。在站桩后，可将前足收回而再发出，在发出时要体会后足蹬地、合身而去的劲力，同时手可以拳或掌，亦可将前足收回踏地，而将后足发出，拳亦配合而发出。其式子不定，拳掌不定，即在原地倒脚反复演练，用心体验足蹬地时身体所得到的驱动力。同时还要体验发出去的足踏地的力量，踏要踏定，如踏毒物。

移动桩可以体会两足对地的吸附之力。站稳桩后，将前脚收回踏地，而后再发出；或将前脚收回踏地，而将另一只脚发出。总之，在一回一出当中，体会一蹬一踏的足底与地的吸附和抓踏的感觉；吸则生根、稳如大树，才有"风吹大树摆枝摇"的体会。要足趾抓地，用足掌、趾吸附，还要找到蹬、踏之力。其发足方向随意，拳式随意；不得拘紧，用心即得。

移动桩可以体会身法。脚下步法如前所述，一回一出随意，重点去体会身法。在前脚收回时，即是束身之起势；无论欲发什么拳，束身之起势在于这将发而未发之时的体验。在连续演练趟子之前，把身势校对准确，发拳时出足亦同理。要体会其长身而落之形，合身发力而去一击。

移动桩可以体验拳的练法和劲力。此练法比定步者更进一步，不仅是去体验拳的出入，更加之以身法，加之以步法，进而体会拳的劲力。各拳各式皆可在这方寸之间、一步之地去用心演练，去体会拳的起势、落势，进而在练趟子时才能更准确地把握身法和劲力。

移动桩可以体会爆发的整劲，可以在体会拳的起落蹩翻时校正身法，练习身体的协调性和灵活性，使身体和发拳配合一致，达到完整境地，发出整齐的力量，即体会身体的爆发而出之力，即发拳如点炮，一触即发，合身而去之力。

移动桩的练法也是在没有场地之时随域而练的一种功法，它同我们练单式子、打复式拳的道理是一样的，只不过更随意、更不拘于格式，而功夫是一样的。

第二部分：五行拳与阴阳五行学说

起式即是练拳的开始，单重、双重都可以，那就是我初练时的基础拳，也称母拳。诸拳变化由母所生，即是五行拳，五种形式动作，单一朴素实用，用五行名称，说明我们的前辈祖师的聪明智慧，借古人的传统代号"金、木、水、火、土"的生克制化、变化无穷，体现了阴阳互变的作用。

阴阳学说，描述的是自然界中相互对立、相互制约、相互促进、相互转化的一种自然现象。我们没有必要去研究太极虚无生一气，便从一气产阴阳，阴阳生两仪，两仪生四象，四象生八卦，八卦又有九宫等说道讲的是什么，是不是在说"道"讲"法"，是不是牵强附会。形意拳讲到阴阳时常用"阴阳奇正"来讲身法及身势。"阴阳"一词指两仪变化，"奇正"一词则出于《孙子兵法》中"势"这一篇。我们现在来读一下部分章节："孙子曰：凡治众如治寡，分数是也；斗众如斗寡，形名是也；三军之众，可使必受敌而无败者，奇正是也；兵之所加，如以破投卵者，虚实是也。凡战者，以正合，以奇胜。故善出奇者，无穷如天地，不竭如江河。终而复始，日月是也。死而复生，四时是也。声不过五，五声之变，不可胜听也；色不过五，五色之变，不可胜观也；味不过五，五味之变，不可胜尝也；战势不过奇正，奇正之变，不可胜穷也。奇正相生，如循环之无端，孰能穷之？"前辈借用"奇正"一词，是否是在讲兵法，是否教我们借势？而又和阴阳放在一起说，是否是让我们懂得兵法还要通晓阴阳呐？故拳法和兵法也是分不开的。我觉得只要能帮助悟道的，都要去研究；因为前辈与我们的文化背景不同，要学一些古老的文化，才能更准确地理解前辈的寓意。另借阴阳而寓刚柔，刚属阳而柔属阴，阴阳相济，始可孕育化生。独阴不生，孤阳不长。重刚而过阳易折，重柔而过阴无力。《周易》曰："一阴一阳之谓道。"天地乃阴阳之始，故以天地、万物、形象而论阴阳。"夫道，一而已矣。"古人云：何谓天道，修性养命，尽人合天是也。何谓人道，五伦五事，克尽其职是也。《周易》一书，隐性命于阴阳之内；《中庸》一部，寓天道于人事之中。但是说到阴阳时，练拳是符合阴阳学说的。阴阳学说是古人用来解释矛盾双方互相对立、互相依存、相互制约、相互演变的自然现象的理论，是古人总结的客观规律，古人称它为"天地之道，万物变化之纲纪"。故不懂阴阳，便不知"道"也。但练拳能符合阴阳学说。拳有阴阳之分，向外翻或去而出者为阳拳；向内收而回者为阴拳。拳之伸缩、开合、出入、动静、虚实、横竖，身之束展、进退、收放、展转、腾挪、纵横、跳跃，皆是用阴阳来划分的。故讲：起手便是阴阳，处处不离阴阳。气有阴阳之分，吸而入者为阴，呼而出者为阳。人体有阴阳之分：胸腹及肢体内侧为阴，脊背和肢体外侧为阳。练拳时有阴阳之分：静而未动，发而未发为阴；动而去击，起而落翻为阳。交手时亦有阴阳之分，去为阳拳为打，回为阴拳为顾；阴阳相克、互相制约也是用来制敌取胜的依据，等等，这些包括横竖制约都是用阴阳来解释的。至于阴阳之间的变化关系，在拳里讲得很多，起手便有阴阳之分，动静皆用阴阳来讲。与对方交手时也用阴阳相克来进攻和防守，起手便是阴阳，身之去回也要知阴阳，处处不离阴阳，却都符合阴阳学说。而初学者暂不作深层探讨，但要知其情、晓其意、体会其理、练出刚柔相济，要打出明劲，还要含着暗劲，要在练中去体会阴阳。

五行学说，是以木、火、土、金、水五种基本物质的功能、属性及运动变化，来论述推演事物间相互关系及运动变化规律的学说。五行学说在形意拳中的运用更是广泛。正如华佗发明五禽戏，是五行学说由医学理论范畴向运动健身领域的发展和进步。古人就已发现，运动与人体及内脏是有直接关系的，有益于脏腑的运动即是健身运动，这也是五禽戏及形意拳的理论基础。五行学说在形意拳的演练及应用方面还是比较贴切的，但不可深究硬搬。五行学说认为：宇宙间的一切事物都是由木、火、土、金、水五种物质的运动变化构成的，而形意拳是以五行拳（劈拳、躜拳、崩拳、炮拳、横拳）为母拳，配之五行学说。劈拳属金，对应内脏为肺；躜拳属水，对应内脏为肾；崩拳属木，对应内脏为肝；炮拳属火，对应内脏为心；横拳属土，对应内脏为脾。五行学说的主要内容则是五行相生相克的变化规律，其相生是木生火、火生土、土生金、金生水、水生木，而五行相克则是木克土、土克水、水克火、火克金、金克木。而五行生克理论在五行拳中能够讲通，照其应用也很灵便，但不宜深究。如肺属金，那么有了肺病去练劈拳能不能治愈？部分老拳师认为能治或有益于治愈。我认为这没有经过科学的论证。至于练功，还要具备身体条件，要适度才能有益，如果有了病则更要适度。至于防病是敢肯定的，但不一定刻意追求劈拳属金就防肺病，躜拳属水能防肾病。这是不对的，是不科学的，要全面锻炼，才能有健康的身体，才能抵御疾病，这是科学的。我认为五行拳是老前辈根据五行学说加上中医理论在人体内外的理论实践而创编的，故形意拳有内五行和外五行之说道；是前辈总结了五种实用的打法，也是在对敌时最好使的五种招数。根据五行学说去完善了这五种打法，并把五行学说在健身运动上加以发展，是有益于五脏的运动，是将人体内五行（即内脏）与外五行（即运动形势）完整统一的运动，是把拳形象化的进步。五行拳借助五行学说使学者更方便记忆，更便于理解，更便于灵活运用。因为我们的前辈已经把五拳的变化融入五行学说，使五拳的应用变化符合五行相生相克的理论。

五行相生。金生水，故劈拳能变化出躜拳，也就是说在使用劈拳击打对方的时候，对方的手则侧重于防护上部而上挑保护面门，你应很熟练地变换出躜拳去击下一手。依同样道理，水能生木，故躜拳能变化出崩拳。木能生火，故崩拳能变化出炮拳。火能生土，故炮拳能变化出横拳。土能生金，故横拳能变化出劈拳。当然这只是一种应变方法。又土能生万物，故横拳能变化出五拳，也就是说在使用横拳时，前辈讲"起横不见横"，横乃顾法，一伸手去接招便是横，一搭手便是横；横可破诸法，可变化出万法；下一手变化出哪一拳都对，要看对方哪里有空，就用相应的拳去击打。但前辈先告诉我们一手，是在提醒我们，出手要连续，不要停顿，才能取胜。如果你运用纯熟，不假思索，有空即进，无所谓变换什么招数，都是正确的。正如拳谱中所讲："拳无拳，意无意，无意之中是真意。"这是一个很高的境界。

五行相克。金克木，因劈拳似斧属金，崩拳似箭属木，故劈拳能破崩拳。也就是说，敌方要用崩拳击你时，你可以用劈拳还击，但这也仅是一种方法。同样木克土，因横拳起落似弹属土，故崩拳能破横拳。因土克水，又躜拳似闪电属水，故横拳能破躜拳。而水克火，又炮拳似炮属火，故躜拳能破炮拳。又火克金，故炮拳能破劈拳。当然这也只是一种应变方法。

五行相生讲述了一种接手的方法，即打出一手，应有第二手接着去打。而五行相克则是讲了一种破手的方法，即敌方打来一拳，你应有一招去应变破解。用五行学说相生相克原理这个古老的理念，来教给我们至少一种方法去应敌，既方便记忆，又便于理解，可见前辈用心良苦。五行拳与五行学说理论的结合，在实践中和健身意义上的收益是不言而喻的，只要用心练拳的都有体验。

五纲论。形意拳传说是岳武穆王（岳飞）所创，是合五纲十二目（始为十目，由十大形拳而来），而统全体之功用者。取诸形于身内，则使全体自强不息，四体百骸合天地之道，能洁内而华外。以天为一大天，人为一小天，以人去合天地运行之道为理念，至使拳则真意、真劲诚于中而形于外。束身下气，吸气开胸，意勿外驰，诚心守中，善养浩然之正气。故形意拳以五拳为五纲，以十二形拳为十二目，又有五纲论之作。

第一纲论：头若顶天，颈须直竖，闭口藏舌，津液还丹。用拳要卷紧，用掌要有气。不前俯后仰，不左斜右歪，劈拳似斧，属金养肺。

第二纲论：意贯周身，运动在步，两手往来，势如连珠。前足不宜里扣，后足似顺非顺，不可外横，似横非横，崩拳似箭，属木舒肝。

第三纲论：两肘不离肋，两手不离心，躜翻要进步，总是要齐全。两股两肱似直非直，似曲非曲，有阴有阳，中气稳也，躜拳似闪电，属水补肾。

第四纲论：气存中脘，机关在腰，两肩松开，取其虚中，刚则虚浮，柔则沉实，沉重如山，气透肌理，炮拳似炮，属火养心。

第五纲论：胸膛开展，小腹下垂，臀弗欠起，谷道上提，扭身拗步，顺势抢行，形同拧绳，内开外合，定宜扣胸，横拳似弹，属土和脾。

总之，既学拳术，只可养成精气，不可养成刚气也。此五纲论为形意五行拳身、手、足规矩之准绳，习练者自悟。

五纲论在练习五行拳的劲力、身势及属性方面做了明确的阐述。五拳各有所属、各有所练，气血要点尽在其中。

五绝练法。踏、扑、裹、舒、绝，此为五绝练法，是形意拳的精髓，是我们练拳和应用所须遵循的法则。它教我们练的是五种劲力。只有按照五绝练法去锤炼，才有可能进入更深一层功夫的体验；只有按照五绝练法去实用，才有可能使你所用的手法更有效地击败对方。

踏者如踏毒物也；扑者如猫虎之扑物也；裹者如包裹之不露也；舒者舒展其力也；绝者抖绝也，一绝无所不绝也。

踏是足要踏死不动；扑是浑身、双手全劲扑去；裹是两手不露踪迹；舒是内外用力，外则足蹬，内则雷声应于外，内外相合而舒畅；绝是两手出入用抖劲。

五绝讲了五种劲力，前辈的论述，老师的讲解，还要加上个人的体会。踏则蹭入踏实；扑则全体整劲冲进；裹则身体内外合一；裹紧爆发而出；舒则伸缩舒展不拘力，使力达梢节（顾而包裹不露，打则伸长至梢。如拳谱中讲："束身而起，长身而落。"）；抖则抖如山崩，迅猛刚烈。五绝亦谓之五毒、五恶。练时要按解述去体会。

六合论。心与意合、意与气合、气与力合为内三合；手与足合、肘与膝合、肩与胯合为外三合；内外如一，谓之六合。左手与左足合，左肘与左膝合，左肩与左胯合；右者与左同也。以及头与手合，手与身合，身与步合，心与眼合，肝与筋合，脾与肉合，肺与皮合，肾与骨合。总言之，一合无一不合，一动无一不动，五行百骸悉在其中矣。

劈拳似斧，代号为金。就是向下劈砸，简单无华。起式之后，左手裹钻成拳，高与口平，同时左足向前垫半步，足尖微向外斜，右足跟步，悬足贴于左足内踝，同时右拳置于左肘内侧，不停地向前钻劈，左拳同时变掌向后拉至腹前，同时右足前一步，左足跟半步。几个动作连续完成，即是右劈拳。左劈拳换侧，动作相同，只有回身时，后足跟在前足的后面，与前足成 90 度。前足转足回扣，后足悬足贴于前足内踝，同时劈拳裹钻变拳。后手打出劈拳，收式单重双重均可。起式用单重则单重收式，起式用双重则双重收式。

单重收式。回身后必须右手打成蹭拳，右足成横垫足。左手出劈拳，同时左足上步，成三体式，双手前伸成扒山之式，拉于胸前，身向右侧转90度，两手从两侧由下向上经胸画一圈成立正式。

双重收式。回身后打成三体式，再打上步崩拳，继打退步崩拳，左拳曲肘于胸前与肩平。继续左拳变掌向下前推，在曲肘同时左足前进，悬左足贴于右踝，在左拳变掌向下前推时，左足向前进一步，同时左掌向下前推时，右掌向腹部后拉，两手成撕争之力，身向右转90度，双手由两侧画圈成立正式。每趟拳的起、收式都是如此，后不重叙。

躜拳，五行代号水。水者无孔不入。锻炼时只往上钻，运用时见空即钻，练习套路皆由立正开式到三体式，步法不离鸡步。开始由三体式左足向前，垫步，右足进步，右足在左踝部略停，立即进一步，左足紧跟半步。大部分套路都是这个步法，俗称鸡步。同时其手法，左手原以劈掌上仰变爪，有抓敌腕之式，向下捋拉至腹前，同时右手由胸前钻出，欲击敌下颌部，手足齐动，成为右躜拳。再进左躜拳，与右躜拳相同，只是换了方向，回身仍以后垫步与前足成90度，向回练，收式仍归三体式到立正式。

崩拳，五行代号木，并称似箭，说明直击，并且有力。前进手有锉之力而沉重，回来手如钩杆，有拉带之力，步法不同。起式仍以三体式，两掌握拳，左足上步，右足跟步，落实在左足里侧，比左足后半脚，有震脚意，增加全身整力，同时左拳撤至腹前，右拳于左拳手腕上出击，继续下练，仍以左足前进一步，同时左拳从右拳手腕上出击，以上的动作，成为崩拳的一个组成部分，继续前进，仍是如此。到回身时，打出右崩拳后，随即撤至腹部，左脚回扣135度，右腿提起，右拳上钻，不停左掌劈出，右脚落地，身形要矮（狸猫倒上树式），继续向回打崩拳。回身后归三体式收式。

炮拳，五行代号火。火焰上，有架打之式，可以攻防齐用，练法仍以三体式开式。左足垫半步，双手握拳于腹前，右足同时上步，紧贴左踝不停迈出一步，左足跟半步，成鸡步的组合。同时右拳上举稍过头，转腕外拨，防敌击头，同时左拳直击敌之胸部，完成右炮拳。左炮拳与右炮拳相同，只是变方向，另有一点就是双拳落于腹前时，两臂有大劈之式，砸敌之腿击。回身依然是后腿跟步90度，向回打拳，收式仍归三体式。

横拳，五行代号土，有横挡破竖之意。练法仍以三体式开式，鸡步不变，双手变拳，右拳插左臂下，伴随步的节奏横出，左右相同。回身仍后跟步90度转身回练。收式仍归三体式，但有顺步横拳和拗步横拳。

五行代号生克制化即阴阳转变。我们的武术前辈不但聪明地理解、利用了五行阴阳原理，而且虚心学习各种动物的技击特点，作拳术的锻炼和运用。师伯张宝扬总说："练五行拳是蓄力。好比是在银行存钱，练得多了，存的力量就多了，用的时候才能够用。"下面的横、捋、叼、磕训练也是蓄力。

横、捋、叼、磕论

横、捋、叼、磕、是形意拳训练两人试力的一种方法，也是力量训练的一种形式，要在练功当中即热身以后进行，不可骤然行使，以免受伤。它与太极拳的推手迥然不同。形意拳的特点是讲打人和发人。在二人横的过程中，可以发人，也可以出招去打人，这与其他拳种是有一点区别的，练的就是实用。当然，现今时代不允许打人，只是健身而已，不必过于追求功力而去伤人，练也应当点到为止。师伯张宝扬提倡：游戏武术，艺术搏击，健身祛病，益寿延年。一般讲，捋、叼、磕都是重于力量对抗性练习，而横则要在练出力量之后，学会听劲。太极拳讲粘连黏随……而形意拳则讲脆劲、整劲、爆发劲。形意拳在练力上不能受制于人，也不能给人以机会，要在对方发力之时去打；对方若随而不发力，则不宜去打，应用八法（挑顶云领斩截裹跨）引领去攻。故搭手只是听力，也叫听劲，不让黏随，被黏随则会受制。如有黏随之力，应立刻抖开，再去引手进招，此形意拳之风格也。但要点到而已，不可用功打人，更不可伤人。谱云"气沉心意随时用，硬打硬进无遮拦"是指交手，试力则不可硬来。

横、捋、叼、磕是基本功的训练。在二人的对抗中先要练出力量，这是二人互进的一种形式，双方的功夫都在增长。还要在练当中去体验对方的用力，包括体验对方力量大小、是否发力、力量有无间断、重心在什么位置、桩功稳不稳、功力与自己相比是强是弱，进而可以引导其力，也称引手，如把对方的用力乃至力的方向，向合适的位置引领，才能使出合适的招数去发人或打人，才能借其力而还制其人。故学招数不可硬搬，要灵活，即要有灵动性。练了几年，伸手不一定有，而用一招或许倒灵。如果伸手过招，那每一招都是有使用条件的；如果掌握了每招的使用条件和力度，就能知其老嫩，知其左右；若已练出功力，不在练的时间长短，伸手就能有。但今非昔比，武术只为健身，如同游戏，只究其法术，继承真谛，不可滥施于人。

在二人对练横、捋、叼、磕时，必须灵活圆顺，忌手臂坚挺而硬抗，硬挺则僵而不活，易被对方借力而发之。练力要双方发力，互相对抗；要对抗也要让对方能把力发出来，在对抗中双方的功夫都得到了发展。讲试力则力要似有若无，随之大小逐渐加力，勿粘勿绵；要柔中有刚，刚中带柔；你发力而我乘之，你力弱而我若无，你力强而我力斩。要在横的练习中体验用力即听劲；要知力的大小、老嫩、左右、上下、往来，才有可能借其力而攻之。横时用力只是三四分，不能硬搬，以免失重，所谓"与人者三分，与己者七分"。攻击发力时要手足同进，所谓"手脚齐到方为真"。

要练稳桩功，步法要灵活，手法要灵巧，心气沉稳，保持平衡。进手要知虚实，刚柔相济；出手长身而落，回手束身紧裹。要体会引进落空之妙用。练时手去要把力发出，手回时要诱其深入，要让对方把力发出，要让对方使出招数，所谓"引进落空"。师爷王继武总讲："等你挨上我才打你，让你的招使出来……"师父何守岐也讲："刺肉分枪……"如试力过招，要引其发力，能让其有进而落空之感；要借力而攻之，能让其有凌空之感，为上乘。欲发人，要在其发力之时，借而发之；或在其落空之时，乘而发之。其在发力之时，力的方向不易改变；或乘其力，或加之，或横竖变之，其必失重而倾覆。引其落空时，其意必失，变化则不灵，在其未变之时而攻之，必得手矣。

横

谱云："起横不见横。"横到底是什么呢？我理解是指所有横向的力，包括与对方垂直方向的力都叫横，但并无定式，才是所谓"不见横"也。横不仅包括了五行拳中横拳所练出的横劲，而且上下左右所有的横力尽囊其中。横，即与对手来的力方向不同者为横。五行拳中讲：横拳属土，土生万物，为五行之母。各拳由横拳而生，各法可由横而出；法术无边，用时要随机应变，奥妙无穷。

二人练横时要松肩垂肘，使力量到手上。无论是拳是掌，都要手带腕力，肘要催，肩要随，不可僵硬。肩要放松，若肩僵而拘紧，则很快酸胀无力。肘要向怀里收，曰：行肘。行肘一能封住对方；二则可坚竖力，即上下左右力坚，能破解对方横向切入之力。腕要尺桡翻转相克。前辈讲：尺为木，桡为金。此金木相克之理可助力。对方尺侧压来，你要翻转为桡侧而向外裹挂，手可掌而撑开，亦可拳而握紧，乃待用之状。横，一要练出力量，二要练得会听劲，即懂劲。

二人练横时，力量训练一般有四种。这是在练应用时的四种基本力量，也是基本功的练习。

（1）翻砸之力：二人搭手后，一方尺侧用力向下压砸，用掌去击打对方丹田；另一方则以桡侧用力向上翻起，将小臂竖直钻出，再翻转小臂用尺侧向下压砸，用掌去击打对方丹田。要反复练习，至一方无力时再换手演练。在练习时二人既要对抗，又要随和就势，要练出翻转之力、钻横之力和下压的砸力。

（2）挂转之力：一方用尺侧压入时，另一方则用桡侧向外挂出，不让其压入，再翻腕用尺侧向对方压入；对方亦挂出再压入。二人相续挂出再压进，像推磨而不断，圆转中而生二力：一则外挂之力，二则行肘转腕之力。反复演练，巧劲可生。

（3）劈砸之力：对方尺侧压入时，桡侧一挂，即转腕用尺侧或拳或掌，像劈拳一样向前劈砸而去。对方亦桡侧一挂，即转腕用尺侧或拳或掌像劈拳一样向前劈砸而还之，既练行肘又练劈砸；既封得严紧，又可横拨竖还。练出劈劲可以发人，练出砸劲可以引手。转腕时要缩身助力，遇强手要转身正敌，用身法抗衡。

（4）钻裹之力：一方向外裹挂后，向其异侧肩部钻压，而对方亦向外裹挂再向其异侧肩部钻压。挂出后要用蹭拳击入其异侧，二人对抗，反复练习。练习时裹挂要让其发力，但又不能让力太老，致使裹挂不动。要放得吃力但可以挂出为度，可稍旋转身体助力来裹，但身体动作不可过大，过大易失重。试力时则不可随，亦不让其入，因随其钻起时为引手，其必挑而出招。故其钻入时，应翻按、后代、压挂、挑劈，抢先出手。

在基本训练之后，掌握用力的技巧，学会听对方的用力。如对方力量强，可不拘格式，行肘而裹紧身体；可引其力在其嫩而未发之时夺之；这也有一个抢先的问题，抢其力而变其向而攻之。若其力量不及，则让其充分发出，去细心听其力，此互长也。

两人进手过招时方法很多，既随心所欲，又要见机而行。总之，要因势利导，乘势而击；不可生搬硬套，要时机适合才能使出相应的招数，或引手，使出自己想用的招数。在此我提供几个方法，练时要举一反三，用心体会；熟练后则不拘架势，不论招数，该出手时就出手。

（1）压而挂之：向下压砸其腕引其上翻，待其翻力实足时，挂而进招。此中路进手，可用车马鞭（即双劈拳）将其倾覆；亦可扑入而发之，用虎扑或用劈拳、用蹭拳、用横拳击其肋，用迎面掌随意任用，但挂时就要让其失重，此乃高手也。

（2）钻而挑之：在其横而入时，向上钻顶而引其位，当其手高过口时挑而扑入。此高位进手，可用车马鞭（即双劈拳）将其倾覆；可用推窗望月，用迎面掌挑起，可任意用什么拳上下随意打；打时要有身法和步法的配合，但挑时就要让其失重，此乃高手也。

（3）顺力加之：在引其发力后，顺其力或挂或挑或裹带，在其力的方向上加力，使之失重而倾覆。高则挂挑顶，低则裹带摘。要学会听劲，对方如不发力，则出招就借不上力，拳法也就不会灵便。

（4）断力避之：在对方进手力强时（其或裹带、或钻顶、或翻压发力而攻），稍有劣势，可用断力的方法避开其力（此为避力）。断力即与之对抗过程中，突然把力中断，使其失重，若加之以力，其必倾覆。断力也可作为引手，攻其不备。

（5）上挑下摘而击之：占主动时则去引手，而被动时则思挑摘。凡其翻裹挂时其力在上，可用另一手去顺其力挑顶挂裹，再出手去攻；如其翻压砸转，可用另一手顺势摘带截领，攻而夺其势。

（6）寸进止之：待其出招发力之时，夺其力而攻之，以寸进而取之。可就其高低，足寸身进拳去打，手脚齐到方为真。无论是摘是挑，是钩是挂，要将对方的手和肘制住，而后寸进击之。夺其力，顺其势，寸步而发之。

总之，借力、引力、助力、避力为用，不要生搬硬套而出招不灵，转为被动。在平时练习时学会听劲，方能借力、引手、借力而避之。熟能生巧，平时就要引手试招，体会用力，体会听劲。常言道，"行家一伸手，就知有没有"，两人一搭手，就要听出他是否出招。

将

将则练就横将之力。搭手即横，起手便将；要向身体外侧横将。有单手将和双手将两种练法。练出横将力，应用自如。两种练法要领和劲力相同；有横将力，有向身体外侧支出的力；无论是单手还是双手，都要把手握死。横将力要将其将住、将出，牵动其身体，拔其根基之力也；对自己则要稳如磐石。支出之力一定要有，力向外支以待其变；不得向怀里牵带，以免其顺势向前撞身；如其顺势头撞、肩撞、合身撞来，皆不可挡。手要握死，以防变故，更防脱手而失重。三体式要站稳，足若生根，重心下移；与己之力七分，施彼之力三分；若将三分之力练巧，力之大小可也。

单手将练法。搭手翻腕扣把握住其腕，向身体外侧横将支出；对方则翻腕扣把反握其腕，向身体外侧横将支出；一来一往，双方对抗。反复练习后换手再练，既练横将，又练翻腕反抓。用力时要握住再将，以防脱手。如手臂上有汗水，则要逐渐加力，防止脱手失重。

双手将练法。搭手翻腕扣把握住其腕，另一手则去握定其肘，向身体外侧横将支出；对方则行肘里带，挣脱其后手，再翻腕扣把，反握其前手腕，而另一手则上来去将其肘，向身体外侧横将支出；一来一往，双方对抗。反复练习后再切换另一手再练，既练横将又练翻腕反抓，还练行肘后带之力。双手将时虽不会脱手，但也要握牢，主要是练出握力。还要注意手的位置，前手拇指钳其腕，而其余四指则握其脉门；后手拇指要按定其曲池穴，而中指则掐住其少海穴，以穴制敌，方可奏效。

无论双手还是单手，练出其力，方言技巧。力在对抗中互长，在对抗中而生技巧，有技巧而能艺术取胜也。练就横将之力，用之在于自然。若对方将住不放，可收肘拧腕拉回，亦可顺势而寸步，肩撞击之。

叼

叼是指叼腕子。二人搭手将叼其腕握牢，向怀里带领（即向对方背侧，也就是外侧领带，有拉直之意），向上送顶将其臂掀起（有拿反关节之势）。对方则曲臂、行肘、拧腕、下插，待压下来后翻腕反叼其腕握牢，向怀里带领（即向对方背侧也就是外侧带领，有拉直之意），向上送顶，将其臂掀起（有拿反关节之势）。双方反复练习后再换手演练。此项练法不仅锻炼了臂力，而且是非常实用的对抗练习。一个有擒拿之举，一个有破解之法。拿者带、掀、顶，施反关节必备之力；破解者曲、拧、插，乃反拿必需之法。在练习时不仅要练出力量，更重要的是练出拿的力量和破解的方法。

演练时，双方对抗用力要求圆顺。要把带、掀、顶和曲、拧、插几种力体会好、练出来，练出技巧。练时切忌僵持，演练不是出招进手，僵持则体会不到受制时对方的劲力和曲、拧、压、插时如何化解其力，亦体会不到用力去带、领、掀、顶对方制约人时的力道和对方化解时的感受，更难以练出曲、拧、插和带、掀、顶几种劲力，何以为用？不仅是在制敌时无力无法，而且在被制约时也无能为力，故僵持则两失也。

如二人力量悬殊时，则力大的一方应让对方发出力来。虽力量上让出，但更要去体会力道，方可练出技巧，要以巧制敌。在双方对抗练习时，一要练出劲力，二要体会用力（即力道），方可知老知嫩而学会制敌。一旦力量已经老了，被对方制住，要将肘向肋侧收回并前臂下插拧腕以挣脱，或收肘拉回以卸力。

磕

磕是一种拦截的方法。你上打我上磕，你下打我下磕，你里撩我里磕，你外撩我外磕。唯形意拳将其列为两人修炼之法，又配以攻防意识，这符合形意拳经所讲"去是打、回是打、进攻（起）是打、防守（顾、落）也是打"的特点。两人在互相对磕的过程中，功夫互长，同时也受益于手、眼、身法的训练。两人对磕，模拟对敌，磕之以挡，势均力敌，练勇、炼神、炼气血，更练功夫。

磕要在练功之后去磕，以免骤然发力而伤己或伤对方；练完拳要使周身气血相和，再以横、捋、叼作铺垫，而后再磕。磕时要先柔而缓，再慢慢加力，不可用猛劲，力度大小要以双方都能承受为度。如力稍弱，则注意调整受力点的位置。磕的时间长短要看功夫。磕时也要用眼、用神、用心，要看清对方式子高矮、出手快慢、伸手高低及选择与其相磕的位置，都要作出准确判断。

在练磕时，如对方的功力小，则可以柔而领之，让其坚持时间长久，既练了对方的功夫，又体会了对方的劲力。若对方强悍难挡，则应不断地变换自己与其相磕的位置；但要总砸其一处，让其疲劳而难以忍受，此以弱克强之练法。要在练习中练出准和狠，力量也要练出技巧，并非强悍就能占上风，要以巧取胜。

在练磕时，若对手不相上下，则可把力作技术处理去练，可带出挂（抢其先而磕之）、砸（抢其高位而砸之）、颠（下手颤劲而夺其力）、抖（上手颤劲而振其势）等多种力去体验其妙。力要有所变化，磕的位置也要有所选择。要用眼、用神、用巧而把力练活，能遇强取之，遇弱夺之，则力可练全也。磕以练功为主，以练巧为用，非硬碰硬也。要练出灵动性，以能持久练之为功，勿为决高下而伤人伤己。

磕基本上有三种练法：第一种是两人对面上下各磕一下；上手劈头盖脸，下手内撩阴拳；动作很快，来势凶猛；循环往复，练出精神。第二种是磕三下的练法；即一打内撩阴拳（在下手），二打劈头盖脸（在上手），三曲肘外下翻再打撩阴拳（在下手）。前两手与第一种练法相同，只是多了第三手而练出下手的外磕力。第三种是个人单练；在没有对手时，对着树或器械去磕，以练功底。多为两下的磕法（同第一种练法）。

第一种练法。两人面对而立，相去一臂距离，两足与肩同宽，腿微曲，双手握紧拳，下垂于体侧为预备。两人同时出右拳直奔对方裆部，向内撩打（即撩阴拳），双方前臂在体下方磕于桡侧，为一击。再顺势向怀内曲臂上抢于顶，并劈头砸去；双方前臂在体上方磕于尺侧，为第二击。再换左拳去撩裆磕于体下部、桡侧，顺势上抢于顶砸于面门、磕尺侧。一来一往，一上一下，一左一右，反复演练，循序渐进，适可而止，简便易行，尺桡均练，功成自然。

第二种练法比第一种练法多一手下磕的截拳。预备式与前者相同。两人同时出右拳直奔对方裆部向内撩打（即撩阴拳），双方前臂在体下磕于桡侧，为一击。再顺势向怀内曲臂上抢于顶，并劈头砸去，双方前臂在体上方磕于尺侧，为第二击。再曲臂向怀内并下插外转奔对方裆部打撩阴拳，双方前臂在体下方磕于尺侧，为第三击。再换左手同样去磕三下，反复演练。出手快慢要具攻防意识，是攻是截，明了招数，懂了用法，此练功与实用两得也。

第三种练法则是没有对手和同伴之时的单人练法。练者面对树（或木桩）站立，与树相距半臂距离，两足与肩同宽，腿微曲，双手握紧拳，下垂于体侧为预备。以树当人，一般采取第一种练法的形式，去磕树两次再换手，磕两次为一个循环；亦可想象下打撩阴，上打劈面，一样要注意尺桡所磕的位置。此种练法日久，同样可出功夫。

形意拳以其朴实简洁的练法，使功夫在不知不觉中而生，使手法在一招一式中而得，没有半点虚假，来去皆是攻打，而力则在往来中练成。其确有难以言讲之妙处，只有投身去练，才能有所体验，有所收益，体验多了才能谈艺术。

第三部分：十二形暗合天地之数

拳理，前辈谓之拳道；道，多指道家理论。道家讲：练龙虎之大丹；形意拳之十二形即从龙虎而始练，论龙虎为阴阳，岂非合道也。形意拳之十二形拳是合天干地支而创；心意始为十大行，乃合天干之气数也；后形意拳加至十二形拳，是合地支之气数者创。讲天干数十，盖天地之中数是五，故气原乎天者，无不五，五气合一，一阴一阳故倍成十。地支数十二，中数六者，故气原乎地者，无不有六，六合为一，一阴一阳故倍成支数，此十二形数之由来也。讲拳要合道，既符合道家理论又合阴阳、五行。正如医者曰医道，茶者曰茶道，艺术者都各言其道，而拳也要讲拳道。拳道讲的是拳，离了拳何以论道？不去练拳，只说不练，道亦枉然。师王继武常教导说："拳就是道，道就是拳，拳道不分，才是真正的心意拳。"

故只有不辍断地演练，才能更深入地去体会拳道。拳理要常讲，像我们在练功当中，师傅在一旁随时指教一样；练得越多，指教也越发深入，练得越多，道自然体会得越深。要随讲随练，要带着问题去练、去体验，体验后再来翻开拳道，看看是不是道。能否学习和体验前人、能否学习和赶超前人，那就要静下心来，把前人所讲的道去学习、去体验、去拿为己用。说拳者多私，贵在于道之深浅，如能深入，前辈则幸之甚矣，何能私也？

呼吸合道。天人以气为本，以心为根，以肾为蒂，天地相距八万四千里，人之心肾相离八寸四分，一呼百脉皆开，一吸百脉皆闭。呼吸之法有三级道理：初级道理乃是色身上事，即练拳术之准绳，呼吸任其自然，有形于外，谓之调息，亦谓炼精化气之功夫。二级道理谓之身法上事，呼吸有形于内，注意丹田，谓之息调，亦谓之炼气化神之功夫。三级道理乃是心肾相交之内呼吸，无形无象，绵绵若存，似有非有，无声无臭，谓之胎息，谓之化神还虚之功夫。呼吸与发力要配合，呼吸更要与动作配合一致。吸为合，为蓄力，为阴；呼为开，为发力，为阳。吸的要巧妙，要吸足量，要够深；呼则要合整，要合力、要与力相合。吸时气徐徐注入，充满丹田及两肋。呼时则一气哈出，另一部分沉入丹田，环行于脐，去鼓荡丹田以积气，同时聚力而发出。如此发力，则气力才有余而未尽之意。在发力时，须口鼻哼出，如雷声贯耳，全神贯注；力要入木三分，发力迅猛，发力要有穿透之意。贵在整而深透。

一呼百脉皆开，一吸百脉皆闭。呼吸之法另有三层道理，这也是与三步功夫相并论的。第一层道理是对第一步功夫，谓之色身上事，要适度，此乃练拳术之准绳。第一步功夫是炼精化气而为，此时呼吸有形于外，丹田鼓荡，一气伸缩，谓之调息，此为初步功夫。要集精而炼气，精气不能过耗，色溺不能过频，才能保证第一步功夫的实现。第二层道理是对第二步功夫，谓之法身上事，此时呼吸有形于内，丹田出入，气息均匀流畅，此炼气化神之所在。气息出入丹田，凝于两肋，拔于尾臀颈，充于头顶；此时呼吸有形于内，徐徐无声，绵绵不断，内力实足而不外露，此谓之息调，为炼气化神之功用。第三层道理是对第三步功夫而言，乃是心肾相交于内，本无形无象。此时呼吸，绵绵若存，奄奄似无，似有非有，无声无臭，谓之胎息，此炼神还虚之功也。

呼吸乃气之吐纳也。吐故纳新为炼气之初始也，故炼气者，必知其吐纳之功也。吐纳分明，乃为清浊之分，呼吸长短缓急，日积成病；要呼吸分明，绵而不断，匀而蓄之，方可为用。一吸一呼各有其道，各遵其路，此规矩不可不遵。如身之束，纵步之存进，手之出入；或进或退，或起或落，皆当一气之灌注。而因其纳于吸之中，一吸即得；又吐宜于呼之中，一呼而无矣。呼吸之间，有所灌注，接手之间，胜败可判也。

三步功夫亦称三层练法。第一层练法（第一步功夫）曰：明劲。道理是炼精化气，功夫为易骨。第二层练法（第二步功夫）曰：暗劲。道理是炼气化神，功夫为易筋。第三层练法（第三步功夫）曰：化劲。道理是炼神还虚，功夫为洗髓。

凡入门初练，先站三体式，后练趟子；按规矩练习，不可间断，久而方可打出明劲。练习时，身体动转必须顺遂，不可悖逆。手足身体起落必须整齐划一，而不可散乱。练时舌要顶，口不能干，有精液注于丹田；口干则易生喉火。练出明劲，节奏分明，力显于外，为之筑基壮体，充足骨髓，坚如金石；而气质形态，如山岳之状，名曰易骨，乃改变从前之意。此谓之初步功夫，三年必成。（注：谱上所讲三年练成，是以拳为职业，终日练功，为的是练成武艺，出入豪门家。而时人练上数年，全无成之感觉和体会。目的不同，功夫不到也。而今练武则重在健身，仅研究技术，功力则远不及前人也。）

中练则单练形式，取形之意，久之能随机应变，暗劲之练也。练时神气圆满，形式绵绵，舒展豪放，活泼不滞；力圆而劲方，力充而无端；收放绵而不断，引内力而外用，为之长筋腾膜，使全身筋络伸展，纵横联络，而生无穷之功，曰易筋。此谓之二步功夫，六年后必成。

后练内外功夫皆足，身如金刚，不闻不见即可知觉，精神贯顶，面如童子，此曰化劲。练时周身动转、起落、进退、伸缩、开合，不可用力，将神意蛰藏于七窍之内。身体圆活无滞，形如流水，其心空空洞洞而养灵根，此谓三步功夫成矣。

另外我体会，三种劲力的练法还要结合四时去练（即春、夏、秋、冬四季）。春天万物萌发，要逐渐打出明劲，以发扬内力，引内力、内意来充实于外形架势之阳刚，乃蓄力的季节。夏季万物生长，要在明劲的基础上练出刚劲，以夯实功力，乃长功夫的季节。秋季万物收敛，适合练暗劲，以巩固功夫，使身体适应天气，乃巩固功夫的季节。冬季万物以藏，应练化劲，更深地去体会内气、内意、内力的引导，体会内三合、外三合，体会起落蹩翻的整劲，乃是出功夫的季节。一年四季的练法不同，体会也不同。人只有适应天气变化，才能更好地发挥体能，才能更高效地练出好功夫。

十二形各论

首先，龙的特点，屈伸起伏大，缩腰提胯深，上下同时运作，纵身跳跃，踩蹬踢劈等。

仍以三体开式，原地不动，身体下坐，左足外扭，右腿弯曲，足跟起挠起，臀近小腿。同时左手抽至腹前，右掌劈出，随两掌变拳，经由胸前，裹拳钻劈成掌，身体前倾，形似左踏步龙形。继续不停，双掌变拳，身体此时高起，右拳在前，左拳近在右肘，随身起，同时裹拳向上高钻，右腿提起，向前蹬出，落地有横踩之式，双拳变掌自右后左前向下劈出，即成右踏步龙形，应继续左右练习。回身时须右足在前，起身进左足上一步，右足跟步，落左足内侧。略后半脚，同时右手打崩拳，及时抽回至腹前，左足回扣135度落地；双手变拳右前左后钻出，同右足提起，踏步落地，成踏步龙形，左右变换，练至原处，回身成三体式收式。

跳龙起式，三体式开式，以左踏步龙形坐身，继以双手裹拳由胸前钻出，右前左后，同时起身高些，右腿高提，迅速落地，拳变劈拳，成踏龙式，双手裹拳胸前钻出，继而起身高纵，空中换腿，左足前蹬，右足后撤，落地时拳变劈拳，成踏龙形，这一连环动作即是左跳龙式，继而再做右跳龙动作。与左侧相反，动作一样，只是换侧。左右各跳一次，落地后向前速进三步，纵身腾空，右足向前蹬，落地成右踏龙形。再做左跳龙形，再做右跳龙形。上步崩拳，回身扣左足135度，提高右腿，同时双手右前左后起蹩拳，下坐成左踏龙形，开始向回打，与来时相同。回身也相同，只是回身后，成三体式。再原地做一右跳龙形，再做一个左跳龙形，恢复三体式，收式。此趟跳龙，共十次高跳。

虎形：虎的特点，虎扑、虎截、虎抓、虎撑，各特点是借机而运用。锻炼时多习于虎扑，开式仍以三体式起步，步法通常是以左垫步右靠步，再进右步，左跟步。在垫步时，双手握拳置于腹前，于靠步时，双拳平端置胸前，进步时双拳变掌，扑向前方，左腿跟步，即成右虎扑，再继续做左虎扑，回身仍以跟步与前腿后成90度，前足回扣步135度，后足靠前足内踝，后足进步，同时转身扣足时，双拳置于腹前，在进步时，双拳上端反掌扑出，后足跟步，左右练习至原地，转身成三体式收式。

猴形：猴子的特点，跳跃灵敏，进退迅速，抓挠叼咬，以防身御敌。猴形套路练法：仍以三体式起式，右腿斜向前45度跳蹿，左足跟在右腿贴于内侧，左悬足不着地。右手似劈拳，有叼挠之意，左手落于腹前，身体半蹲形，随即左腿向后跳退45度角，右腿跟退于左腿内侧，悬足，左手以反背拳向肩后打，右手由上向下变勾手，落于右腿外侧，身形半蹲，随即右腿跳蹿，仍45度角，左腿跟步落，右手劈挠，左手在胸前，连续左手劈挠出去，右手撤于腹前，右腿提起，膝打敌方，左手劈面，连续右腿落地，出右手劈出，左手落于腹前，完成右侧猴形。以上几个动作，要快要灵活。做左侧动作，与右相反，左右连续锻炼。至回身时，落腿落手同时，右腿向左腿前斜方扣足落地，左足撤至右足内侧，右手裹钻，接打左猴形，左右连续锻炼。但打左侧回身和右侧回身相同，只是左右互换，只是收式必须右回身。如果收式，不再做左猴形，而成三体式收式。

马形：马形特点，奔闯之疾，有扑踏之力。练习仍以三体起式，四个动作组成的步法，暂为鸡步。由三体起式，左垫步，右悬足，右进步，左跟步连续运作，同时两手握拳，拳心向上，拉至腹前，上端至胸，反拳拳心向下，同右足进时，双拳直击前方，左足跟步，即成右马形。再做左马形，与右侧相反，运作相同，转身时，后跟步插于前足外侧90度角，前足内扣180度转身，后足贴前足内踝，双拳拉至腹前，拳心向上，上端至胸，反拳拳心向下，后足由内踝进时，双拳向前直击，后足跟步，完成马形运作。回到起式原处，转身与前转身相同，归到三体式收式。

蛇形：蛇形特点，挑拨之能，缠绕缩别。蛇形习练，仍以三体开式，左足垫步下坐，似剪子股式，左手护右肩，右手下插裆前，右贴左迈出，同时右手由裆前猛力挑出，左手落于腹前，左足跟步，完成右蛇形。再做左蛇形，与右蛇形相同，只是换侧，转身时后跟步直插前腿后，成90度角，前足内扣足180度角，前手护肩后手插裆，后足贴前足踝，大步迈出，同时后手由裆挑出，前手落于腹前，后足跟步，继续向回练习，转身收式，仍归三体式。

鸡形：鸡的特点，勇而善斗，嘴啄身扑，足有抓挠蹬。鸡形习练，仍以三体开式，步法以鸡步四个动作、方向斜形45度为宜。手足连贯，同时进行，以手代嘴，刺目锁喉。开始由三体式，左手撤至胸前，右手由左臂下直接插出，手心向下，手指伸直，意取敌眼及喉，成右鸡形姿势。再做左鸡形，左足垫步，右足靠左内踝，迅速斜进步，同时右手撤至胸前，左手在右臂下直伸插出，意取敌眼喉，左足跟步成左鸡，左右互练，转身时，仍以后腿插入前腿后，为90度角，及前足扣足180度，后足靠前足内踝，迅速斜进步，同时前手撤至胸前，后手由前臂插出，后足跟步，又成鸡形。左右连环练习至起式原处，转身同前，三体收式。

跳步鸡形（雪里站鸡形）练法仍以三体起式，左手撤至胸前，右手从左臂下插出，同时左足悬起，向前践半步，右足跃起，向前蹿跳一步，左足随即向前进步，落在右足前，同时右手撤至胸前，左手由右臂下插出，成左侧跳步鸡形，继续练右侧鸡形，加上一个上步右蹚拳。运作同左侧，只是换了方向，转身时，只是后退插在前腿后外90度角，前足回扣180度，后足靠前足内踝，上步打成劈拳，开始练回原地，转身同前，三体收式。

燕形：燕形特点，起伏要快，动作灵敏，展翅为顾防，抄水即撩阴。锻炼仍以三体开式，侧身右蹚拳，翻臂推窗望月，上右腿懒龙卧道，提左腿于腹前，即右腿独立，右臂握拳高举，左臂至于腹前，继之左腿前伸成扑步，左手贴左腿向前抄水，右腿矮身前进，右足横踩，右手撩阴，左足贴右足内踝，两臂内裹于胸前，左臂在内，右臂在外，左足进一步，两臂左前右后展开，有砸打披挂之意，右足进步，右拳随进步同时由上转下向前打撩阴。左上步劈拳，右上步劈拳，右蹔拳翻掌推窗望月，腰转成侧身，接懒龙卧道往回练至起式，原地三体收式。

鹞形：鹞形特点，展翅、束身、入林、钻天之巧，快速灵敏，攻防齐用。锻炼仍以三体开式，右侧展翅，即右手由左手下，经左手前绕过，向右侧肩斜击肘，即鹞子亮翅，同时左手向斜前下方击裆拳，同时右左拳有撕斗之力，身随右拳成右侧形，继而转正面身，做束身动作，右拳正身插于左臂下，经左拳前向上挑拨，拉于腹前，右腿蹲跳步向前，同时右拳在左拳上面打出指裆拳，即成鹞子束身，快速进左步，左拳及时向前攉挑直击，右拳起钻裹挂于右侧头前，身形右侧，类似顺步拳，即鹞子入林。继练鹞子钻，即上步蹔拳。四步动作完成，继练左侧鹞形，与右侧相同，只是左右动作调换。转身即是我们蹔拳单练时的转身，练至起式原地，转身三体收式。

骀形：一释劣马蹄之；一释"兔鹘"，比鹰小，捕捉动物以两翅包裹竖尾为用。仍以三体起式，以鸡步前进，走45度斜步，左足垫步，右足靠步，两拳直冲过头，右足斜进，足尖稍里扣，臀部有扭撞之式，同时双拳外展，划半圆弧，两拳前后击敌肋下腰腹部位，形似白鹤亮翅，即右骀形完成。左骀形即右骀形反侧，连续左右练习，转身即后足插于前足后90度角，前足180度扣足，后足贴前足踝迈出，两拳仍似亮翅，继续练至起式原地，转身三体收式。但是也有不是两拳者，即以双托掌练习，步法相同。

鼍形：鼍即扬子鳄，鳄鱼类。特点两前肢有封、拨、挂、领之功，练习仍以斜鸡为宜，两手有钻裹之巧。三体起式，左垫步，右靠步，右斜进步，左跟步，同时右手和靠步里裹上钻，左手至于腹前，手心向上，右进步时，右手心反向外，从面前挂拨敌手，左足跟步，完成右鼍形。左鼍形与右鼍形只是反侧，左手裹钻，向外拨挂领，右手划弧形至胸前，左右连续练习，转身仍以后插步90度，前足扣转180度，后足靠前足跟迈出，手足同时动作，练至起式，转身收式。

鹰熊和演：鹰的特点，鹰爪之利，熊的特点，竖项肩靠撞击，练时状似拗步劈拳，确有其别。首先手应显鹰爪捉力，非劈拳击砸之式，熊有竖项抽身调膀之形、靠打之巧。但传统十二形实只十一趟，没有单独鹰形或熊形，近代有些拳师创编出熊形，成为十二形，但步法仍为鸡步。

熊形练法，仍以三体开式，左足撤至右踝悬足，双手裹钻于胸前，左拳在前，右拳在后，即左拳的肘处。左足前方进一步，左拳变爪，撤至腹前，右拳变爪伸出，有抓物之式，状似右拗步劈拳。右足跟半步。继续练左拗步，鹰熊和演，左右互练。转身与拗步劈拳相同，练至起式原地，转身三体收式。

我师曾单练肩直撞，步法仍以鸡步，但是略矮，从未说是熊形。

近阅宋氏拳谱，编有一趟熊形，体现了肩打一阴反一阳。练法仍以鸡步，三体开式。右手钻裹，右足靠左踝内悬足，左臂下落左腿前。右足上步，右拳曲肘，以肘冲击，同时左肩向前方顶撞，有抽身调膀之意，阴阳互调，由腰发力，完成右熊形。左熊形与右相同，只是换侧，右左互练。转身步法拗步劈拳相同，只是以肩冲击为中心，练至起式原地，转身三体收式。

第四部分：形意套路拳

练习五行拳和十二形拳是夯实基础，长功夫；而练习套路拳，则是练灵动性，掌握变手的基本功。套路拳的演练要求刚劲流畅，是在一定功夫的基础上发扬，是深一层功夫的演练，是熟练变换手法的基本功。练功要先练站桩，再练单式拳，后练复式套路拳；以活筋骨，通气血，循序渐进，发扬内力，夯实功力。

八字功：斩、截、裹、胯、挑、顶、云、领，亦称八法。此八法为心意拳御敌之纲要，出云手之法则。只有熟知八法，才能做到不拘形式，不思架势，伸手即打，做到"拳无拳，意无意"，乃前辈提示我们要重点掌握的本领。如能将此八法练就，遇敌哪有不克之时？若能将此八法练成，伸手岂有不得之理？同时前辈也从侧面告诉我们，在演练时要重点掌握的一面，使平素的练习，更得其法，更晓其用，而领悟真谛。

斩：劈拳也。劈拳似斧，即劈砸之力兼有斩断之意。劈拳即出，向前而去，由上而下劈砸；一劈而两断，如斩刀而劈开；对方攻击中下部时，皆可得机而用之；其为劈拳劲力。斩劈可直接攻敌，亦可防守阻截对方，再出招而攻。演练时要多加体会，感觉"斩"字的提示，才能练就斩的劲力。

截：躜拳也。既为躜翻，何能截也？此前辈的点化，躜拳一起为钻、为截，一落为翻、为打。躜拳快似闪电，向上钻出，闪转之意，如泉之突涌，似水之翻浪。躜拳起式向上钻出，有拦截之用。躜拳一去，如闪电划过，一截而两开；躜拳一去，臂之一竖，如门户之关闭，阻截对方；躜拳一去，如刀枪而出，可截对方拳掌，凡从中上而来击者皆可用钻。演练之时可有心得。

裹：横拳也。裹乃包裹不露，使敌不能攻入。横拳则有拧转撕裹之力，可拦对方直出之拳，以横破竖，包裹紧密，全在横力。横拳起落似弹，既似弹之掠过，螺旋而入，横向拧打之意，又有横向兜裹之力。横拳即出有外打之形，拧转内外撕裹之力；回则有拧转向内裹带之力。横拳要练出向前去和横向打的力，要练出翻砸、钩挂、拧转、撕争；更要练出横向开合、兜裹之力，裹乃合身不露之形；要练就起手便是横，起手便是打，起横不见横，落顺不见顺，既是顾又是打，去也横回也横，去也打回也打。包裹严密，门户禁闭，对手不得进招。

胯：崩拳也。崩拳似箭穿，如药箭之飞驰。崩拳直出而直入，拧打、翻砸、压入、钩回、按转、领带，而尤以胯打最奇。崩拳胯之撞、足之践、合身而攻，是一个步法、身法、手法协调一致的进攻，重点强调了胯为根节的劲力，既统步又带身。前辈在提醒我们要练就胯打之能，重点在崩拳体会也。

挑：践拳，燕形也。践拳似马奔，疾去之形；而燕形则有疾进、跳跃、撩打、挑摘之劲力。故把挑说是践拳、燕形，是在告诉我们挑则疾进；凡对方从中上部打来，要挑而进击，是攻击的技巧。挑而不进，无打之意，给对方造成机会，非心意拳之练也；挑而不进，只为应急，不能防止敌之再进；挑而不进，不出招应敌，所练何用；进而不疾，攻之无效，练之不精也。

顶：炮拳也。炮拳似炮，如弹之爆发，架顶而出，以攻为守，勿忘其顶架之能护上，凡对方攻击上部之时，皆可用炮拳。在演练和应用时，都要打出翻腕架顶的劲力。顶而向上，翻腕而减对方之力；一缩一起，顶而撞进。钻顶之力，唯炮拳之练而得也。

云：鼍形也。鼍者水中龙种，爬行动物，体长二米左右，四足背尾有鳞甲，其皮坚厚，力猛善攻，穴居江河岸边，又名鼍龙或扬子鳄，通称猪婆龙。能浮游于水面，有翻江倒海之力，一出一入，轻灵而去，如云之往来。遮蔽而拨转，如云而至。转法灵活全在于身，护己避敌，拨转之变；故演练鼍形要练出轻灵如云之体验，练出力大而包含其中，拨转云头顺势之形，方可为用。

领：蛇形也。蛇有拨草之巧，有缠绕之能，屈伸自如之妙，首尾相应之功。一个“领”字，则准确地告诉我们要把敌方如狼似虎之势领入领出。正如前辈所讲："引进落空"，皆要体会"引领"之术。如演练和使用时，要打出领、带之意。唯领带、缠绕、拨转之劲更使蛇形之用而有神韵，领而进击，领而缠绕，捆而攻击，领而拨开，出入自如，领而拨转，巧得天机；要加以身法，使蛇形在用法上更加灵通。

八法乃前辈总结的好使、便捷的绝招，但仍以五行拳为主，故五行拳为形意母拳。五拳有斩、截、裹、胯、顶，具向上钻顶、向下劈斩、横向开合包裹而全方位的劲力，即实用而简捷。而挑、领、云为十二形中之三灵物：鼍为水中之灵物，如龙行云走雾，左右方圆，出没难测；蛇为水陆之灵通，像魔鬼之牵绕，入领魂灵，进拨有路；燕乃空中之精灵，上下翻转，出入自如，巧夺天工，要练出灵巧，以巧取胜。

八字功亦称八法，也叫八字诀。不仅讲述了八种方法，也讲了练法的侧重，是前辈总结出的好使的方法，及对五行拳和蛇形、燕形、鼍形的练法和用法的体会。

套路各论

形意拳以五行十二形为基础，都是单式子，复式拳多以五行十二形穿插编成，如五行相生，也说五行合一。

五行合一：练法仍以三体开式，顺步右劈拳，顺步左躜拳，半步右崩拳，右斜上步虎扑山，双掌一摞，有拍扑之意，拉至胸前，拗步右炮拳。上右步左横拳，原地右躜拳，原地向左转身 180 度，同转身时，躜拳竖臂横截，左手劈出，成三体式，练回开式原地，转身三体收式。

鸡形四把：特点勇而善斗，嘴坚利啄，足踏抓挠，展翅抖翎。跳跃上架，可谓四法。

练习仍以三体开式，三步踏跳锁喉。即从三体式，右足提起，右手从左手下插出，意取敌喉。随即右足下落，左足提起，右手撤回，左手插出。三个鸡蹚步前进。再做跳跃锁喉，金鸡食米即崩拳，但左手附手右腕上，以助其力，跟步贴于左踝悬足。续做抖领，右腿后撤，身由右侧向后转 180 度。金鸡食米后，转身时，两臂胸前似抱十字，左手在外，右手在里，右手从面前抖斗，身略前倾，有肘打之意，续演上架，右臂猛砸于裆前，同时左足置于右足前，足形外摆横足。再演报晓，右足前进一大步，右臂擢挑，一个左顺步劈拳，再一个右顺步劈拳，变为虎扑山，接金鸡食米，抖翎，撤右足于左足后，抖翎右手变反背右拳，砸左手心于腹前，左足前进一步，同时左手劈出，成三体收式。

但王老师没有虎扑山，而是高跳劈头盖顶。

进退连环：练习以三体式，半步崩拳，退步左崩拳（青龙出水），顺步右崩拳（黑虎出洞、白鹤亮翅），实系驼形，只是先下插，后两手反上划圆形，落下时右手右脊背，砸左手心，同时右足撤至左内踝，用震脚，拗步左炮拳，上左步左劈拳，左掩肘同时退左足于右足后，右掩肘，右足退靠左足踝，随即右前进一步，右鹰形，左足前进一步，左鹰形，原地右横拳，接狸猫上树，崩拳转身，狸猫倒上树，半步崩拳向回打，至开式处三体收式。

出洞入洞：练法仍以三体开式，撤左步于右踝，复出左步，同时左手裹钻，右手劈出，即右鹰形。再进步打左鹰熊形，进步右撩阳掌，右垫步左上步虎形，右侧身金鸡抖翎，右横跳步，左继横一步，回身上左步鹞子入林，上右步右躜拳，拧右拳下插，回身上步燕子抄水，上步左劈拳，上步右蛇形，上步左躜拳，原地右转身 180 度，出右躜拳，上左步出左劈，成三体式，往回打，至原地，转身三体收式。

金刚八式：以三体开式，鹞子束身，双拳滚砸，右足跳步，右拳击裆，身形较低，鹞子入林，即顺步炮拳，上右半步响脚右单马形，撤左腿左横拳，原地右劈拳，原地虎扑山（左手压在右手背上，撤右足至左腿踝内，同时双手拍捋敌足），左足微提急进步，右足跟步，右掌变拳，左掌搭右腕上，前冲金鸡食米，双手砸挂收手腹前，同时右退一步，左退一步，右再退一步，立即上右步，鹞子入林，原地左横拳，原地右崩拳，撤右拳，出左崩拳，同时蹬右足，即龙虎相交，双拳下插，身向左转 90 度，白鹤亮翅，双足跳起 180 度转身，翻身炮，面向前方，上右步右躜拳，转身鹞子束身，左足撤至右踝，随即迈出左足，左手打出劈拳，成三体式，向开式原地打回，转身三体收式。

龙形八式：以三体开式，右手原地坐身鹰捉，左手同时撤至腹前，随即高起身，左腿独立，右腿提起，右足前蹬，随起身右裹钻，左手至右肘处，下落成右地龙，左高跳龙，右高跳龙，左、右、左急进三步，跳进步青龙蹈云（右足抬平，身跃起前蹬落地），左高跳龙，右高跳龙，左鸡蹬步锁喉，金鸡食米，金鸡抖瓴，金鸡上架，金鸡报晓，左劈拳，右劈拳，左劈拳，右躜拳，推窗望月，懒龙卧道，燕形打回地鹞子转束身，落成劈拳三体收式。

十二洪捶：以三体开式，1.上步鹞子束身。2.上步鹞子入林。3.左腿后撤，左侧后转身180度，左拳随转身时，左拳下落贴左腿同时转过，成左躜拳。4.上步右躜拳。5.左侧转身180度左躜拳。6.上步右躜拳。7.右腿后撤，右侧后转身180度，右拳随身时，右拳下落贴右腿同时转过，成右躜拳。8.上步左躜拳。9.右拳后下插翻转身拳。10.顺步左崩拳。11.右半步崩拳。12.左半步崩拳。13.左撤步下压拳。14.顺步右崩拳。15.白鹤亮翅。16.截手鹞子入林。17.上右步双托掌。18.双马形。19.撤左腿贴右踝，身下蹲，左手插裆挑起即左蛇形。20.上步右躜拳。21.推窗望月。22.左转身躜拳。23.原地左劈拳。由1打至23式，再加1至9式，上步劈。拳成三体收式。

十二连拳：以三体开式，1.原地左躜拳。2.右侧转身90度，上左步左躜拳。3.上右步右躜拳。4.左侧转身180度，右肘白虎洗脸，左手出劈拳。5.上步右劈拳。6.上步左劈拳。7.上步右蛇形。8.上步左劈拳。9.上步右砸拳（砸于左掌心）。10.撤右腿，双掌虎扒山。11.进左腿，右掌撩阴。12.龙虎相交。13.落右腿打右崩拳。14.双插拳左侧白鹤亮翅。15.右跳转180度翻身炮。16.撤右腿左转身180度，白蛇吐信。17.退左腿右猴子摘桃。18.再退右腿，左猴子摘桃。19.撤右腿转身180度，白蛇吐信。20.退左步右猴子摘桃。21.退右步左猴子摘桃。22.垫左步上右步，左反背拳，右砸拳，左横拳。23.垫右步，上左步，右反背拳，左砸拳，右横拳，左横拳。24.右撩阴掌。25.左龙虎相交。26.足落地右崩拳，下插拳，白鹤亮翅。27.左炮拳。28.缩身撤步进步拗步横。29.提左腿上右手猴形。30.右转身180度躜拳。接第二个左躜拳向回打至30节变左劈拳即三体收式。

杂式捶：以三体起式。1.双拳先后转挑。2.鹞子跳步束身。3.跳步鹞子入林。4.退左步白虎洗脸。5.退右步白虎洗脸。6.退左步白虎洗脸。7.右退步白虎洗脸。8.乌龙倒水，即右提至面前，拳心向上下砸拳，砸于左掌心，同时左足撤在右踝内侧。9.左劈拳。10.右崩拳。11.左退步崩拳。12.进右步崩拳。13.白鹤展翅。14.左炮拳。15.截手炮拳。16.四个白虎洗脸，一个乌龙倒水。17. 向右侧转身 135 度，上右步，左躜拳。18. 推窗望月。19. 懒龙卧道。20. 金鸡独立。21. 燕子抄水。22. 左劈拳。23. 右崩拳。24. 左退步崩。25. 右进步崩拳。26. 白鹤展翅。27. 左炮拳。28. 截手炮拳。29. 四个白虎洗脸，一个乌龙倒水。30. 三个双推窗望月。31. 十字抱胸，三盘落地。32. 懒龙卧道。33. 左横拳。34. 原地崩拳。35. 龙虎相交。36. 白鹤展翅。37. 左炮拳。38. 截手炮。39. 四个白虎洗脸，一个乌龙倒水。40. 左劈拳。41. 右半步崩拳。42. 左退步崩拳。43. 右进步崩拳。44. 左转身 90 度，进右步，双手在胸前划一圆圈止于后右侧（即风摆荷叶）。45. 左侧转身 90 度，右手出躜拳，上左步劈拳。46. 崩拳转身，三体收式。

第五部分：形意拳对练套路

形意拳对练套路，是一种应用的演练，是一种实战的训练。我们平素所练的功夫能不能用，如何应用，要在对练中去体会。对练要打出招数，打出劲力；要知打法，知用法，知顾法；要练熟，要能应变。

三前说：练拳要知三前，与人交手如三前不明，不可言技艺也。三前，眼前、手前、足前是也。看似简单之理，实乃前辈在提醒我们，动手之前要明眼、手、足，要在伸手之前眼能明辨，心能有数，手能到位，足不踏空，才有取胜的可能。如不看地域，不明方向，深浅不知，步入绝境，悔之晚矣。

与人交手先要知眼前，须知眼之所当视也。上则须视彼眼，以其眼之所视，手必随之也；中视彼心，以其手之出入必由前经过也；下视彼足，以其足之所向知其身之重心所在也。另眼要看清地域，周围环境，道路去向，方可战之能取胜，败之能逃生。此战前眼之用也，心之动也。

与人交手，要知我手前在彼何处，或在彼前，或在彼后，或在彼左，或在彼右，须详悉明察，而是我发手之方向。要察明彼之动向，方定己之去从，出手要准确到位，方可取胜。

与人交手，要知我足前在彼何处，或在彼左，或在彼右，或踏定中门，皆须从前足及于彼之后足为度；或取偏门，须扣定其或左或右，须前足踏入彼之两腿之间为度。足去身随，踏定撞身，方可取胜。

谱云："眼有观察之精，手有拨动之能，足有行程之功。"各得其用方言技艺也。又云："打人如走路，视人如蒿草。"此言应用之法也。

四透（也称四穿）曰：眼要看透（穿），神要照透（穿），气要催透（穿），力要击透（穿）。练者如有四透（穿）之领悟，功夫可成也。

在交手之前先战神：眼神相照，眼要看透（穿），神要照透（穿），即为神战。交手之前，二目夺人，对视之时，以神取胜为上乘。况人欲动手之时，眼先动；只有目夺其神，才有可能抢其先手。交手之时气力同发，此为形意拳六合之意。外三合身法之本（手与足合，肘与膝合，肩与胯合），内三合打法之纲（心与意合，意与气合，气与力合），交手时要意到，气到，力到；心意要领，气要催，力要穿透。

意至则心领神会，故心为元帅，眼为先锋；心到则意到，眼到则神明。意催气、气催力、力要合身而发出，发力要有穿透之意，意欲将其打穿、打翻、打透，才可意到而气催，气催而力足，攻之才可有效。眼不明，神不照，则乱发拳，难出有用之招。气不催力不足，无力之拳何以奏效。谱云："眼为心之苗。"提醒我们眼要和心配合一致，手也要和眼配合一致，再去体会四穿，即四透。

形意拳对练套路分论

形意拳复式套路很多，各家传授不一，还有一些新编，但不出五行十二形的穿插编成，另外还有对打拳。

1.五行生克：即生克变化，互相制约。

起式，甲乙二人三体式搭手。

甲：打三个进步崩拳　　　　　乙：打三个退步下磕接劈拳

甲：打炮拳、破劈拳　　　　　乙：打躜拳、破炮拳

甲：打横拳、破躜拳　　　　　　乙：出横拳、平横拳，换上手回打

以上五种动作，显示了生克制化，五行的中心。

2. 五花炮：也是简单几手，以练身手、步法，工整有力、速度。起式仍以甲乙二人三体式搭手。

甲：（1）打侧门左垫步左横砸拳　乙：撤左步左手，出右手托抓其拳

　　（2）上右步右砸拳

　　（3）上左步左躜拳

甲：横拳脱腕，践步崩拳　　　　乙：反腕下抓截甲崩拳

甲：右掌砸肘反掌击乙面　　　　乙：起右裹躜拳，顾面门拦架

以上是左侧五花炮的组成部分，继续做右侧组成部分，总是左右调换进行。做几个之后，可以甲乙方互换往回打，至起式原地收式。

3. 五行炮：所谓五行附有几项形拳，总之练各动作，增加灵敏技巧、身体耐力。仍以三体起式搭手。

甲：打上步崩拳　　　　　　　　乙：打上步劈拳

甲：打巧女认针，即左手外推下压左手，右手以拳击左胸

乙：打骀形化敌，巧女认针，击敌胁肋

甲：挑敌右肘，以左手托甲右胸

乙：以右掩肘，下砸挂甲左托手，以左掌击甲胸

甲：坐身上步三崩拳　　　　　　乙：退步三劈拳

甲：上步躜拳　　　　　　　　　乙：退步躜拳

甲乙互换往前打

4. 顺步炮：因有几腿功足踢，取名顺步。

甲：上步右劈拳　　　　　　　　乙：定步右炮拳

甲：退步左劈拳　　　　　　　　乙：定步左炮拳

甲：左压手，上步右劈拳　　　　乙：抓腕推手化劈拳

甲：挂乙手再劈拳　　　　　　　乙：裹钻化劈，左踢足

甲：拍压乙膝，右踢足　　　　　乙：撤左腿防甲足

甲：足落地再劈乙　　　　　乙：顺步炮作回击

甲：退步左劈又迎击　　　　乙：右手钻架，左足踢甲胫

甲：撤步下蹲抄乙足　　　　乙：左足踏地手劈甲

甲：左手钻化乙来劈　　　　乙：将甲腕肘足横踩

甲：侧身进步用崩拳　　　　乙：退步劈拳化甲崩

甲：用劈拳反劈拳　　　　　乙：上步崩攻击甲

甲：截砸崩拳，退左步　　　乙：退步截拳化崩拳再上右步出崩拳

甲：左砸右钻紧相连　　　　乙：掩肘裹式封门紧

甲：再挑钻，不等闲　　　　乙：落左劈拳

至此甲乙上下手互换往回打至起式原地，收式。

5. 九套环：也是形意拳的五行十二形串编，有些拳有多种名称，甚至各套对练拳互相加减，又多一名称，复杂难练难记。有九个套路，哪位拳师创编九套，没有明记，其中之一的套路如下，仍以三体起式。

甲：上步右躜拳　　　　　　乙：撤步右炮拳

甲：缩身抱打拳　　　　　　乙：右拳躜拳（护面）

甲：上步左挎右躜拳　　　　乙：退步右钻裹

甲：上步左挎右躜拳　　　　乙：退步挂打左炮拳

甲：右拳砸崩　　　　　　　乙：左翻绕崩出右躜拳

甲：左钻刁腕　　　　　　　乙：左横上磕右崩拳（五花炮）

甲：左反下截拳　　　　　　乙：打肘反面掌（五花炮）

甲：右钻截拳　　　　　　　乙：打右贯耳

甲：左钻截右下撩阴拳　　　乙：右撩阴下截拳

甲：反臂右上劈面拳　　　　乙：反臂右上劈砸拦截

甲：上步左下撩阴拳　　　　乙：退步左撩阴下截拳

甲：反臂左上劈面拳　　　　乙：反臂左上劈砸拦截

甲：上半步崩拳　　　　　　乙：退步砸截上半步崩拳

甲：退步砸截上半步崩拳　　乙：挑开踢窝心脚

甲：双手扒山右单贯耳　　　乙：双滚捶反身跳劈（游锤贯顶）

甲：上步炮拳　　　　　　　　乙：退步蹿拳

甲：上步蹿拳。收式。

6.安身炮歌诀：

甲方	乙方
左拨打乙右崩拳	提腿推肘还崩拳
左手劈拳打乙面	鹞子入林即炮拳
右手劈拳仍打乙	双手劈拳紧相连
双滚捶截偷打乙	提腿趁拨打连环
作身猴子叼绳打	右手钻截莫迟延
右腿上步打炮拳	右腿撤步往后带
搂手反背拳贯耳	左手上钻截相连
捋手再打右贯耳	双截挂打面带耳
左手捋劈险化宜	猴形扑面带抓肩
蛇形拔草连抓阴	顺手牵羊莫迟延
左手击打劈面掌	寸退掌截奔面门
左夹右鞭力要猛	撤步双截还崩拳
牵羊足踢七星点	退步蹿拳巧遮拦
左手挑乙右劈拳	鹞子抓肩鹰爪功
掰推手劈一二三	双劈拳打左右面
双滚拳术偷崩腹	撤步趁拨还崩拳
猴子叼绳一二三	左手挑掌护面门
左掌挑起免近招	左拨右崩进步攻
提腿推肘还崩拳	左手劈拳打甲面
退步入林炮拳攻	右手劈拳仍打甲
甲乙互换退相迎	上首下首都熟练
打回原地再收式	配合严密更美观

第六部分：形意拳器械套路

练除有单式、复式、对练以外，还有几种器械，有连环枪、鞭杆、连环剑、进步六剑、退步六剑、四门龙形剑、连环刀、连环棍、三棍、双头蛇，另有镖针、七寸枪（也称判官笔、魁星笔）等。

以上各种器械套路发展都是在拳术的基础上，根据各种器械的特点与实用设计，如一寸长一寸强，一寸小一寸巧，所以常言十八般兵器：刀、枪、剑、戟、斧、钺、钩、叉、镋、棍、槊、棒、鞭、锏、锤、抓、拐、流星，另外各门派还有独特器械，各有锻炼用法。

所有各种门派套路，各有风格，各有千秋，都是老前辈和今人细心钻研和体会创编出来并逐步充实提高的，内容极其丰富，从初级的桩功到高级的艺术，内养心神，外健筋骨，延年益寿，精致入微。

历代拳师和今人撰写了不少拳谱，记录了练习和应用的巧妙，流传于后世，相继发展，相得益彰，取长补短，各有千秋。

看了很多古今拳谱，有经络说、脏腑说、骨骼说、气血说、阴阳说、五行说、意念说、架势说、形象说等学说，可谓博大精深，都是为修身应用服务的，但是练法各有不同，必根据自己的条件而取舍。而且拳谱的要求非常严格详细，例如：身形五弓，躯干四肢，似直非直，似曲非曲，头顶项领，沉肩坠肘，足坚步活，膝屈而伸……总之处处都有要求，有暇应该多看拳谱，细心参悟精微，领会求实。习拳的目的，两个要求：健身、应用。拳谱记载，健身十之九，技击十之一。实用技击，必有体质，艺术，胆量，凶狠，一般都是切磋探讨，游戏武术，比赛夺冠，体质好的胜体质弱的，艺术高的胜艺术低的，胆量大的胜胆量小的，手恶者胜手善者。

形意拳的复式套路大部分是五行十二形的穿插创编，各种运用不出五行生克，也可说是阴阳变化，主要是感觉灵动性快慢而出胜负，应互相常练，熟能生巧，贵在坚持，温故知新，不断发展提高，永无止境。

七寸枪（也称判官笔、魁星笔）**套路歌诀**

双手执笔立正式　　推窗望月分心刺

五花炮捶攻左右　　手眼身步要整齐

左右滚捶连双撞　　马形扑身莫延迟

白虎洗脸身后退　　手肘护肋紧封闭

乌龙捣水手上下　　左手顺步要猛劈

青龙出水腿后退　　黑虎出洞跟得急

骀形好似鹤亮翅　　落手又把肋胁袭

悟空摘桃进退快　　猴形起打要用膝

双手刺打要拗步　　封敌面门速度疾

转身蛇形领得快　　白蛇吐信出手奇

反手又是分心刺　　懒龙卧道下蹲式

金鸡独立威风抖　　魁星点元朱笔提

燕子抄水撩阴刺　　劈拳似斧力要急

躜拳似水喉咙点　　转腕推窗望月式

风摆荷花如轮转　　回身望月分心刺

按照起式往回打　　风摆荷花接收式

舞针套路歌诀

鹞子入林再入林　　青龙出水紧相随

猛虎扑食威力猛　　骀翅击肋并撩阴

金猴护腿又刺面　　换刺提腿要起身

退步鼍龙挒敌领　　白蛇拨草向前伸

黑熊运膀竖颈力　　苍鹰捉雀把爪伸

野马撞槽捶双滚　　金鸡食米速跃进

上步回头把月望　　换手顺势转腰身

败敌故把镖针撒　　力要猛来又要催

墨燕抄水意撩阴　　上步劈砸要紧跟

进步钻针把面刺　　推窗望月侧进身

上步架打炮针式　　撤腿连续使崩针

回头望月身回转　　肘底扽镖胜敌人（胜强敌）

镖针形意械独具　　手握掷出两随心

打罢收归三体式　　单重双重都要稳

形意实用剑

依据张祥斋老师所教剑法和练习心得体会，整理出一套剑法，供学生参考应用，不当之处请张宝扬师兄指正。

　　　　开式　反刺　回身劈　勾挂刺

一、剑：横剑　蝴蝶式　刺　川剑　抱剑

二、剪：炸眉　削腿　刺胸　川剑　抱剑

三、闭剑：撩剑　抱剑　刺　川剑　抱剑

四、剑刺：上步横　刺　上步回身劈　川剑　抱剑

五、剪：抹脖　拦腰　削剑　刺　川剑　抱剑

六、外剪：捅鼻　去蹄　川剑　提　收式

2006 年 8 月潘志源草于北京通州

张宝扬复：潘志源老师精心组编形意实用剑，式势用点明确。

第一组：1. 正立开式。2. 接剑垫步反刺剑。3. 挂反刺剑。4. 指天画地左刺剑。5. 回身劈剑。6. 钩挂劈剑。7. 提左腿刺剑。8. 反身劈剑。9. 横剑。10. 蝴蝶展翅剑。11. 跳劈剑。12. 反身川剑。13. 抱劈剑。

第二组：14. 里剪腕剑。15. 炸眉剑。16. 削腿剑。17. 刺胸剑。18. 穿剑（刺喉剑）。19. 抱劈剑。

第三组：20. 下闭（截）剑。21. 上撩剑。22. 抱剑。23. 刺（刺胸剑）。24. 穿剑（刺喉剑）。25. 抱劈剑。

第四组：26. 搅刺剑。27. 并步横截剑。28. 上步刺胸剑。29. 右横跨步右侧环劈剑。30. 上右步穿剑（刺喉剑）。31. 翻身抱劈剑。

第五组：32. 外剪腕剑。33. 抹脖剑。34. 拦腰剑。35. 削剑。36. 上步穿剑（刺喉剑）。37. 抱劈剑。

第六组：38. 外剪腕剑。39. 捅鼻剑。40. 削蹄剑。41. 穿剑（刺喉剑）。42. 钩挂连环剑。43. 起左足刺鼻剑。44. 转身刺鼻剑。45. 截剑。46. 转身收式。

（更新整理加起式、收式、连串演练）起式：1. 正立开式。2. 接剑垫步反撩剑。3. 振脚挂转劈剁剑。4. 跳步指天画地左刺剑。5. 回身右劈剑。6. 左右钩挂连环剑。7. 提左腿刺鼻剑。8. 翻身左转撤左步抱劈剑。

第一组：9. 向左寸步横截剑。10. 践步蝴蝶展翅剑。11. 跳步劈头剑。12. 反身上右步穿剑（刺喉剑）。13. 翻身撤左步抱劈剑。

第二组：14. 并右步里剪腕剑。15. 上右步炸眉剑。16. 撤右步削腿剑。17. 上右步刺胸剑。18. 反身上右步穿剑（刺喉剑）。19. 翻身撤左步抱劈剑。

第三组：20. 下闭（截）剑。21. 践步上撩剑。22. 削腿剑。23. 上步刺鼻剑。24. 反身上右步穿剑（刺喉剑）。25. 翻身撤左步抱劈剑。

第四组：26. 寸步搅刺剑。27. 上左足并步右转向下横截剑。28. 上右步刺胸剑。29. 右横跨步右侧环劈剑。30. 左转上右步穿剑（刺喉剑）。31. 翻身撤左步抱劈剑。

第五组：32. 寸步外剪腕剑。33. 寸步向内抹脖剑。34. 上左足右转翻腕向外拦腰剑。35. 右并步侧展削腿剑。36. 左转上右步穿剑（刺喉剑）。37. 翻身撤左步抱劈剑。

第六组：38. 寸步外剪腕剑。39. 践步捅鼻剑。40. 左转侧身削蹄剑。

41. 左转上右步穿剑（刺喉剑）。42. 翻身撤左步抱劈剑。

收式：43. 回身右劈剑。44. 左右钩挂连环剑。45. 提左腿刺鼻剑。46. 翻身向左刺鼻剑。47. 提左足向下砍一剑。48. 换手交剑转身收式。

形意连环剑：开式，指天画地刺喉剑，右侧转身劈头剑，左右钩挂连环剑，起身刺鼻剑，回身向左刺喉剑，撤步偷刺点喉剑，上步下插避剑，翻腕劈剑，扣腕削蹄剑，翻腕抱肋剑，扣步转身刺胸剑，提膝望月剑，下身跳步扫腿探海剑，上挑削腕炮剑，右侧上挑拦腕剑，抱剑下砍上步崩一剑，左右钩挂连环剑，就此回打连收式。（注：张祥斋师爷传授连环剑术十个点：劈、砍、撩、削、刹、提、钓、斗、斩、崩拨）

进步六剑：开式，指天画地刺喉剑，右侧转身劈头剑，左右钩挂连环剑，起身刺鼻剑，回身插挂上右步劈头剑，撤步搅腕剑，下身跨步砍腿撩裆剑，上左腿剪步劈头剑，拧身转腰挑腕劈一剑，剪步抱剑，盘根八卦剑，右前劈一剑，左右钩挂连环剑，就此回打连收式。

退步六剑：开式，指天画地刺喉剑，右侧转身劈头剑，左右钩挂连环剑，起身刺鼻剑，双手抱剑向下劈一剑，转身回来退步劈一剑，起左脚拦截左砍剑，（撤左脚）起右脚拦截右砍剑，撤右脚剪步劈头剑，转身撤步风轮剑，向左内剪腕剑，退右足剪步撩一剑，退左步侧身向右劈头剑，上左腿响右脚半步崩一剑，左右钩挂连环剑，就此回打连收式。

四门龙形剑：开式，三搅剑刺腹，回身劈剑，撤步左后撩剑，回身翻腕撩挂剑，上步刺心剑，回身劈头剑，剪腕剑，云顶剑，三步跳龙左横截剑，右横截剑，起身向前上步横推拦腕剑，回身刺心剑，剪步右横截剑，拧身转腰挑腕劈一剑，回身刺心剑，三搅剑刺腹，左右钩挂连环剑，撤步左后撩剑，回身翻腕撩挂剑，就此回打连收式。

连环刀：左转画圆接刀式，半步崩刀式，撤步环劈刀，践步架刀式，插刀避刀式，上步劈刀式，起后腿向前刺刀式，踏步削刀式，转身缠刀过脑独立劈刀，上步下压内避刀，上步外撩刀，上步左炮刀，上步环劈刀，上步崩刀，横刀挂刀上肩扣步转身上步劈刀，半步崩刀式，就此回打连收式（横刀挂刀上肩扣步转身上步劈刀，上步拦腰平绕砍一刀，撤步竖环挂挑过头独立交刀）。

万胜刀：开式亮刀，抽刀，挑刺，三点刀，转身刺刀，抽刀抟镖式，立刀避刀劈刀，剪腕，藏刀蹬腿，转身抟镖式，撩刀，捋刀刺刀三绞刀，展翅刀风轮刀，抽刀捋刀，剪腕刺鼻，削腿刺胸，藏刀转身抟镖式，冲天刀，抽刀捋刀，盖马三刀，藏刀转身抟镖式，挑刺，掖步后撩刀，上步后劈刀，上步刺刀，藏刀转身抟镖式，托天刀跳起压刀旋身刀刺刀，藏刀转身抟镖式，旋身后劈刀，回身花刀后撩刀，花刀抟镖式，上步三撩刀，掖步后撩刀，劈刀刺刀藏刀，返身三抽刀，缠头过脑刀，接收式。（此套刀法乃黄天霸后人遇难避于张祥斋处，后因感恩而把看家刀法传与张祥斋，招数未变，只身法更近形意拳也）

连环棍：（一）开式，崩棍，压花撤步劈头棍，起左腿独立。

挑截棍，翻身撤步独立劈头棍，上步右炮棍，压花钓挂劈头棍（三个），起左腿独立挑截棍，回身崩棍，就此回打连收式。

（二）开式，崩棍，右钩挂劈棍，左钩挂劈棍，翻身撤步劈头棍，左侧炮棍，反背挂打横截棍，上步右撩棍，上步右撩棍，上步卧鱼砸一棍，上步崩一棍，半步崩一棍，上步崩一棍，回身崩棍，就此回打连收式。

三棍：起手三个崩棍，炮棍左打，反背棍钩挂劈头，返身回转劈一棍，接三个崩棍回打至起点收式。

连环枪：开式，横枪势难当，搬拦推刺三进枪；倒退一步扎三点，钓鱼翻身双劈面；右挑左压连三扎，崩枪一去刺眉枪；横打拦腰蹬刺腹，挑压连扎翻身劈；搬拦推刺从头走，摇枪一指定乾坤。（注：枪要点：铁背、浑圆、子龙、点钢、整合。）

双头蛇：（缺）

鞭杆：（缺）

形意六合剑（形意三十六剑）

形意六合剑（亦称三十六剑）是由六路单剑（每路有六大主势）组合而成。这六路分别是：进步六剑、退步六剑、摇身六剑、转身六剑、勾挂六剑、风轮六剑。单练则各具风格与专长，合演乃为六合，是形意剑术变化之根本。演练之法，运用之术，尽在其中。

第一段：进步六剑。（1）裹砍剑；（2）撩腕剑；（3）转身裹砍剑；（4）抱剑环走；（5）阴手剪腕剑；（6）阳手剪腕剑；（7）翻身剑。

特点：以进为主，上刺下撩，横斩斜劈。

第二段：退步六剑。（1）劈头剑；（2）剪腕抢剑；（3）退步撩腕剑；（4）退步砍腕剑；（5）横截剑；（6）斜身劈剑。

特点：以退为主，退中有攻，退撩退砍。

第三段：摇身六剑。（1）右摇身剑；（2）剪腕抢剑；（3）左摇身剑；（4）阴手剪腕剑；（5）中摇身剑；（6）阳手剪腕剑；（7）裹砍剑；（8）筋斗剑。

特点：虚中有实，实中有虚，转身而进，转身而出。

第四段：转身六剑。（1）右转身剑；（2）阴手转腕剑；（3）左转身剑；（4）阳手转身剑；（5）中转身剑；（6）阳手剪腕剑；（7）裹砍剑；（8）筋斗剑。

特点：顾左顾右，转身击敌。

第五段：勾挂六剑。（1）进步撩剑；（2）退步撩剑；（3）倒步撩剑；（4）刺脉剑；（5）转身剑；（6）转身回剑；（7）裹砍剑。

特点：勾中有挂，挂中有勾，勾挂制敌。

第六段：风轮六剑。（1）进步撩剑；（2）退步撩剑；（3）背后撩剑；（4）藏身剑；（5）拗步盘腿剑；（6）纵身闭剑；（7）掩肘转身剑。

特点：方而正其中，圆而应其外，圆活不滞，出其不意，纵身击敌。

第七部分：形意拳源流

　　据拳谱记载，岳飞字鹏举，河南汤阴县人也，受业于名师周桐。精通枪法，为拳立一法，以教将佐，名曰心意拳，神妙莫测，盖古未有之技艺也。以后金、元、明代，鲜有其技也。唯姬公际可字隆风，生于明末清初，为蒲东诸冯人氏；访名师于终南山，得《武穆王拳谱》。后授曹继武先生于秋浦；时人不知其勇，先生习武二十有二年，技勇方成；康熙癸酉科连中三元，钦定为陕西靖远总镇大都督，致任归籍。戴龙邦游至池州，先生以此拳授之，学经十易寒暑，先生曰："技勇成矣。"遂即回晋，发扬心意拳，脉脉相传，传于今世。

　　中华全国心意门派四十个字：

武尚海疆新（武尚海疆深）　　　穆斌黄族强

仁义似天降（仁义从天重）　　　恩德似海重（慈悲如海量）

礼让从先进　　　　　　　　　　儒道循宗光

谨守圣贤钵　　　　　　　　　　传华亿兆良（传华亿万良）

　　另有山西太谷李复贞先生另编山西全省心意门派二十个字（仅晓十字）：华邦维武尚　社会统强宁（另有：永建定江宁）。

　　八卦掌二十个字：海福寿山勇　强毅定国基

　　　　　　　　　　　　昌明光大陆　道德建无极

岳飞

第一代：

姬际可（字隆风，一说龙峰，1644～？，一说1602～1683，山西永济人）。

第二代：

曹继武（名曰玮，安徽秋浦人，郑师也，1665～？，1695～1705年任陕西靖远卫副将，又于 1707 年升任兴安镇总兵，北京人）。

第三代：

曹继武传戴龙邦（1713～1801，山西祁县人）、马学礼。

第四代：

* 戴龙邦传戴文英（长子）、戴文雄（次子）、戴文勋（一名文俊，三子）、戴良栋（文勋的表弟）、郭维汉、李洛能（字能然，名飞羽，1807～1888，一说 1803～1888，河北深州人）；

* 马学礼传张志诚、马三元。

第五代：

* 李洛能传李镜斋、郭云深（名峪生，号润身，1820～1900，此生卒年月待考，河北深州人）；宋世荣（1849～1927，北京人）、李太和（子，1845～1925，河北深州人）、李占元、宋世德（僧，世荣之弟，1851～1921）、刘之和、穆小义、白西圆（河北饶阳人）、刘奇兰（1831～1905，河北深州人）、车永宏（字毅斋，1833～1914，山西太谷人）、张树德（山西祁县人）、张小平、刘元亨（有"大杆子"誉称）、刘晓兰（原名张晓兰，1821～1906，河北高阳人）、贺永恒（名连亨，山西太谷人）、李广亨（山西榆次人）；

* 戴文勋（俊）传戴五昌（子）；

* 张志诚传张聚、李政、安大庆、买壮图、宝显廷（1865～1942，陕西西安人）、李海森、丁兆祥、买朋宪、袁风仪；

* 戴良栋传戴魁（子，1875～1951）、戴宏勋（侄）。

第六代：

* 刘奇兰传刘国春、刘德宽、田静杰、李毅仲、秦月如、周明泰、耿

继善（1860～1928，河北深州人）、李存义（字忠元，1847～1921，河北深州人）、张占魁（1865～1938，河北河间人）、刘荣堂（子）、刘文华（字殿琛，子，人称刘二先生）、刘锦堂（子）、王福元、赵振桥；

　　*郭云深传许占鳌、李魁元（奎垣）、钱砚堂、申万林（1850～1926，河北固安人）、高济云、王芗斋（名政和、尼宝，字宇僧，号矛盾老人，1885～1963，河北深州人）、许占魁、李殿英、李振山、刘勇奇、郭元（字彦明，子）、郭彩阁（女）、刘凤伦、陈凤高、谭崇杰；

　　*车永宏传李复祯（1855～1930）、马学隆、王凤翔、布学宽、孟兴德、樊永庆（字子绥，1861～1913，山西榆次人）、李发春、郭玉山、刘俭、贾桢、赵钰、王培本、王之贵、王丕春、孟天锡、孟兴德、武杰、白光普、吕学隆（龙）、乔锦堂（1875～1956）；

　　*刘元亨传杨德盛（胜）、张虎臣、雷明亮、荣满宏、郭国贞、王天元、郝大林、乔武毅、李文元、李玉山、武九元、冀补云、丁三杷、张五蛮、王树林；

　　*贺永恒传董德茂；

　　*李太和传李振邦（字文喜，长子）、薛振刚、范彬、李振兴（字文顺，次子，？～1955）、李怀、李淮、王有祥、侯剑峰、刘大生、刘玉山、牛福禄、王孝功、王天祥、王传祥；

　　*戴魁传陛祯、岳蕴忠、段锡福、马二牛、王步昌、王映海、郭映天、史雄霸；

　　*戴五昌传戴子道（子，1908～1943）；

　　*宋世荣传宋国英（字虎臣，长子，1881～1947）、宋铁麟（侄）、宋晏彪（侄）、宋青山（次子）、宋国祥（侄，1885～1978）、贾万隆（字蕴高，1885～1940，山西清徐人）、宋光匡、王嗣昌、赵守钰、任尔琪（1877～1945，山西太原人）、吕钰，胡耀贞；

　　*李广亨传牛殿英、孟振武、李润清、宁玉璋、白解和、田仰武；

*戴宏勋传段仙；

*白西圆传齐德元（1846～1925，齐德林胞兄，河北保定人）、齐德林（1864～1951）、李兴、刘占亭、林占铃、德海。

第七代：

*王福元传王继武（1892～1991，享年100岁）、王振刚（纲）、彭喜泰、彭庭隽、彭映玺、郑子刚、穆修易、郑成权、刘世荣、齐振麟、武斗南、武麟祥、韩太和、韩茂林、王凤桐、牛星泰、牛只元、刘毓秀、魏映宏、王健吉、王吉元、王安民、王来青、黄贵锁、李德茂、催永裕、康克明、陈玉、赵永通、赵忠海、闫袁宝、闫翰（汉）才、闫聚宝、侯书典、侯景溺（深）、侯培藻、宁钊、宁静康、张成俭、张振业、白守华、邢辕、辛辕、寇俊、卜占梅、祁增麟、史化周、曲风；

*张永义传梁焕章；

*苏登瀛传郭泰山；

*孙德宜传孙国栋（子）；

*耿继善传董秀升、邓云峰（龙）（1870～1940，山东文登人）、耿文彩（字霞光）、张秀、赵德祥、赵振尧（1896～1953，河北赵县人）、刘彩臣；

*李云山传李锦文；

*李魁元（奎垣）传马玉堂、马耀南（1875～1945）、孙禄堂（名福全，1860～1933，一说1862～1933，誉“万能手”，河北保定人）；

*范彬传郭芝、侯国贞、张铭福、芦三货、李文鹤；

*王有祥传陈英虎、靳干诚、尉迟秀峰、王师禹、王师武、王师仲、阎耀斗、郭正模、韩广敬、郭世铭、阎育凤、赵虎臣、刘德福、郝致玉、李福江、张纯田、刘森林、杜春济、韩福元；

*樊永庆传樊瑞峰（名桂，子，1905～1983）、杨永蔚、陈际德、范连蛮、刘守先、吕宪武、高克成、樊贵吉、左俊义；

*李云山传李锦文、刘振麟（1885～1968，河北武强人）；

*宋国英（字虎臣，号小侠）传刘瑶琨、刘实君、李旭洲（1903～1962，一说1899～1860，山东荣成人）、潘振英、陈光斗、崔继先、席子勤、张效先、黄秀升、董子英、董俊（山西太古人）、石瑞亭、吕佩双、魏小全、邢子成、车润田（字雨亭，号笑然，1907～1993，山东宁津人）、张剑青（字子良）；

*宋铁麟传吴立效（孝，1896～1983，山西太谷人）、赵永昌（1921～1993，山西祁县人）、宋光华（子，1932～）、田进忠、陈锡荣、陈长漠、李宗山、胡增衡、胡友会、孙福元、田种兰、薛秉剑、史一峰、张国梁、张子信、苗秀荣、胡锦云、杜春选、王敦本、温敏、郝湛如；

*李怀传魏同珂；

*宋国祥传李宋山、吴立孝、胡增衡、田种兰、赵永昌、宋光华、张子信、孙福元；

*宋光匡传刘振昆、潘瑶英；

*任尔琪传王雄、王四印、杜蜜、孟基泰、孟克俭、雷殿华、吕殿华、何连蛮、何运蛮（1902～1989，山西太原人）、宋登、王敏、任红宗、任翠珍（女）；

*贾万隆（字蕴高）传郝映阅、郝湛如（1900～1971，山西榆次人）、李永和、田镇丰、焦番东、王善之、靳子凌、梁庭鸿、梁四货、张立业；

*李振兴传李子儒（名存柱，子）；

*李振邦传李云龙、吕凤山、王锦泉、薛颠（字国兴，1887～1953，河北束鹿人）、李子儒；

*薛振钢传薛颠（子）；

*李存义传李耀亭（字子阳）、李彩亭、李文亭（字星阶。彩亭［长子］、文亭［次子］、耀亭［三子］称定兴三李）、李文华（字彬堂，子）、李云山、李文豹、李文、李武、李焕、左振奇、尚云祥（1864～1937，山东乐陵人）、刘雁秋、周玉祥、黄柏年、韩怡庵、韩子衡（1881～1971，

天津人）于傅章、傅长荣（随申万林时取艺名剑秋，1880～1954，天津宁河人）、赵云龙、郝恩光、郭永禄、郭汉之（1881～1980，天津人）、阎道生（字子阳、至阳，号阆庐，1883～1962，河北霸州人）、王子翔、程敬秋、马玉堂、刘云济、门广兴、王增贤、于连才、张鸿庆（曾用名庚辰，1875～1960，天津宁河人）、唐维禄（字云昆）、卞彭（原名卞蠡洲，名彭年，1901～1990，江苏仪征人）；

*申万林传申殿侠（过继子，赐艺名剑侠）、唐维禄（字云鼍，赐艺名剑勋，1868～1944，誉"赛白猿"，天津宁河人）、傅长荣（赐艺名剑秋）、张景富（赐艺名剑铭，1884～1942，河北三河人）、张鸿庆、陈济生、高长泽、崔德元、杜福堂、刘岐山；

*刘俭传吴殿科（1911～？，山西太谷人）；

*张占魁传张世凯（长子）、张世广（号远斋，次子）、张捧（女）、韩慕侠（原名韩金镛，1877～1954，一说1877～1947，天津静海人）、韩云亭、魏成海、武铭、马登云、王俊臣、刘锦卿、钱树樵、钱树椿、钱庆祥、王占恒、张政济（子）、张进先、张雨亭、章殿卿、赵恩庆（张占魁时取艺名振邦，王芗斋收为义子后用艺名道新，1808～1990）、姜容樵（字光武，曾用名姜光杰，河北沧州人）、白学海、刘潮海、刘锦乡、刘汇川、马礼堂、李剑秋、李寿山、魏美儒、武蒽臣、王伯龙、王恒苏、王占恒、王庆华、左振英；

*李发春传杨吉升、韩锣三；

*齐德元传齐广如（子）；

*周明泰传袁伟斌、李耀亭（字子阳，河北定兴人，三李之一）；

*李复祯传陈际（继）德、武承德、乔锦堂、乔锦章、段振奎、张师亭、李华圣、刘永发、石泉山、吴丕卿；

*布学宽传张永义、孙德宜、苏登瀛、吕家麟、杜大兴、布华轩（子）、杜稷山、杜级三、王继业、张永裕、刘春芳、车彩藻；

*董德茂传郭维城、郝霖瑞（郝二蛮）；

＊吕学隆（龙）传吕家麟、孙荣富、武仕杰、孟立纲；

＊刘文华传董秀升、董子英、张祥斋（河北新城人）、刘亦琨、齐精堂；

＊宝显廷传兰懋招、黎成章；

＊袁凤仪传杨殿卿、卢嵩高、尚学礼、宋学斌；

＊杨德胜传朱富贵、武玉山、毕玉山、牛瑞兰、冯山林、侯树林（荣村三）；

＊戴子道传侯树林；

＊王芗斋传郑义、泽井健一（日本人）、姚宗勋（1917～1985，浙江杭州人）、敖石朋、李鑫坤、王雨香、周秉濂、刘汇成、杨研君、韩嗣煌、杨少庚、李永宗、黄费亭、杨沙昆、周舜华、刘杰平、吴振法、窦志荣、窦世明（1921～1997，辽宁沈阳人）、陈海亭、朱尧亭、程志颧、杨德茂、宁大椿、孙闻青、齐大成、于永平、王泽明、李健羽、齐执庆、韩星垣、韩星桥、韩樵、庞桂林、沈德廉、杨子明、卜恩富、张恩桐、张中名（字正中，1924～2000，北京人）、张长信、赵凤尧、赵佐尧、王叔和、尤彭熙、赵道新、周子岩、王玉芳（次女）、王玉白（三女）。

第八代：

＊王继武传王连义（子）、于伯龄、艾栋臣、李地、潘克发、王金雨、陈玉和、张宝扬（1922～2015）、李光藩、李忠荫、马锡恭、马友清、孟庆福、李凤山、李世玉、何守岐（1930～）、潘志远（元）、魏元辉（1933～）、侯子甲、周振丑、谢生豪、王洪源、丁学路、刘根怀、刘振杰、王铨、杨增福、王文华、石映甫、田群生、石映生、胡珍、王大元、王宪君、胡海、张希贵；

＊穆修易传胡耀贞、胡宝年、高瑞芝、杜明镜、薛景、石壁成、李秀、王四海、张安泰、杨玉山、商长锁、屈凤和；

＊张世凯传张培武（子）；

＊张世广传张培杰（子）；

　　* 马玉堂传朱国福（字炳公，1891～1968，河北新城人）；

　　* 樊瑞峰传樊宜兴（子）、樊宜懋、樊宜德、樊宜力、张海珠、张斌、张铁庚、祖嘉禾、祖嘉海、高寿慈、杨君博、韩文亭、李惠先、李文彬、李松林、李伯泉、高鸿宾、高士坤、田秀生、田文进、唐大任、唐大凯、

　　* 郭维城传左德伟；

　　* 尚云祥传郭翰之、辛健侯、李文斌、刘振硕（号金声）、陈志江；

　　* 郝恩光传郝家俊（子）、李玉林、骆兴武；

　　* 郭汉之传金保华、杨立德、杨润田、张牧石、高春年；

　　* 张景富传刘庆祝（1914～1974，天津汉沽人）、田树德（1894～1978，山东临清人）、邱凤桐（浙江绍兴人）；

　　* 邢辕传安尉；

　　* 唐维禄传李仲轩（1915～2004，天津宁河人）、李汉章（1880～1962，天津宝坻人）、刘庆祝、哈恩顺（回族，1906～1979，天津宁河人）、阎家祥、赵宏崎、张福存、张汝林、张文耀（1880～1964，天津人）、王俊林、王振东、褚广发、唐云川（1923～，天津汉沽人）；

　　* 门广兴传李洪瑞；

　　* 董俊（1882～1939）传李桂昌、李锦文、刘毅、申秉廉、祁艾、张成彪、左德伟、商长锁；

　　* 王吉元传侯连蛮；

　　* 李文亭传唐凤亭（1895～1961，河北定兴人）、宣焯山；

　　* 齐振麟传李锦文；

　　* 白守华传陈林喜；

　　* 彭庭隽传胡耀贞、张万荣、王洪、韦成功、魏国栋、石英、石罐；

　　* 朱富贵传罗占元、酋宇杰、朱华；

　　* 彭映玺传白廷杰、石鹏、彭成蛙、彭敬修；

　　* 彭喜泰传彭光亨；

　　* 王师禹传王树德；

 ＊孟立纲传孟宪钰、孟增华、孟增福、吴选贤；

 ＊张祥斋传骆兴武、潘志源、衡连坤、李金波、张玉祺（子）、张学良、张学思、张学成、王万有；

 ＊董子英传正如春、正志刚、王万信、李国有；

 ＊刘士荣传史克让、郑允文；

 ＊郝霖瑞传杨葆居；

 ＊袁伟斌传袁俊良、李群景；

 ＊吴丕卿传吴子敬；

 ＊李彬堂传庞维国、李占文、王鸿、杨万钟、柳中泉、侯广楼、黄鸣宝、陈盛甫；

 ＊阎汉才传彭进修；

 ＊侯树林传郭凤山、侯俊宾、刘铸、刘化清、刘成义、王瑛（1904～1999，山西榆次人）、李寿山、李锡春、赵瑞章、杜栓魁、杜银魁、石成山、郭云龙、郭勇祯、罗少云；

 ＊吴殿科传程素仁、刘鹏、李世杰（原名李施霖，1957～，北京人）；

 ＊王俊臣传张书田、徐登榜、田际成、常国钧、陈杰、姚宋文、庞维国、李占文、柳中泉、黄鸣宝；

 ＊杨永蔚传姚有千、徐成林、杨守先、王喜良（西亮）、王鸿、侯孝贤；

 ＊郝湛如（占儒）传朱福宝、邵善康；

 ＊董秀升传祁艾、苗雨林、王家隽、李桂昌、申秉廉、刘义、李锦文；

 ＊王雄传牛贵根、王五秃、曹全德、闫三牛；

 ＊刘实君传孙豹隐、黄江天、刘义群、主文满、李兹轩、赵夫敏、张凤、潘兴文、于敛都、杨基伟；

 ＊车润田传周金柱、周金堂、杨其轩、杨其发、于燕华、张书坤、陈宝先、车强（孙）、陈宝成、李燕福、田永生、田守礼、李东生、李义、王在生、王占军、王洪喜、冯玉茹；

 ＊吴立孝传田进忠、陈长印、贾继尧、杜洲、柳惠生、刘称心、刘德丰、

董春宝、张效书、贾申武；

　　*田种兰传李六八、范天保、田宝林（长子）、田宝荣（次子）、梁云源、李荣、李孟祥、马植舜、李三货、米克俭；

　　*赵永昌传王儒贵、赵川辉（长子）、贾宝寿、武星明、赵川明（次子）、张育仁、李静、冯拉科、郝湛龙、程金龙、刘正元、闫根成、王秀鹏、

　　*程敬秋传刘振怀；

　　*张子信传曹振山、孟宪模、王金生、杨培智、吕永昌、张润新（子）、张永翔、张志嘉、胡茂坤；

　　*宋光华传武振淇、李国梁、刘如汉、赵世勇、李永顺、康黎俊、郭力行、蔡卫东、藤松英一（日本）、王勤学、李金平、雷燕生、宋宝贵（子）、潘小杰、陈汝庆、翟起康；

　　*胡增衡传杨德义、苗际元、苗际士、杜兆基、刘景明；

　　*李子儒传李经权（子，1920～2006）、李玉贞（女）、李玉绵（女）；

　　*齐广如传齐景山（长子）、齐景泉（次子）；

　　*李旭洲传许繁曾（1921～2004，北京人）、卢宗仁、周运（连）聚、于连发、张贵良、张得记、张长泰、张启发、张桂良、梁世杰、鲍志成、刘佩满、孟洪福、杨月波；

　　*邓云峰（龙）传吴玉宝（吴子鸣）、杨沫（女，1914～1995）；

　　*赵振尧传李丙辰（1915～2008，河北保定人）、赵晏瀛、范振兴、王玉保、刘永清、徐诚、郭全孝、石庆元；

　　*宋登传宋维仁（长子）、宋维成（次子）、田宝善、马万栋；

　　*何连蛮传康二保、张银娃、王秃娃、李四妮、高全义、胥四则、康润生；

　　*车彩藻传任德、车向前；

　　*何运蛮传康二保、高全义、王秃娃、张银娃、胥文信；

　　*傅长荣传傅润身（子，赐号"少侠"，1913～1977）、绳孝恩（1909～1986，人称"飞毛腿""独侠"，天津宁河人）、杨义清（字净泉，师赐艺名"火侠"，1913～2006，天津宁河人）、陈贺海（1914～1997，

天津宁河人）、董玉合、董焕文、杜兰泽、韩长起、华显楠、王宝昌（师赐艺名"佩侠"，1907～1979，天津宁河人）、王长青（1905～1997，天津宁河人）、王克发、王乃发、王锡勋、王国良（1942～，山西太原人）、王炯孙（1903～1981，江苏无锡人）、王鸣岐、哈恩顺、形殿富、贾文会、周赡、张纯、张慰祖（江苏无锡人）、于占江、孟广奇（赐号"义侠"）、李春芳（李子扬之子）、裴锡荣（河北饶阳人）、高童柏（名厚君，1916～1980，江苏无锡人）、范震远（1915～1996，江苏无锡人）、宁大椿、催占国、吕文瑞、雷宪东、李建业、马永贵、许明；

　　*黄柏年传刘振硕（号金声，1908～2000，天津宁河人）、胡振东、田鸿基、韩福桐、王玉画、姚陶鑫、毕洪斌；

　　*李子扬传傅润身；

　　*张永义传梁焕章；

　　*刘彩臣传鲍毓藻（1914～1997，山东福山人）、马玉清（1918～2006）；

　　*韩云亭传韩星恒、韩星桥；

　　*韩慕侠传韩琦（长子）、马玉林、马杰（马玉堂之子）、赵云彪（外甥）、杜少祥（外甥）；

　　*张鸿庆传张树春；

　　*韩子衡传魏老泰（名长治，1896～1977，天津人）；

　　*姜容樵传姜宗毅、姜宗陶、张文广、沙国政、季远松、曹恭、杨邦泰、邹淑娴、卢永才、葛天生、沈仲初；

　　*孙禄堂传孙存周（子）、孙剑云（女，名贵男，字书庭，1914～2003）、陈微明、李玉琳号润如、胡凤山、孙振川、孙振岱、顾汝章、齐德厚、齐公博、褚桂亭、吴子珍（1891～1970）；

　　*卢嵩高传裴锡荣；

　　*陈继德传张书田、郭凤山、史克让、郑世恒、张铭福、张学绅、范忠谟、范维屏、郭芝、纪殿武、陈廷敬、陈兴邦、王鸿、陈学荣、陈映暄、陈兴邦、

郝鸿南；

　　＊韩锣三传郭瑛、聂宏义；

　　＊吕家麟传李三元；

　　＊苏登瀛传郭泰山、武进、郭守成、赵图、王文、冀林有；

　　＊周玉祥传孙梦云、李润如、陈子明、许美羽、那越臣、靳云亭；

　　＊宋国斌传李行功；

　　＊姚宗勋传薄家聪（1943～，天津人）、崔瑞彬（1949～，河北深州人）、武小南、刘普雷、李鸿锦、姚承光（长子，1953～，北京人）、姚承荣（次子）、赵续全、白家丛、白金申；

　　＊赵道新传赵大权、郭继明、于国权、黄积涛、张汉华、张洪骏、刘明表、李长久、陈雷、续光宜、孟宪明、马庸；

　　＊王锦泉传刘笃仪、马德祥、王连恒、梁保才、薛文江；

　　＊李云龙传李国禄、李玉栓、底占明、刘文辉、刘笃义、马军、解志忠、赵英林、叶文平、张志华（栓华）、张春生、赵树林、王华龙、曹永胜、杨造堂、陈家乐、张政国、王怀宇、崔凤龙、吴子俊、温存发、贺小平、韩永贵、董乃勇、张永良、何栓成、吴亦民、项有巧。

第九代：

　　＊张宝扬传初元庆、杜福堃、苏景胜、孙光利、马福友、王宏昌、马文选、韩焕金、曹玉章、张治中、周顺来、刁星河、左志英、王焕声、程超英、班顺利、王树义、何福胜、马国立、冯二福、郭辉、刘光、陈少国、赵满忠、蓝健、崔洪杰、张悟本、梁健、葛海岗、杨育栋、曹博华、萧崇禧、何宝生、王立新、王立平、丁宁、刘亨、曹殿宝、王德立、陈贵富；

　　＊吴子珍传门惠丰（1937～，天津静海人）；

　　＊何守岐传李更新、班顺增、于立峰、乔鸿明、何福胜（子）、何宝生（子）；

　　＊李玉琳传李天骥（1914～1996）；

*王连义传王宏昌、苏景胜、肖崇禧、杨章锁、周明、王伟（子）、王宪（子）、王平（子）；

*王金雨传王焕声；

*魏元辉传黄建国、敬红纯、王今朝、王凤乾、顾喜来、李向东、钟铁锁、田胜、刘宝东、徐先利、海龙；

*潘志源传王惠民、夏俊、王敬太、武通镇、尹金、王德明（1955～，北京人）、苗新民、齐福泰、赵金光、种林江、王海涛、崔光宇、柳振生、侯继宝、田振玉、王少东、刘国成、马明强、王长河、王凤龙、杨娟、尹顺利、吕刚、司博东、马河、蔡利、吕明、刘迎辉、杨文华、张克奇、李明启、刘宝东、郭为民、田胜、路元福；

*李行功传杜树枫；

*唐凤亭传艾玉山、陈庆友（1921～2002，河北丰润人）、唐振荣（子，1940～）；

*董焕文传邵洪才、乔桂英；

*傅润身传徐步阶（山东夏津人）、王继先；

*王炯孙传王惠荣、郭松林、赵兴林、学银恨、颜守成、张碧燕；

*王乃发传陈文俊、催云峰；

*张慰祖传徐中晖、陆应保、王志强；

*褚广发传唐凤华（唐维禄之孙）；

*潘小杰传岳勇；

*李汉章传陈士喜、李铁明（女）；

*王清山传马振邦；

*张文耀传杨福德、李占伯、岳家林、岳洪余、邵长福、邵长印；

*杨义清传懂少林、张景丰；

*周赡传徐宝仲、才雨亭、王玉国；

*郭翰之传杨洪；

*孙剑云传周世勤（1941～2018，山东烟台人）、孙永田（1948～，

河北沧州人）、张茂清（1950～，天津宁河人）；

　　*刘振硕传张建成；

　　*商长锁传毕清海、张耀林、常连保、李玉贵、朱华、李连富、魏录、高起生、曹志清、祁树仁、陈嘉生、王袖章、张克勤、薛维基、杨贵生、王培玉、贾广宾、李生、史义、温井贤、谭宝林；

　　*周金柱传刘宝杰、贾虹祥、王鹏；

　　*李锦文传王辅仁、梁二货、赵国保、李国瑞、张喜蛮、孙秀江、王正达、张如海、畅华、陈定元、王正宜、李世民、李龙彪；

　　*宋宝贵传裴江涛、严振桃；

　　*李桂昌传李宝陵、王成敬、武振兴、程凤歧、张福生、韩润生、陈全恭、李润喜（子）、武耀文、刘绍文、王英臣；

　　*胡耀贞传胡丽娟（长女）、胡月仙（次女）、胡羡彭（子）、赵光、焦国瑞、闫海、李经梧、李之楠、孙继臣、王觉民、赵青玉、冯志强、王培生、王修、王政纲、董树华、秦重三、王少兰、王少堂、卢亚桥、宋麟阁、关永年、张德山、葛娴、郭万龙、谷乃登、李景忠、王哲英、杨雄、王力、韩秀峰、田雅臣、徐庭秀、黄树如、陈嘉生、冯士英、潘开兴；

　　*贾继尧传张铁民；

　　*柳会生传张联福、袁建国；

　　*田进忠传孙建国、杨保和、杨文斌、张增记、田宝昌（子）、燕克强、熊健、孙春林、马福基、钱国强、张增记（1959～，山西洪洞人）；

　　*李国梁传于利忠、赵丽保；

　　*许繁曾传王万友（北京人）、张学军（女）、张增记；

　　*张安泰传范立言；

　　*张长泰传党靖；

　　*哈恩顺传邱振生；

　　*刘庆祝传刘玉奇（子）、刘虎山、刘景仲、刘长悦、刘宗奇、韩润池、董礼貌；

601

＊顾汝章传张景富、李德言；

＊康二保传张长宁；

＊李文斌传李洪（子）、孙东昌；

＊范天保传范建斌（子）、郝绍华、闫晓龙、冀联业；

＊李荣传秦建利、李一鹏（长子）、李一鸣（次子）、杨善平、赵继昌；

＊李丙辰传刘福全（1953～，河北保定人）；

＊王儒贵传张秋生、唐朝元、王亮（子）、刘建亮、田改生、贾万明、

＊吴玉宝传牛宝贵（1934～2022，河北深州人）；

＊贾宝寿传王光奎、侯西人、韩忠孝、郭玉章、赵忠乐、杨存根、任德忠；

＊苗际元传任宏坤、李杰、张称明；

＊武振淇传李年年、张元顺、陈树山、贺宏亮、赵吉巍；

＊骆兴武传骆大成（1930～2009，河北束鹿人）、李克仁（1944～，其父李佑生曾任张学良贴身副官）、刘敬儒；

＊王凤章传骆大成；

＊雷燕生传雷虎云、雷海平（子）、张卫平、李海平；

＊赵世勇传催秋生、史宏卫、闫鸿宾、李明辉；

＊辛健侯传崔国贵；

＊陈长印传陈利纯（子）；

＊齐景山传杨芳田、孟贵友、常建业、许成道、李来润、王九龙、齐玉田、齐玉桐、肖文彦等二十余人；

＊齐景泉传齐玉池（长子）、齐玉增（次子）；

＊张树春传张国才；

＊李永顺传程文新、李剑、关秀珍、李志勇（子）、李亚川、薛迎冰；

＊杨德义传王全胜、张翠生、高俊；

＊李三元传苗树林、鲍毓藻（1914～1997，山东福山人）；

＊张贵良传朱长灌、吴绍田、吴炳文、董秀信；

＊朱福宝传英志华、段富贵；

*左德伟传马振贵;

*张书田传刘定一、任太吉、王有德、李忠瑾、巩冠权、王新华、张永胜、尉文应生、徐吉、赵栓玉、杜保全、杜晕彪、郝文宝、赵忠玉;

*庞维国传陈生富;

*王鸿传孟有根、杨瑞生、赵小星、赵应昌、赵会全、赵二梁、李棱柱、李永顺、王贵虎、王树文、王亮光、程四只、程有福、刘前生、刘继英、庞海明、马谷安、张拴柱、张友林、张友兵、张双喜、张俊民、范振海、安宪生、武二赖、董拴柱、杜抠奴;

*陈兴邦传胡存礼;

*鲍毓藻传吴立根、袁宝海(1948～,河南延津人);刘朝国(1958～,河北清河人);

*杜洲传冯二旦、张毛锁。

第十代:

*杜福堃传石存义、杜巍、吴达马、米哈乐、富彼得、丹尼尔、伍蔼德、师阿班、称讷授、杭秋力、阿达姆、丹娜、马莱克、马丁、祢和平、巴维拉、葛彼德、欧霸威、欧和平、蟋蟀、张双良、师捷;

*武二赖传薛慧敏;

*曹殿宝传李婧;

*刘敬儒传贾永安(1962～,北京人);

*杨洪(尚云祥的徒孙)传狄国勇(1948～,河北蠡县人);

*王辅仁传王礼、张彦林;

*张耀林传申华章、安来维;

*李连富传李同喜、陈庆红、王守禄;

*赵青玉传赵毛寿;

*朱华传张奇林、任小平、崔虎刚、刘淑勤、李兰生、沈卫东、王守禄、唐华光、赵金生、张建新;

*王英臣传冯玉春；

*胡月仙传陈健（子）；

*胡丽娟传龚杰（子）；

*骆大成传宗维洁（女，1969～，北京人）；

*裴锡荣传裴武军（子）、高铁鸟、王良人、刘晓凌；

*宁大椿传唐松年、魏庆余、陈震中、朱永珍（女）、吴禄渠；

*高童柏传杨志刚、薛海勇、吕宗岳、李守文、王世泉、李义、姚汝南、王良人、董欣宾、胡发津、王荣贸；

*胡羡彭传胡平（子）；

*焦国瑞传张洪林、焦铁军；

*程有福传张太福、张太阴、张喜平、程棱虎、刘树华、任常明；

*李之楠传潘志敏、奚彩、杨志学；

*张有林传荀密、李乃冬、王宝儿、胡德华、张晋武、张海燕、张鹏飞、张鹏举、张志强、张昕、杨长林、刘跃武、刘跃奇、刘巨海、卜令玉；

*马振贵传张焕民；

*张增记传李艳华（女）；

*程文新传商连学、孙少勇；

*牛宝贵传孙长福（芙，1949～）、周宝昆（1956～，北京人）；许星伟（1970～，北京人）；

*陈庆友传马庚寅等32人；

*李天骥传刘庆洲（1933～，河北深州人）、牛胜先（1938～，河北清河人）、李德印（侄，1938～，河北安新人）。

第八部分：小传、戴氏心意拳简介

姬龙峰

姬际可字龙峰，山西永济尊村人，生于明末清初。他胸怀复明之志，上嵩山少林寺学艺十年；虽大业未成，但深得少林武功精奥，而其并不满足。后出走南方，遍访名家。他遍历名山大川，感悟飞禽走兽，并悉心揣摩；相传后至终南山得《武穆王拳谱》而成"心意六合拳"创始人。后回故里，广传技艺，并传于曹公继武。后人敬仰其武德高尚、武功高强，在当地人们称此拳为"际可拳"，以志其所创。

曹继武

曹曰玮，字继武，号秀山，于康熙四年（1665）从姬龙峰习心意六合拳十二年，技勇方成。在康熙癸酉年（1693）武考连中三元，被钦点为陕西靖元总镇都督。任满归籍，途经池州时授艺于山西武师戴龙邦。

戴龙邦

戴龙邦，字尔雷，山西祁县小韩村人，约生于清康熙五十二年，卒于嘉庆七年，终年90岁。祖传长拳，以开店为业。他从小热爱武术，每日早晚练功，13岁随父去安徽巴州（今贵池）经商。后在练功时常遇一拳师，久慕其拳法奇异、劲法神妙，经再三恳求始得拜师学艺；得知拳师姓郑，拳名为"心意六合拳"。历经十二寒暑，方知郑师乃秋浦曹公继武。技艺大成归晋时，曹赠龙邦《姬际可自述》和《拳论十法摘要》。归晋途中至洛阳遇马公学礼，得马公之助，始有《心意六合拳谱》之作，时在乾隆十五年。然此书为手抄著作，屡经传抄，谬误颇多，但对研究"心意六合拳"是一部不可多得的资料。

戴文雄

戴文雄字义熊，乳名二驴，山西省祁县小韩村人。为戴龙邦之弟麟邦之二子，约生于乾隆四十三年，卒于同治十二年，终年96岁。从小随伯父龙邦学艺，常以抱羊、抱牛、抱碌碡、打沙袋练功力；12岁功力过人，故村人又以"二驴"称之（一说为能长久平安生存，父母为戴文雄起乳名二驴）。戴文雄艺成名就后，为求雅改为二闾。20 岁后随父到河南鲁山县，其店即南门外十家店之一的"广盛店"。一天，当地一恶棍向店里索银五百两，二闾不与，遂与之交手，幸遇住店人李政相助方将恶棍制服。二闾欲拜李政为师，当李政得知二闾系山西戴龙邦先生之侄时，即以师叔称之（李政是河南马学礼之徒孙，张志诚的弟子，马学礼与龙邦是亲师兄弟）。二闾经李政指点后技艺大进，刻苦练功，终于成为一代名师。

时祁县金财主、万财主等富户，因在外兼营商业，欲找一武艺高强的拳师为其保镖。二闾被聘为镖师，常往来于北京东西口一带（即张家口、包头）。一次从天津护镖车途经沧州时，因喊镖惹出麻烦。沧州自清代以来，武术名师辈出，人称藏龙卧虎之地，素有镖不喊沧的旧例。任何武林高手保镖到了沧州都掩旗不喊，而登门拜访名师并赠银两。此次二闾护银过沧州，因随从不明当地旧例喊镖，引出沧州许多拳师手执器械拦住镖车。当时二闾赔礼道歉，几个拳师问过二闾家乡姓氏后说："你既认错，我们也只好不用器械伤你，但还得动手见高低。我们这里有一条规矩，如果你能连胜我们三人，就让镖车通过。否则就得将镖车留下。"只见二闾毫无惧色，说："那只好奉陪了。"于是双方摆开架势，沧州拳师奋勇直上，二闾让过三招后，连连进击，以心意拳特技使沧州三个拳师连连败北。镖车顺利通过，并结识了尹玉文等许多沧州拳师，从此戴二闾名声大震。此后才引出了李洛能到山西祁县以种菜为名投拜戴家学习心意拳的故事。戴二闾即成为打破戴氏家训心意拳不外传规定的关键人物，而李洛能成为戴氏心意拳在河北广为传播的第一人。

李洛能

李洛能，字能然，名飞羽。清嘉庆十二年（1808～1890）出生于河北深州窦王庄一个书香世家，自幼耳濡目染，熟读道家方术，通晓天文、历法、医术、占卜、仙术、遁甲，为后来发展形意拳理论奠定了基础。其自幼习武，曾给太谷县富绅孟勃如做过护院。后听闻山西戴家拳技艺高超，为接近戴家便改护院为种菜、卖菜，后得戴二间传形意拳。其用心研习，47 岁技艺大成。63 岁自晋返回河北教徒，成为一代宗师，为形意拳的传播和理论的充实做出了巨大贡献。光绪十四年（1888），83 岁的李洛能先生端坐椅上含笑而终。

刘奇兰

刘奇兰，河北深州人，1831 年出生，卒于 1905 年。幼好拳术，集各家拳派之大成，精通各种拳械。在深州开办"庆升镖局"，任深州县太爷的幕宾。1883 年，郭云深回深州演示形意拳给刘奇兰看，刘受益匪浅，率弟子李存义、耿继善等人到易县清西陵拜师李洛能学习形意拳。其倾心研究形意拳理，造诣甚深，被誉称"圣手秀士"。刘奇兰为人宽宏大度，授徒严谨，循循善诱，因人施教，使其弟子皆是英侠，各个出众。

清咸丰年间，八卦掌宗师董海川（字汇川，1812～1882，河北省文安县米家坞人），被朝廷肃王爷招进官府作教谕。刘师规视其他拳术之优点，悉董公的八卦掌武艺高强，就同师弟车毅斋、郭云深一同前往北京找董公交流。郭云深与董公初试切磋，每天交流比试两场，连战三天，偶加刀剑器械，实在难分胜负。第三天下午的比试中，两人扛住了劲，行话讲涵住了、吃住了，因为都掌握了对方的特点。二人四眸对视，四条腿纹丝不动，二十根手指似二十只交叉排列的钢钉凝固在空中，武艺令彼此折服。一旁观阵的肃王爷非常高兴，佩服地说："二位大师不愧为武林豪杰，拳掌相交不相让，技艺大同，门当户对，武艺各有千秋，都是栋梁之材，应该结拜。"这一对同行师兄弟心悦诚服，抱拳礼拜，按岁数大小，以兄弟相称，自此代始留下"八卦形意不分家"之说。

车毅斋

车永宏，字毅斋（1833～1914），山西太谷人，出身贫寒，赶车为业。少时学艺少林武师，23 岁时递帖李洛能，成为入室弟子。原名"车二"，由孟勃如为其改名永宏，字毅斋。随师习练形意拳十余年，造诣颇深，是形意拳在山西传人中的代表人物。车永宏的优秀弟子很多，其弟子多在山西一带做保镖护院。山西巨商乔致庸开办的票号是近代中国最著名金融机构之一，直到新中国成立才完美谢幕，其后期皆由车永宏的弟子来保镖护院。车永宏还收乔家公子乔锦堂为徒，其弟子众多，成为形意拳在山西的一大重要支脉，与宋（世荣、世德）家形意拳并称山西两大支派。

王福元

王福元，河北深州石像村人，自幼师从心意拳大师刘奇兰学习心意拳，其武艺精湛，终身未娶，堪称罗汉功夫。拳师王继武曾讲：王福元老师用虎形发人时，被打之人会奇怪地感觉到离地而上钻、凌空而摔。许多师兄弟效仿不得时，就拿"师父练的是罗汉功夫"来开脱。

当年郭云深因打抱不平打死地方恶霸三皇会的头目窦宪钧，被关押在县城牢中，据说是那时发明了半步崩拳。是时，王福元趁夜色翻城墙、越牢房，给师叔郭云深送饭，如履平地。王福元当时的功夫已能蹿房越脊了。

时年，河北三皇会猖獗，他们杀人、抢劫、奸淫民女无恶不作。王福元受刘奇兰师命，于某夜血洗了三皇会家族上下几十口，随后离开河北投奔山西，找师叔车毅斋谋生并在车家居住。晚间，车毅斋与其得意弟子李复贞同王福元一起练习拳术，李复贞总想与王福元过招比试，车师察觉其意，说："常有儿，让你王福元师兄练一练，看看动作就行了。"王福元随即说："师叔，让我练些什么呢？"车师说："你自己随意吧！"王福元说："那我就走走盘根腿吧。"王福元随即以三体式起，气归丹田，双手穿插一分，塌腰下势，走起盘根步来，步走若龙，由慢而快，身形随步走，步走带身形。只见身形飞转似游龙，形影旋转难分辨。此时王福元的辫子已随自身的旋转抖了起来。练毕，车师徒称赞不已。车毅斋待王福元一如入门弟子，悉心传授技艺，王福元与李复贞亦成为挚友。后车毅斋将王福元推荐到榆次做护院谋生，后到乔家大院做护院。王福元不但得到车氏之精要，也有幸得到了宋世荣、贺永恒、刘元亨、李太和、李广亨等师叔的指点，拳技百尺竿头更进一步，炉火纯青，在榆次授徒很多，声名远播。

车请王福元看戏，让王站在离煤气灯不远的墙壁处，用胳膊托着一个小孩至戏散，从此王福元赢得"铁胳膊"的赞誉，为谋生打开了局面，后被阎锡山收为武术教官、贴身保镖。王在山西榆次传授河北派形意拳，在当地著名弟子有"三彭一穆"（彭喜泰、彭庭隽、彭映玺、穆修易）。王福元去世后，挽幛上盖着"山西王"阎锡山的朱红大印，灵柩抬回深州，沿途州县知府均积极仿效，加盖地方官印。

王继武

先生讳钟镐，字子京，号继武，道号净尘，谥号行世，山西榆次东山村人，生于1892年农历十月十六日，卒于1991年农历九月十三日。先生自幼喜武，受业于河北著名拳师王福元先生，精心苦练，深得心传。拳术内功技艺高强，为形意拳即心意六合拳第七代传人。先生身怀绝技，堪称一代宗师，中年与师兄彭映玺、周秉贞设"仁义镖局"于石家庄，遐迩信赖，被誉为仁义君子。曾于太原打擂战胜台主，艺结友好。先生力扬国粹，桃李京华，艺传海外；搜集完善形意拳谱抄本，创编心意健身十六式，承前启后，融会心得，丰富了形意拳练功体系和内容，被聘为北京市形意拳研究会顾问。先生秉承家学、精于骨伤科医道，京城名医汪逢春、陈树卿诸先生素极推重。虽身居市廛，但任侠尚义，平日致力于救死扶伤，义务为人施治，誉满邻里。当年抗日之际，京郊百姓遭炮火之厄，先生以红万字会大兴县分会会长身份，率该会救护队，不顾个人安危，营救难民。在先生仁心仁术影响下，儿女媳婿均业医济世，功同良相。且诸弟子广擅拳医，先生德艺无庸，为武林所钦。多年禅功，无疾而逝，享年百春。

公元1994年岁次甲戌春日，受业弟子暨再传弟子敬制

王金雨撰

另：先生出生于中医世家，家中几代人都乐善好施，热心公益事业。

先生幼年在私塾就读，聪明好学，生性喜武。16 岁到太原府晋生号学做生意时，拜心意拳大师刘奇兰的得意弟子王福元门下，追随师尊左右，历经十数个寒暑，锲而不舍，昼夜不辍，获得师传真谛，功力深厚。民国初年，先生与师兄彭映玺、周秉贞在石家庄开办"仁义镖局"，曾有多年的保镖生涯。阎锡山曾派副官到石家庄，请先生到晋军部队工作，先生三思后婉言谢绝了，镖行也只得停办。其后先生即到天津经商，于 1933 年移至北京定居。在世界红万字会从事慈善事业，曾带头去大兴，以红万字会名义开展救助抗日联军的工作，据讲在当时救助抗日联军的官兵众多。先生修道参禅，根据几十年的行功心得和对达摩先天功修炼的感悟，自创一套心意健身十六式，既是养生保健功法，更是心意六合拳的内功修炼法门。后经先生的入室弟子原北京形意拳研究会会长张宝扬，将翻译成英文版的专著《形意内功》介绍给美国的中国功夫大家汤姆·米勒，在海外出版书籍和录像带。

"铁罗汉"张祥斋

张常发字祥斋，1885 年出生于河北定兴县介河镇村一个贫苦的农民家庭，本姓田。那时正值清朝末年，社会腐朽黑暗，劳苦百姓饥寒交迫，处于水深火热之中。小常发九岁时，母亲因双目失明，家庭生活无法维持，再无力养活，便把他送给了新城县聚水营村的张家，改名为张常发。

张常发到张家以后，经常挨打受气。12 岁时，因不堪忍受张家的虐待而离家出走。在村外路遇一位探亲后回京的刻字铺掌柜，这掌柜心肠好，见常发可怜，就带他到北京打磨厂胡同刻字铺当学徒。学徒时，因他初来乍到，是乡下人，个子又矮又小，经常挨师兄弟的欺负。小常发心里很不服气，就拜武林高手为师，学习八卦拳。后经程廷华师傅的教导，武艺学成，也放弃了报复师兄弟的打算，辞去刻字铺学徒，到大户人家当护院。

回乡后，他又拜新城北关杨嘉祯为师学习形意拳，与孙禄堂、马义堂、尚云祥、李子洋、王瑞、李尚忠等都是师兄弟，经常在一起习武较量。杨嘉祯先生故去后，张常发又代师收了师弟李连英、杨勇武，并替师教习。在新城时，给盐店守过院，带李连英、杨勇武到涞水渠恒斋打过擂。一次在大辛庄首户王家，与修明比武，用杆取胜，后与修明交好。因他艺高尚武，修明说他真不愧是"铁罗汉"。从此，"铁罗汉"张常发的名声就传开了。

后来张常发又投深泽刘奇兰之子刘文华为师，学正统内家拳派形意拳。经人介绍在山东道台那里任过总稽察之职，会过少林高手高虎臣。而后高虎臣与张常发结拜为兄弟。

张常发40岁时，曾在保定师范学校任武术教员，正值"二师学潮"（这是著名的"七六"爱国护校斗争）期间，据说张常发为保卫校园和师生们的安全出了不少力。后又在北京师范大学教习武术。

张常发52岁时，经张作霖的六太太（河北新城人）介绍，张作霖请他到奉天（沈阳）任全军武术总教官。当时有位武艺高强的拳师（骆兴武）不服，要与张常发见个高低。比武时，张常发以少林六合长拳取胜，而极受张作霖的赞赏。张作霖之子张学良、张学思、张学成等都拜张常发为师。后来他在北京花市大街火神庙开设武馆，培养武林高手以振国威，特别是张常发的正宗形意拳，驰名甚广。

张常发在北京花市设"祥温武术社"，并与当时在花市草场七条住的王继武交往深厚，直到他离京回乡后还每年来王继武家住上个半月。时张宝扬先生、潘志远先生都要去向张常发请教和学习一些东西。张常发开"祥温武术社"时，因在北京没有固定住所，是与白克温合开武馆。白克温家境很好，据说功夫一般，但好惹是非，常在晚上向张常发学习后，白天再教给学生。后来白克温在东安市场做了坏事被抓，张常发一气之下关闭了"祥温武术社"。待张要离京时，一个做小钢刀出口生意的人请张常发到家里来教其子武功。其子叫衡连坤，此时的潘志远和衡连坤是同学，常上衡家一同学习武功。后王继武劝说张常发，说他在北京教了这些人，却没有一个正式的徒弟，便在家中给潘志远和衡连坤举行了拜师仪式，俩人成为张常发的入室弟子。张常发回乡以后，潘志远练功刻苦，常到师叔王继武家求教，时间长了便也称王继武为老师了。

日本侵略中国以后，张常发积极参加抗日，在姜东生的四大队五十三军教武术。日本投降后，国民党曾多次请他出来做事，并许以要职，但他都以年迈昏聩为借口谢绝了。他闲居在家，以自己的名望立保做证，保护和营救过不少共产党人，成为有功于革命的民主人士。世寿 90 岁。

王瑛

王瑛（1904～1999），享年 96 岁。自幼聪明好学，投师山西心意六合拳名师侯树林先生，奉师孝敬，深得真传。弱冠遂以武功技击独步，闻名遐迩，人称"铁胳膊王"，民国年间即为山西榆次著名的武林"十虎将"之一，名声远著，享誉三晋。

抗日战争时期，日本人闻知先生武功高强，欲请其出山做事，被先生拒绝，誓不出山，亦不授徒。先生以经营饭店为生计度日，不向日本人折腰，表现出强烈的爱国思想和民族气节。先生应用所学的武功与其师侯树林先生和师兄弟郭凤山、侯俊宾、刘铸等积极为八路军做事，惩恶扬善，捕盗安良，为榆次的抗日事业做出贡献。

新中国成立后，先生雄风不减，积极响应国家号召，开始传徒授艺，一时间从者如云，培养了一批著名拳师和名手，从 20 世纪 50 年代开始，先生曾四次代表山西省武术队参加全国武术比赛并获得优秀成绩和金牌；参加全国形意拳邀请赛和国际形意拳邀请赛，并分别获得一等奖。先生曾被评为全国健康老人。

王瑛先生是山西省德高望重的著名武术拳师，曾担任山西省形意拳协会顾问、晋中地区武协常务委员、榆次市武术协会副主席、榆次市职工形意拳研究会会长，榆次市王瑛拳社社长等职。在山西省历次武术比赛中，先生均担任过裁判和仲裁工作，为山西省的武术事业做出了突出贡献。

先生晚年道骨仙风，长须飘胸，身手矫健。先生所到之处，倍受赞誉。先生对武术事业一丝不苟，尚德重义，为人宽厚谦和，对弟子门人耐心施教，诲人不倦。榆次尚武之风日盛，乃先生之伟力也。

纵观先生一生，以德高、艺精、徒广、寿长而闻名山西武术界，一生极富传奇色彩，堪称一代宗师、武林中的一座奇峰。

1999年12月15日王建筑写于榆次城北听雨庐

孙禄堂

孙福全，字禄堂，晚年号涵斋（1862～1933），河北完县人，孙式太极拳创始人。民国时期曾任中央国术馆武当门掌门，江苏国术馆副馆长兼教务主任。武功绝伦，修养弥高，精通易学、黄老、丹经，文武兼备。孙禄堂自幼习武，从李奎垣、郭云深习形意拳，从程廷华习八卦拳，从郝为真习太极拳，深得武术奥妙。曾访少林、朝武当、上峨眉，寻师访友，切磋技艺，相传能于行止坐卧间扑人于丈外，于不闻不见之中觉险而避之。曾力挫俄国、日本大力士，扬我国威；被誉为虎头少保、天下第一太极宗师。经多年深修研悟，集形意、八卦、太极精华创孙式太极拳，提出拳与道合的武学思想，创立武学理论体系。著有《形意拳学》《八卦掌学》《太极拳学》《拳意述真》等，一生淡泊名利，曾婉拒要职，晚年隐居故里，无疾而终。

（摘自《太极宗师孙剑云》）

何守岐

何守岐，河北省定兴县斗门村人，生于1930年11月4日（农历九月十四日）。1937年卢沟桥事变，其时家乡河北匪患严重，难以正常生活，先生全家逃难到天津投亲靠友，找到著名形意拳大师李子扬先生，在李家住下（李子扬名耀亭，与大哥李彩亭、二哥李文亭是当时定兴县著名的形意拳大师，号称定兴三李，皆李存义大师之高徒）。在李家居住期间，何先生拜李子扬之子李春芳先生为义父，并从此跟义父练形意拳，开始了幼年的武术生涯。1945年日本投降以后，返回家乡务农。1950年何先生在家得了痹症，致使四肢不利，来京求医。走访了多家京城大医院均无良策，病情丝毫不见好转。后经亲友介绍，来到著名形意拳大师王继武先生家中求治。王继武先生不仅武艺精湛，并且还有家传的针灸、按摩技艺，常在前门草场七条家中给人们治病疗伤，从不收取任何好处，在方圆颇有名望。当何先生到来时，王继武先生看过病情后提出了三个条件：第一，搬到我家里来住；第二，与妻子三年不能见面；第三，建立师徒关系，练拳学艺。不应条件不能治疗。就这样，何先生在王继武家中一住就是八年，不仅治好了病，还重练了拳艺，并学会了针灸、按摩的技艺，也开始了义务行医治病的工作。后来到北京仪器厂工作至退休。1983年北京形意拳研究会成立，何先生被选为该会第一届委员。1986年山东省济南市形意拳研究会成立，何先生被聘为该会顾问。1989年退休后，他与师兄张宝扬先生一同开办医疗诊所，多年来为邻里服务，直到晚年。

孙剑云

孙剑云，名贵男，字书庭（1914～2003），孙禄堂宗师之女，孙氏太极拳第二代掌门人。曾任北京市武术协会副主席、顾问，北京形意拳研究会、北京孙氏太极拳研究会会长，中国当代十大武术名师，中国武术院特邀研究员，北京西城区政协委员，首批武术八段。孙剑云幼承庭训，承父高尚品德，继父武艺绝技，全身心推广发展武术，曾随父赴江苏国术馆执教，曾任中国武术表演赛裁判、第一届全运会武术比赛裁判长。她到大江南北传艺授徒，赴国外教学演示。编著《孙禄堂武学录》，著有《孙氏太极拳剑》等书。中国武术协会盛赞孙剑云致力于武术研究推广之成就。她淡泊名利，堪称为人师表，为继承国粹弘扬武术作出了积极和巨大的贡献。

（摘自《太极宗师孙剑云》）

戴氏心意拳简介

戴氏心意拳为清朝乾隆年间山西祁县人、著名武术家戴龙邦所传。此拳源流前承姬龙峰，后启戴文勋（雄），在我国尤其是在山西心意拳武术史上占有重要地位。

戴氏心意拳流传至今，已历五至六代；就其理论、动作、风格来讲，仍保持着传统的古典风。此拳有着浓厚的传统意识，虽已历经五至六代，但流传不广，至今仍坚称心意拳，决不轻易传人。后来，在改革热潮的推动下、在山西省形意拳研究会的支持下，戴氏心意拳在山西省有了较大的发展。这次首都"心意拳"交流磋商表演会，我国把武术推向亚洲，走向世界，我们武术中人非常欣慰。借这次机会，我愿将流传极少的戴氏心意拳奉献于这次大会，谨请各位老前辈、老拳师给予指导论证。

戴氏心意拳与形意拳的基本理论大致相同，但在练功方法、拳形路线及风格特点上都有着明显的不同。此拳讲究六合，以气沉丹田、站桩功为基础，重内不重外，重本不重末。首讲壮内，练人精、气、神，养丹田、射丹田、强内劲。以站桩功为培内强外的根本，以六合为拳术要领宗旨，以意领气，力发丹田，手足肘膝胯同时为用。每一动作都要体现吞吐束展、奇正起落，讲究束钻抖擞刹、踩扑舒裹绝等劲法。风格特点是套路简短，架势低矮，身法的伸缩幅度大，而手脚并不远出。外看不舒展，而内团结紧凑，束展灵活。运动中刚柔相济，发劲威震，手足手法与丹田配合甚密，绝对不搞象形取意、以形代意，特别强调由心神指导所体现的各形意动作。

传略简况：戴龙邦—戴文勋—戴良栋—戴魁—段锡福—霍永利

山西祁县温曲代表队，是郭威汉先生心意拳的传人，是戴氏"心意拳"传统派正宗意拳。它以内练一口气、外练筋骨皮，形成刚柔结合、轻重自如的一派练法。此拳术多少年来一直保守发展，限于祁县境内，未能参加各武术流派的交流与磋商。今有省体委的动员，参加这次北京形意拳交流与磋商。参加人员原有八人，可是八十三岁的"心意拳"拳师范海珍因病不能到席，还有郭映长因公外出不能参加，现有六人赴京参加交流与磋商。

虽然参加者技艺不高，可也能起到发掘"心意拳"、与全国交流的作用，冲破禁区，打破常规，为发展"心意拳"献丑于首都，为外界认识和了解"心意拳"起一点引导作用。

首次参加首都"心意拳"交流磋商表演会的山西省祁县温曲代表队的人员有六人：

领队：杨立仁，50岁。教练：吕辉，49岁。运动员：段双，59岁；郭映盛，45岁；郭占华，59岁；吕盛，35岁。

心意拳流传与组合

心意拳又名意拳。《庄子》曰："余立于宇宙之中……日出而作，日入而息……逍遥于天地之间而心意自得。"唐、宋、明代广泛流传于华夏大地。明嘉靖年间，一位叫"一清道人"的道长把心意拳传给了山西祁县戴氏一族，到清朝初年，由傅山（字青主）、戴枫仲、顾炎武、李向若在祁县"丹枫阁"策划反清复明运动，定心意拳为复国拳。反清失败后，心意拳也成为禁拳。清嘉庆年间，戴氏心意拳传人戴龙邦捕匪有功，得到清政府的赏赐，从此心意拳又名震遐迩。可是戴氏家规规定，心意拳只传本族不传外族，还有"十不教"、传儿不传女等规定，所以心意拳发展十分缓慢。

戴龙邦妻侄郭威汉（清秀才）于镖局谋生，洗手归乡后传徒八人，称八大弟子。郭威汉先生用两种功法传授：一种心意拳，以内外功相结合；一种形意拳，以十二形外功练法，以十形为主传流外地。河北李洛能就是八大弟子之一，他也是心意拳的传人之一。

心意拳由软功、硬功、轻功、内功，手拳步法、身法、打法，器械组成一套练功的方法。心意拳练就软如绵、硬如钢、轻如燕、内练一口气、外练筋骨皮、混元一气皆成功，它以站丹田、坐丹田、睡丹田、搬丹田、射丹田、砸丹田、三静三动练就内功。

心意拳手拳由站丹田（蹲猴势）练就返弓一力精，以六合、五行、阴阳、动静、虚实、起落为标准规格。

六合：内外三合成其六合。内三合：心与意合、意与气合、气与力合。外三合：手与足合、肩与胯合、肘与膝合。

五行：内五行：心、肝、脾、肺、肾；外五行：心静、肝动、脾沉、肺顶、肾应。内外五行相生相应，相互配合，一气形成独特的心意拳五行之学说。

手拳：三拳、五行、三套路、十二形。三拳：躜拳、践拳、裹拳。五行：劈拳、崩拳、躜拳、炮拳、横拳。三套路：四把拳、螳螂杂势、进腿连环。四把拳为主练梢节的臂劲；杂势主练中节、身法身劲；进腿连环主练下步腿功与腿劲。

十二形：龙、虎、猴、马、鸵、鸡、鹰、熊、骀、蛇、鹞、燕。以十二种动物的绝技功能精简而形成。每种形有四种练法，形成十二形象、四十八势，分为重动、轻动、灵动三步练法，自称心意一绝。

器械：一剑二钩三枪四棍五刀之称。一剑：十二形象剑，分十二路三种练法，分重动、轻动、灵动。二钩：阴阳八方钩、卧龙钩。三枪：阴阳枪、六合枪、封闭捉拿枪。四棍：崩棍、炮棍、反背棍、金刚棍；崩棍、炮棍、反背棍与三拳并列为心意拳之精华，有三拳三棍之称；金刚棍三十六势以重动、轻动、灵动三步练与功能，它以刚柔相济、起高缩低、远践近逼的功能，形成心意拳棍法的精华。五刀：阴阳刀、六合刀、龙尾刀、大三刀、纽扣三刀（麟角刀）。

十六步伐：寸步、垫步、鸡步、车轮步、转步、串步、地盘步、退步、快步、虎步、坐剪步、蹲步、腾挪步、三角步（三体势）、提步、践步。十六种练法与身法配合，轻如燕、重如山、灵如猴，远践后退，起高缩低，腾挪闪躲。

十四处打法：头打一拳、尾打一拳、两把两拳、两膀两拳、两胯两拳、两膝两拳、两足两拳。

歌曰：

头打落意随足走，起而未起占中央。

足踩中门抢地位，就是神仙也难防。

膀打一阴反一阳，两手只在洞中藏。

左右全凭盖势力，束身二字一命亡。

肘打去意占胸膛，起手好似虎扑羊。

要在里拨一旁走，后手只在肋下藏。

把打起落手头挡，降龙伏虎霹雳闪。

天地交合云遮月，武艺相战蔽日光。

胯打中节并相连，阴阳相合必自然。

外胯好似鱼打挺，里胯抢步变势难。

尾打落意不见形，猛虎坐窝藏洞中。

背尾全凭精灵气，起落二字自分明。

第九部分：岳武穆《九要论》和《内功四经》

岳武穆《九要论》

总论

器，上而通乎道；技，精而入乎神。为得天下之至正，秉天下之真精者，乃能穷神而入妙，察微而阐幽。形意之用，器也、技也，形意之体，道也、神也。器、技，常人可习而至，神、道，大圣独得而明。岳武穆王精忠报国，至正至刚，其浩然之气，诚沛然充塞于天地之间。故形意之精，非武穆不能道其详。然全谱散佚，不可得而见。而豪芒流落，只此九要论而已。吾侪服膺形意，得以稍涉藩围，独赖此耳。此论共九篇，理要而意精，词详而论辨。学者有志，朝夕渐摹，而一芥之细，可以参天，滥觞之流，泛为江海。九论虽约，未始不可通微，何莫造室升堂也。

一要论

散之必有其统，分之必有其合。故天壤间万类众俦，纷纷者各有所属，千汇万品，攘攘者自有其源，盖一本可散为万殊，而万殊咸归一本，乃事有必然者。且武事之论，亦甚繁矣，要之诡变奇化，无往非势，即无往非气。势虽不同类，而气归于一。夫所谓一者，从首至足，内之有五脏筋骨，外之有肌肉皮肤，五官百骸，连属胶聚而一贯者也。击之不离，牵之不散，上思动而下为随，下思动而上为领，上下动而中节攻，中节动而上下和。内外相连，前后相需。所谓一贯，乃斯之谓，而要非强致袭为也。适时为静，寂然湛然，居其所向，稳如山岳；值时而动，如雷霆崩山也，忽而疾如闪电。且宜无不静，表里上下全无参差牵挂之累；宜无不动，左右前后概无遁倍犹豫之部。洵若水之就下，沛然莫御，炮之内发，疾不掩耳。无劳审度，无烦酌辨，不期然而然，莫之致而致，是岂无故云然？乃气以日积而见益，功以久练而方成。揆圣门一贯之传，必俟多闻强识之后，豁然之境，不废钻仰前后之功。故事无难易，功唯自尽，不可等躐，不可急遽，历阶而升，循序而进。而后官骸肢节，自能通贯，上下表里，不难联结。庶乎散者统之，分者合之，四体百骸，终归一气而已。

二要论

论捶而必兼论气。夫气主于一，实分为二。即呼吸也，呼吸即阴阳也，阴阳即清浊也。捶不能无动静，气不能无呼吸。吸则阴，呼则阳。静则阴，动则阳。上升为阳，下降为阴。盖阳气上升而为阳，阳气下降而为阴；阴气下行而为阴，阴气上行而为阳，此阴阳之分也。何谓清浊？升而上者为清，降而下者为浊。清气上升，浊气下降。清者为阳，浊者为阴。要之，阳以滋阴，阴以滋阳，统言为气，分言为阴阳。气不能无阴阳，即人不能无动静，鼻不能无呼吸，口不能无出入，乃对待循环者。然则气分为二，实主于一，学贵神通，慎勿胶执。

三要论

夫气本诸身，而身之节无定处。三节者，上中下也。身则头为上节，身为中节，腿为下节。头则天庭为上节，鼻为中节，海底为下节。中节则胸为上节，腹为中节，丹田为下节。下节则足为梢节，膝为中节，胯为根节。肱则手为梢节，肘为中节，肩为根节。手则指为梢节，掌为中节，掌根为根节。为例，是故自项至足，莫不各有三节也。要之若无三节之所，即无着意之处。盖上节不明，无依无宗。中节不明，浑身是空。下节不明，动辄跌倾。节顾可忽乎哉？故气有所发，则梢节动，中节随，根节催。然此乃按节分言者。若合而言之，则上自头顶，下至足底，四体百骸总为一节，夫何三节之有，又何各有三节之足云。

四要论

试于论身论气之外，而进论夫梢者焉。夫梢者，身之余绪也。言身者初不及此，言气者亦属笔论。捶以内而外发，气由身而达梢。故气之用，不本诸身，则虚而不实。不形诸梢，则实而仍虚。梢亦乌可不讲，然此特身之梢耳，而犹未及乎气之梢也。四梢为何？发，其一也。夫发之所系，不列于五行，无关乎四体。似不足立论。然发为血之梢，血为气之海。唯不必本话诸发以论气，要不能离乎血而生。气不离乎血，即不得不兼及乎发。发欲冲冠，血梢足矣。抑舌为肉梢，而肉为气之囊。气不能形诸肉之梢，即无以充其气之量。故必舌欲催齿，而后肉梢足矣。至于骨梢者齿也，筋梢者指甲也。气生于骨，而联于筋。不及乎齿，未及乎筋之梢。而欲足乎尔者，要作齿欲断筋，甲欲透骨，不能也。果能如此，则四梢足矣。四梢足，而气自足矣。岂复有虚而不实，实而仍虚者乎！

五要论

拳者，即捶以言势，即势以言气。人得五脏以成形，即由五脏而生气。五脏者，心、肝、脾、肺、肾。乃性之源、气之本也。心为火，而性炎上。

肝为木，而形曲直。脾为土，而势敦厚。肺为金，而有从革之能。肾为水，而有润下之功。此乃五脏之义，而有准之于气者，皆各有所配合焉。乃论武事所不能离者。其在内也，胸为肺，乃五脏之华盖。故肺动，诸脏不能静。两乳之中为心，而护以肺。盖心居肺之下，胃之上。心为君火，心动而相火无不奉合焉。两肋之间，右为肝左为脾。背脊十四节为肾位，分五脏而总系于脊。脊通一身骨髓，而腰为两肾之本位，故肾为先天第一，尤为诸脏之源。故肾水足，而金木水火土咸有生机。然五脏之存于内者，虽各有定位，而机能又各具于周身。颈项脑骨背皆肾也，两耳亦为肾。两唇两腮皆脾也。而发则为肺，天庭为六阳之首，而萃五脏之精华，实头面之主脑，不啻为一身之座督矣。印堂者为阳明胃气之冲。天庭性起，机由此达。生发之气由肾而达于六阳，实为天庭之枢机也。两目皆为肝。细绎之，上包为脾，下包为胃。大角为心经，小角为小肠，白则为肺，黑则为肝，瞳则为肾。实为五脏精华所聚，而不得专谓之肝也。鼻孔为肺，两颐为肾，耳门之前为胆经，耳后之高骨亦肾也。鼻为中央之土，万物滋生之源，实为中气之主也。人中，乃血气之会，上冲印堂，达于天庭，而为至要之所。两唇之下为承浆，承浆之下为地阁。上与天庭相应，亦肾位也。领顶颈项者，五脏之导途，气血之总会。前为食气出入之道，后为肾气升降之途，肝气由之而左旋，脾气由之而右旋，其系更重，而为周身之领要。两乳为肝，肩窝为肺，两肘为肾，四肢为脾。两肩膊皆为脾，而十指则为心、肝、脾、肺、肾。膝与胫皆肾也。两脚跟为肾之要，涌泉为肾穴。大约身之各部，突者为心，陷者为肺，骨之露处皆为肾，筋之连处皆为肝，肉之厚处皆为脾。象其意，则心如猛虎，肝为箭，脾气爆发似雷电，肺经翕张性空灵，肾其伸缩动如风。其用为经，制经为意，临敌应变，不识不知，手足所至，若有神会，洵非笔墨所能预述者也。至于生克制化，虽有他编，而究其要领，自有统会，五行百体，总为一元，四体三心，合为一气，奚断之于一经一络节而为之哉！

六要论

心与意合，意与气合，气与力合，内三合也。手与足合，肘与膝合，肩与胯合，外三合也。此为六合。左手与左足相合，左肘与左膝相合，左肩与左胯相合，右之与左亦然。以及头与手合，手与身合，身与步合，孰非外合。心与眼合，肝与筋合，脾与肉合，肺与身合，肾与骨合。孰非内合，岂但六合而已耶？然此特分而言之也。总之一动而无不动，一合而无不合，五行百骸，悉在其中矣。

七要论

头为六阳之首，而为诸身之主，五官百骸，莫不唯首是瞻，故身动头不可不进也。手为先行，根基在膊，膊不进则手却而不前矣，故膊贵于进也。气聚中脘，机关在腰，腰不进则气馁而不实矣，故腰亦贵于进也。意贯周身，运动在步，步不进，而意则瞠然无能为矣，故步尤贵于进也。以及上左必须进右，上右必须进左，其为七进，孰非为易于着力者哉。要之未及其进，合周身而毫无灵动之意，一言其进，统全体而俱无抽扯游移之形。

八要论

身法为何？纵横、高低、进退、反侧而已。纵则放其势，一往而不返。横则裹其力，开阔而莫阻。高则扬其身，而有增长之意。低则抑其身，有捕捉之形。当进则进，弹其身而勇往直冲。当退则退，敛其气而回转伏敛。至于反身顾后，后即前也。侧顾左右，左右岂敢当哉。而要非拘拘焉为之也。察乎敌之强弱，运用吾之机关。有忽纵而忽横，因势而变迁，不可一概而推。有忽高而忽低，高低随时以转移，不可执格而论。时而宜进，故不可退而馁其气。时而宜退，即当以退而鼓其进，是进固进也，即退而亦实赖以进。若反身顾后，而后而不觉其为后。侧顾左右，而左右只不觉其为左右矣。总之机关在眼，变通在心。而握其要者，则本诸身。

身而进，则四体不令而行矣。身而退，则百骸莫不冥然而退矣。身法顾可置而不论哉。

九要论

身之动也以步，步乃一身之根基，运动之枢纽也。以故应战对敌，皆本诸身，所以为身之砥柱者，莫非步。随机应变在于手，而所以为手之转移者，亦在步。进退反侧，非步何以作鼓荡之机。抑扬伸缩，非步无以操变化之妙。所谓机关者在眼，变化者在心。而所以转弯抹角、千变万化而不至于窘迫者，何莫非步为之司命耶？而要作勉强以致之也。动作出于无心，鼓舞出于不觉。身欲动，而步为之周旋。手将动，而步亦为之催逼，不期然而然，莫之驱而驱，所谓上欲动，而下自随也。且步分前后，有定位者，步也。然而无定位者，亦为步。如前步之进，后步之随，前后自有定位。若以前步作后，后步作前，更以前步作后之前步，后步作前步之后步，则前后亦自然无定位矣。总之拳乃论势，而握要者为步。活与不活，固在于步。灵与不灵，亦在于步。步之为用大矣哉。

内功四经　卷一

序：内功得传，脉络甚真，不知脉络，勉强用之，无益而有损。

经：前任后督，气行滚滚。（注：任脉起于承浆直下阴前高骨；督脉起于尻尾，直上由夹脊骨过泥丸下印堂至人中而止。）井池双穴，发劲循循。（注：井者肩井穴也，肩头分中。池者曲池穴也，肘头分中。此周身发劲之所也。）千变万化，不离乎本。得其奥妙，功乃无垠。（注：本者自然之真气。用功以得之方能悟其妙。）尻尾升气，丹田炼神。（注：尻尾骨尽处也，用力向上翻起，真气自然即上升矣。）气下于海，光聚天心。（注：小腹正中为气海，额上正中为天心。形光于外也。脐下三寸为丹田穴也，用功时存元气于此处也。既明脉络，次观格式。格式者入门一定之规也，不明格式脉络亦空谈耳。）头正而起，肩平而顺，胸含而闭，背平而正。（注：正头起项，项面神顺，肩活背式平正。胸含身微有收敛，此式中真窍也。）足坚而稳，膝屈而伸，裆深而藏，肋开而张。（注：足既动，膝用力，前阴缩，两肋开。）气调而均，劲松而紧。（注：出气莫令耳闻，劲必先松而后紧，缓缓以行之。）先吸后呼，一出一入，先提后下，一升一伏，内有丹田，气之归宿，吸入呼出，勿使有声。（注：提者，吸气之时，存想真气上升至顶也。下者，真气落下也。伏者，觉周身之气渐小堕入丹田也。）下收谷道，上提玉楼，或立或坐，吸气入喉，以意送下，渐至于底。（注：收者，惧气泄也，提玉楼者，提耳后之高骨也，使气往来勿阻碍也。不拘坐立，气自喉以达肺也，气虽聚于丹田，存想渐至于底方妙。既明经络、姿势、气窍，再详解决。）通透穿贴，松悍合坚。（注：曰通筋之顺也，曰透骨之速也，通透往来无碍也，伸筋拔力以和缓柔软之意也。曰穿，劲之连也。曰贴，劲之络也。穿贴横竖连络也。伸筋拔力，刚坚凝结之意也。悍者刚之极也，气血结聚之谓也。松如绳之系，悍如冰之坚。曰合，劲之整一也。曰坚劲之旋转也。合者，合周身之劲使之整一也，坚者，横竖斜缠之谓也。）按肩以练步，逼臀以坚膝，圆裆固胯，提胸以下腰。（注：按肩者，将肩井穴之劲沿至涌泉。逼臀者，两臀极力贴住也。圆裆者，向内外极力挣横也。提胸者，提前胸以坐腰也。）提颏以正项，贴背以转斗，松肩以出劲。（注：两背骨用力贴住，觉其劲自脐下而出，至斗骨而回，出劲之时，将肩井穴之劲顺意松开，自无碍矣。）横劲竖劲，辨之分明，横以济竖，竖以济横。（注：竖者，肩至足底也。横者，两背与手也。自裆至足底，自膝至臀，是以腿而言之竖与横也。若以身而言，竖者，自腋至二肩井穴也，横者，自六腑穴转头骨也。）五气朝元，周而复始，四肢元首，收纳甚妙。（注：吸气纳于丹田，升真气于头。一运真气自裆下与足底，复上至外胯，升于丹田，复自口降于丹田。二运真气自背骨膊里出手，复自六腑穴转入丹田，一升一降，一下一起，一出一入，并行不悖，周流不息，久久用之，妙处甚多，炼神奇还本返原。）天地交泰，水生火降，头足上下，交接如神，静伸光芒，动则飞腾。（注：气胜，形形随意，意劲神，神帅气，气帅形，形随气，性调气。凡初入门者，每日清晨静坐，盘膝闭目，钳口，细调呼吸，一出一入皆从鼻孔，少时气定，遂吸一口纳入丹田，助以津液，则真火自降矣，但吸气时，须默想真气由泥丸自印堂，由印堂至鼻，由鼻至喉，由喉至夹脊，由夹脊透于前心，由前心沉于丹田，丹田气足，自然能从尾闾升于夹脊，而上于泥丸矣，周而复始，从乎天地循环之理也。）

纳卦经　卷二

乾坤

头项效法乾坤，取其刚健纯粹。足膝效法坤，取其镇静厚载。（注：凡出一手，先视虎口穴，前额用力平正提起，直达提气穴，着力提住，由百会穴，转过昆仑，下明堂，贯两肋。其气由鼻孔泄时，即便吸入丹田，两耳各三寸六分，谓之象眼穴。用力向下截住，合周身全局。用之久，自知其妙也。凡一用步，两外虎眼，极力向内，两内虎眼，极力向外，委中大筋竭力要直，两盖骨竭力要曲。四面相交，合周身之力向外一扭，涌泉之气自能从中透出矣。）

巽兑

肩背宜于松活，是乃巽顺之意。裆胯宜于紧靠，须玩兑泽之情。（注：塌肩井穴，须将肩顶骨正直落下，与比肩骨相合。曲池穴比肩顶骨略低半寸，手腕直与肩齐，背骨遂竭力贴住，此是竖劲不是横劲。以竖则实，以横则虚。下肩井穴，向背骶骨直至足底，故谓之竖。右背则将左肩之劲，自骨底以意送于右背，直送两扇门，故谓横劲；两劲并用而不乱，元气方能升降如意，而异顺之意得矣，裆胯要圆而紧，气正直上下可前屈，不可后仰。两胯分前后，前胯用力向前，后胯用力向下，涌泉来时，向上甚大，两胯极力按之阴阳两窍用力收位，总以逢口相兑，外阴内阳互吞并为生。）

艮震

胸要竦起，艮山相似，肋有呼吸，震动莫疑。（注：艮象曰，时行则行，时止则止，其义深哉。肋者，肋也，鱼鳃也，胸虽出而不高，肋虽闭而不束，虽张而不开。此中玄妙，虽以口授，用力须以意出，以气胜以神足，则为合适。非出骨劲也，用肋以呼吸为开闭，以手之出入为开闭，以身之纵横为开闭。高步劲在手足，中步在肋，下步劲在于背。自然之理也。）

坎离

坎离之卦，乃身内之义也，可以意会，不可以言传。（注：心肾为水火之象，水宜升，火宜降，两象既济，水火相交，真气乃萃。精神渐长，聪明且开，岂但近乎。是以善于攀者，讲劲养气，调水火，在此一定不易之理也。用功之时，塌肩井穴，提胸肋，反龟尾，欲神气上交于心也。须以意导之，下气聚劲练步，皆欲心气下达于肾也，亦须以意导之。）

神运经　卷三

总诀四章

第一章：神运之法

练形而能坚，炼精而能实，炼气而能壮，炼神而能飞。（注：因形势以为纵横之本，萃精神以为飞腾之基。故气胜能纵横，精神敛能飞腾。）

第二章：神运之体

先明进退之势，复究动静之根。（注：进因伏而后起，退方合而即动，以静为本，故身虽疾，而心自锻。静之妙，当以内外呼吸之间，纵横者，劲之横竖；飞腾者，气之深微。）

第三章：神运之用

击敌有用形、用气、用神之退速。被击者有仆也、怯也、索也之深浅。（注：以形击形，自倒后乃胜；以气击气，手方动而生畏；以神击神，身未动而得入。形受形攻，形伤而仆于地；气受气攻，气伤而怯于心；神受神攻，神伤而索于胆。）

第四章：神运之意

纵横者，肋中开合之式，丹田呼吸之间。（注：进退随手之出入，去来任气之自然。气欲漏而神欲敛，身宜稳而步宜坚。既不失于轻，复不失于重，探如鹰隼之飞腾，疾若虎豹之强悍。）

地龙经　卷四

地龙真经，利在底功。（注：用腿足擦人胫部下节。）全身练的，强固精明。（注：气血精神练成一团随用。）伸可成屈，住亦能行。（注：伸屈自由，行住任我，何为不可。）屈如伏虎，升比腾龙。（注：缩四肢，头伏，手腕上挺，起立如常。）行住无迹，伸屈潜踪。（注：上下伸缩，变幻莫测。）身坚似铁，法密如龙。（注：不坚则乱，不密则失。）翻猛虎扑，搏疾鹰捉。（注：虎猛而鹰疾。）倒分前后，左右分明。（注：闪展腾挪，使敌回不能顾。）门有变化，法无空形。（注：返则仰伏，手足攻击奥妙无穷。）前攻用手，二三门同。（注：攻前以掌当先，肩肘济之。）后攻用足，踵膝通攻。（注：下步用攻，以足当先。）远则进击，近则迎接。（注：凭裆要迅速。）大胯着地，侧身而成。（注：侧倒在地，用手轻按活动。）仰倒若坐，尻尾单凭。（注：以尻尾作转轴。）高低任意，远近纵横。（注：暗屈一足，着地即起。）

四经简论

以上四经，为何人所写，何人所传，皆无从考查，或云姬龙峰先生得自终南山，或云达摩先师所传，皆有可能。分说不一，难以定论。然其对于武术则有原则性的指导意义。今将个人体会，分述如下。

一、阴阳兼修　动静并练

静功——形意拳炼气循行的道路和方法。《内功经》开首就提出了"前任后督，气行滚滚"，以静功循环道路，以及"先吸后呼""一出一入"和"气调而匀""气下于海""下收若道，上提至楼，或坐或立，吸气于喉，以意送下，渐至底"，这些都说明静功的练法和丹田气循行的途径，具体练法后述。

动功——形意拳的姿势要求。（1）头颈："头正而起，提颏以正项，头项效法乾"，这些条文说明头部练功时的要求，头在人体最上，所以说向乾（王）的意思。要求正直不斜，又必须把颏部提起向后上方。这样就能够头向上顶劲，项有竖动的意思。（2）背、肩、胸、腰、肋："肩平而顺，胸含而闭，背平而直，提胸以下腰，肋开而张"，要求两肩平顺，不要一高一低，前后活动须平而顺。背平而直，切忌背部弯曲成弓。胸含而闭，是要求胸要内含，不要挺胸。两肋要以肘护，但要张开而不能用肘靠近肋部。（3）裆胯膝足："圆裆以固胯，逼臀以坚膝，膝屈而伸，裆深而藏，足坚而稳。"裆要求是要圆而深，就是用力向后下坐，两足跟要站在中行线外方，不要站在中行线内方，这样就能作到圆裆固胯、裆深而藏。臀要逼，膝要屈。臀逼是用力将臀部向上提起，这样做膝也能坚而有力，从而两足同时也能坚而稳。

二、再述有关重要的要求问题

"尻尾升气，丹田炼气"，这两句话的意思是注意在练拳时，丹田要充实，尻尾要求上提。在拳经上有"常行久练丹田宝，万两黄金不与人"

的说法。就是告诉我们练拳时，要经常注意充实丹田，这是最根本的根本。
"按肩以练步"凡是练拳时，要求手与足合，具体问题暂且不谈，先说在出足时的要求：肩跟着足走。因为肘手是由肩力所推，"井池双穴，发劲循循""劲松而紧""松肩以出劲""肩背宜于松活""贴背以转斗"，这是说用劲的松紧问题，就是说在练功时，最主要的是肩肘要松开，不要用力，如此就可以形成所谓"沉肩垂肘"是也。"通、透、穿、贴、松、悍、合、坚"，通是顺的意思，透是快的意思，穿、贴是联络的意思，松是松开不要用力，悍是要求用力如冰之脆，合、坚是由松悍形成的最硬的劲。这一条很重要，是练动功特有的弹劲问题，不过是单以松紧来说的。"弹劲"先松而后紧，就是松韧转到悍之紧，在先松后紧的过程中，需要通、顺、快而联络，不能有任何的障碍，这样才能够先松后紧，合而成为硬的坚劲。在松紧的区别上，"膝屈而伸""屈如伏虎，伸如腾龙"，来练弹劲那就全面了。

三种练法和三步功夫

（一）明劲练法是初步功夫：初步功夫是以外形为主的练法。就是要求身法姿势的练法，以炼精化气而易骨。（二）暗劲练法是二步功夫：是在明劲的基础上转向以炼气为主的暗劲练法。以丹田为充气之本，而后贯注全身，以意领气，内外充实，练之日久，周身气足，而炼气化神以易筋。（三）化劲练法是三步功夫：这步练法是在炼精炼气的基础上转向炼神的练法。是以意递神，意到气到，气到神至，练久自然神气充实，乃炼神还虚以洗髓。

行　功

达摩西来一字无，全凭心意练功夫，若是纸上谈佛法，笔尖沾干洞庭湖。师爷王继武反对将心意六合拳叫作形意拳，他在 1984 年 8 月 20 日曾写下一段话让我们抄录："请诸位同志注意，心意六合拳是内家拳，有内功；此形是十二形的形，不能代表心意拳，亦不懂得心意拳的内功和练法；心意拳就是一盘道，拳则是道，道则是拳，拳道不分才是真正的心意拳；

要练成心意拳……"他还常教导我们说："在日常的行、立、坐、卧都可以练功，也都能练功。"我这里讲的"行功"，就是日常要坚持的功。当然叩齿、咽津、转睛、搓鼻、捻耳、梳头、干洗面、鸣天鼓和第一部分里讲的坐、卧功歌诀等不再讲，只介绍几种简便易行的功法，来强身健体以佐练功。常言道：练拳不练功，到老一场空。功也是很重要的一课。

1. 眼功：看日月之光。日光在每日的早晨，最好在冬季太阳初升没有树高时，立正凝神调息，注视一轮红日，时间随意。月光则选农历每月十二至十八日晴好的月光，立正凝神调息，注视皓月当空，时间随意。要放松入静，不得构思。

2. 坐功：师爷王继武所传木凳高9寸，长和宽都是1尺1寸。练时宽衣松带端坐，头顶竖项，松肩垂肘，两臂松垂，含胸拔背，足扣膝曲；凝神平视，闭口合关，意守丹田或内视丹田入静。调整呼吸，缓吸慢呼，勿令有声，意念推动周天三五周后停止，达到入静状态，时间不限。

3. 六十还甲：仰卧将手指并拢，手心凹陷呈碗状，扣在脐周，双手叠加。先顺时针压转三十六圈，再逆时针压转二十四圈，再将双手平按于脐正反各转七圈结束。此功利于打通带脉。

4. 搓喉推胸：双手连续搓捋喉部，使喉部发热为度。再双手交叉左右平推胸部。此法可化痰理气。

5. 推腹摩肋：两手轮换由胸口向下推捋过脐；可通任脉强脾胃，能壮内脏腑。再将两手置于两侧肋上，做向下再向上反复推摩，可平肝息风，利胆明目。反复多次，站立、坐、卧均可。

6. 搓腰固肾：将两手平放于后腰两肾处上下推搓，向上时用力稍大些；搓热为度，立坐均可。可温补肾脏，强肾固精。

7. 金龟回首：名曰金龟，取其伸颈顶头之形，缓慢回顾之意。练法：坐、立均可，时间次数不限，可随时随地而练。练时将头向上顶起，且颈亦向上伸拉，两肩向下沉劲。头向左后右慢慢拉动，正视前方，数次；再将头前后拉动，亦平视前方，数次；徐徐将头向左回顾后再向右回顾。要点：

顶颈沉肩，缓慢拉动。此法强颈通关。

8.五气朝元，周而复始，四肢元首，收纳甚妙：吸气纳于丹田，升真气于头，复自口降于丹田。第一，运真气自裆下于足底复上，自外胯升于丹田。第二，运真气自背骨转里出手，复至六腑转于丹田。此二者一升一降，一下一起，一出一入，并行不悖，周而不息，久久用之，妙处甚多，炼神气返本还元。天地交泰，水升火降，头足上下，交接如神，静升芒光，动则飞腾。气胜形随意、意劲神、神率气、气率形、形随气、腾调气。凡初入门者，每日清晨坐静盘膝，闭目钳口，细调呼吸，一出一入皆鼻孔，而少时气定，遂吸气一口，但吸气时须默想真气自涌泉发出，升于两肋，自两肋升于前胸，自前胸升于耳后，遂升于泥丸。降气时，遂默想真气由泥丸至印堂，由印堂自鼻，由鼻自喉，由喉自夹脊透于前心，由前心沉至丹田，丹田气足自然能从尾闾升于夹脊上泥丸。后练神运经，再练纳卦经（练完此功，技勇成矣）。

心意拳五绝练法

（一绝无所不绝也）

踏：是足要踏死不动为绝。

扑：自浑身、自两手全劲扑出去为绝。

裹：是两手不漏踪迹、出手如点炮为绝。

舒：是内外用力，要足蹬手如响雷。

绝：是两手出入用抖劲为绝。

附:

《心意拳术学》所澄清的历史

（颜紫元著）

云飞子即郭映田先生（1890～1979），戴魁弟子中最著名、最出色的是出生于 1908 年的岳蕴忠即岳贵宁先生，而戴魁最早的弟子是郭映田先生。此谱是 20 世纪 30 年代中，即抗战爆发前，郭氏在戴魁（1874～1951）指导下编订的。郭氏为山西繁峙县人，当年在山西沁县当捕快，最初练通背拳，后又跟着刘晓兰的弟子李伟夫练形意拳，遇戴魁后改练心意拳，是戴魁的大弟子。由于其秀才出身，故戴魁命之编订《心意拳术学》。

其目的是：除了让弟子们有一本正宗的、传自戴魁本人的拳谱外，也是对清末民国初以来关于戴家心意拳来历的各种伪序、伪说、伪谱，如太谷形意门传出的《心意精义》《六合拳经》以及其中的《六合拳序》《姬际可自述文》《曹继武十法摘要》等伪文、伪篇名，及有关不同的拳法内容、理论、器械等，包括郭维翰传人高降衡著述中"传承表"、拳术名称等，进行一次澄清。当然也可作为对 20 世纪 80 年代初首次出现的白话文《戴龙邦自述学艺经过》的一次澄清。

由于郭映田练过形意拳，他也把当时已经出版的形意拳书中的三篇理论文章即《岳武穆九要论》《八字诀》《九歌》，一起编订在《心意拳术学》中，认为该三篇内容与"心意拳"理论不相违背。他在谱中对此也有说明：

"吾人学技，对各门宗派别不可歧视，凡与吾拳有关系之学说，皆宜荟萃研究，精益求精，以达成功之目的而后已。是书采取他书之论说十之二三，经吾师口授者十之四五，由己发挥者十之二三。内中最切之讲究不外姿势身法底稿，及十六注而已。其他之讲究均不若以上之讲究重要也。合并讲明，以使阅之择要观觅。"

其实"岳武穆九要论"最早由河北形意拳传人李剑秋公布在其出版的

形意拳书的附录中收录，是李剑秋得自郑濂浦，郑得自乡人河南济源勋掌原作杰，而原氏是济源"神拳"及《神拳谱》传人及收藏者之一。《神拳谱》内容丰富，主要有"神拳身法论""九要论""勇战心意枪总诀""心意捶论""交手论""太极混元捶""十形"讲义、部分"董氏六合枪"内容、"六合心意拳"短套路的谱、"华山老人运气法"等。

其中"勇战心意枪总诀"就是后来心意六合拳中的"十法摘要"，只是去除了"枪"字，其序中有"岳武穆枪法"字样，没有"姬龙峰""南山郑氏"及"河南府李"，更没有伪《六合拳序》《曹继武十法摘要》中的"曹继武"，是心意六合拳门《六合十大要论》之"序"的源头。后在豫北"心意六合拳"一支传人谱中，该序仅去了"枪"字，保存了"岳武穆"的字样。而豫南姬氏徒孙"河南府李"则去除"岳武穆"及"枪"的字样，取而代之以"姬龙峰""南山郑氏"，并落款为"雍正十一年三月河南府李"。

《神拳谱》之"九要论"是各地"九要论"的源头，后传到温县赵堡太极拳传人以及北京李剑秋手里，原始"九要论"中无"岳武穆"字样。

《神拳谱》的编著者是明末清初在济源的一位反清复明者，为了安全起见未留大名，时称"异人"。谱载姬龙峰与该"异人"曾经切磋交流，"异人"大赞姬氏"化枪为拳"而来的"六合拳"，并赠姬氏部分其编著的《神拳谱》，曰"吾谱心意，汝拳六合，合之而为心意六合拳"，但"异人"未赠姬氏"神拳身法论""九要论"等篇章，故此数篇不存于清末民国初以前的任何心意六合拳传人的谱中，可见当时之人也是十分保守的。姬氏也回赠部分董氏六合枪谱"大使手""小使手"中的部分内容给"异人"。

可见"岳武穆"字样不是来自姬氏，而是"异人"用来托名其枪艺，也是武术历史上托名岳飞的源头。明末清初以前及除此之外，从来没有武术托名岳飞的。这与"异人"反清复明的需要有关，而"异人"自己改创、命名的"心意捶"之"心意"，也是"异人"取意于岳飞"运用之妙，存乎一心"之话语。

因此，到了姬氏徒孙"河南府李"时，则根据"六合拳"创始之真实情况，改写了"异人"在"勇战心意枪总诀"中的"序"（原标题"勇战心意枪总诀"也改成了"六合十大要论"，见唐豪抄录陈家沟陈鑫收藏的《六合拳谱》）。

但该"异人"托名的"岳武穆"字样却依然影响着心意六合拳传人的历史认识（"异人"之后，有多达十余个其他拳派先后称岳飞是他们拳派的创始人，清末更有人托名岳飞编著"武穆遗书"，但内容与明末清初"异人"编著的《神拳谱》完全不同，也与《心意六合拳谱》内容完全不同），到了郭映田在戴魁指导下编订谱时，因为包括戴氏在内的所有心意六合拳传人都没有"九要论"，当他们看到李剑秋书中附录的"九要论"时，不仅认为与心意拳理论完全吻合，而且认为只有"岳武穆"那样"精忠"之人，才能写得出如此佳篇。为此，秀才出身的郭氏在"九要论"前加了一篇"前言"，一同编订在《心意拳术学》中，这个"前言"自然是得到戴魁认可的。

而《八字诀》《九歌》既不是《神拳谱》中的内容，也不是《心意六合拳谱》中的内容，而是形意门人编写的，大概郭氏认为与心意拳理论不相违背，故也将之纳入《心意拳术学》中，对于其他形意拳谱中的理论，戴、郭则一概不予理会。

《心意拳术学》中，澄清的历史有如下几方面：

1. 该谱称《心意拳术学》，而未称《戴氏心意拳术学》

该谱是郭映田在戴魁指导下于 20 世纪 30 年代中编定的，戴魁没有将谱定名为"戴氏心意拳术学"，而是"心意拳术学"，他的弟子郭映田尊重了老师的说法。说明他们师徒是十分尊师重道的，也是实事求是的。所以戴家传的是《心意拳》，并未标榜成"戴氏心意拳"，这是戴魁的本意。因此，凡是在前面乱加"戴氏"二字的，都违背了戴魁的意愿，是对戴魁的不尊重，也是轻浮的表现。

2. 虽然当时形意拳出版物已经非常多，社会上已经接受了"形意拳"的名称，甚至连练"心意拳"的宝鼎、高降衡也被弄糊涂，把他们自己的著作也称作"形意拳"，但郭映田却坚持称"心意拳"，并在谱中"内家三派"一目中说明了为什么不称"形意"而称"心意"的原因，是因为戴魁告诉他是"心意"而不是"形意"，说明郭氏向戴魁核实过该拳术的名称。

在"形意说"中，郭氏也做了说明："形者，五官百骸也；意者，心意也。二者合言之，即内五行要动，外五行要随也。或曰：心意之动作，即取法乎形之意，其意亦通。总之斯拳在太谷县名曰形意，在祁县名曰心意，然究其实，一而二，二而一者也。虽然予为祁县派，予师名斯拳曰心意拳，予不敢取背师而名曰形意拳也。"

事实上，姬氏"化枪为拳"之"拳"是从董秉乾老道的"六合枪"中"丢枪而为捶"的，故原称"六合拳"，豫北、豫南姬氏传人都称其拳、谱、步为"六合拳""六合拳谱""六合步"。姬氏再传弟子"河南府李"在"雍正十一年三月"的《六合十大要论》之"序"中，明确地表明是"姬龙峰"创的"六合拳"，对"心意"二字就没有提起。原始的"心意拳"是济源《神拳谱》作者"异人"改创的（改创自"太极十三势""通背拳"），后传入少林寺（其"二十四字诀"也传入少林寺，故诀中有"通背名闪战，心意号腾挪"）。康熙乾隆年间，出家在少林寺的郑州贾寨人贾淑旺得传，后还俗传本家弟子。20世纪80年代，贾氏后人在武术挖掘整理中献艺，其"心意拳"术动作及名称在《少林武术》一书中有载，是个长套子，与姬氏"六合拳"有很大不同。姬氏与"异人"切磋并获"异人"赞赏与赠谱后，为了纪念"异人"赠谱之谊，姬氏也称其"六合拳"为"心意六合拳"，把"心意"放在前面以示谦虚之胸怀；而"异人"的《神拳谱》中也有一套短拳（后来成为"四把捶"的源头），或为"异人"与姬氏合编，以纪念那次相会，"异人"称之为"六合心意拳"，把"六合"放在前面，也示尊重。于是姬氏的拳术就有了"心意六合拳""六合心意拳""六合拳"及简称"心意拳"等几种称呼，如戴魁就简称为"心意拳"（但谱的序仍然称为"六合心意拳序"），但此"心意拳"与"异人"的长套子形式的"心意拳"，不是一回事。

3.《心意拳术学》中有戴魁口授、郭氏笔录的"六合心意拳序"

该序与始见于在太谷县经商的车毅斋、宋世荣的师兄弟李广亨光绪二十一年题记的《心意精义》以及《六合拳经》中的系列伪文之一的"六合拳序"完全不同。对于当时已经满天飞的伪"六合拳序",戴魁自然知道,也明白有人存心栽赃给戴家,于是精明的戴魁用不争不辩的方法,写了一篇"六合心意拳序",以多出"心意"二字为区别,凡读者一读,"六合心意拳序"与"六合拳序"同与不同,顿时立见。谁是"六合拳序"的伪造者,也立即现形,戴魁可谓手法高明!不辩胜辩,不争而明。

附:祁县戴魁传"六合心意拳序":

"人莫不有拳,而能显其用者则鲜。盖因有拳而无心意,则拳无法术,其功不著,虽有亦等于无耳。诚以心意者,一本也,拳术者万殊也,有一本心意之灵,方生万殊拳术之妙。且宇宙之事业,皆成于心意,事业且然,何况拳术,此心意之所以见重于拳术而不可缺者也。至拳术之重视六合者何也,盖有心与意、意与气、气与力之内三合也,则内自印合。有手与足、肘与膝、膀与胯,外三合也,则外自整饰,达到内印外整之境。则混元一体,无懈可击矣。苟六合者不合,则外无整形,内无印合,无整无印,势同散沙,散沙之势,不败犹幸,安望胜敌,此六合之见重于拳术者也,学拳术者果能心意灵通,六合应整,而曰:艺不成者吾不信也。

"但见世有勇敢之士未尝无兼人之力,及观其艺,再叩其学,手不应心、语不合道者,何也?不得个中真传故耳。唯此心意六合拳艺传自河南鲁山县南门外李珍(祯)老先生,先生自幼嗜武,专习心意拳,精通阴阳五行,传下武艺供习武君子潜心玩味,以思其理。所谓武艺者,言其和也。和者,智与勇顺成自然之谓也。当世之演艺者,以钩打捉拿为凭,封闭闪法为据,其跳跃也,不过悦人耳目,诳人钱财,实演戏之术耳。至于吾艺,当场本不定势(不定势者不露形迹也,若定势则弱者不来,强者未必下毒手,不若装个不会拳的样子为妙,当场者即与人相角之时也)。随高打高,随低打低,一动即败也(此动之要,有内外之动也,动静之动也,不动如处子，动如猛虎，成功虽在动而基则在静，若无，安能成功乎？静乃是不定势之意思，但此动必须内外如一，即内动外随之意，方能成此伟功也）。

其意拳大要不外阴阳五行，起落进退，动静虚实，而其妙又须六合。苟能日就月将，智无不圆，勇无不生，得乎智之理，会乎和之精，自然能去能就，能弱能强，能进能退，能柔能刚，不动如山岳，难知如阴阳，无穷于天地，充足如太仓，浩渺如江海，炫耀如三光。以此视近世之演武者，异乎不异乎，同乎不同乎，学者可不详辨欤？是为论。"

从此序文中可知戴家的心意六合拳受传于河南李祯，根本未提及曹继武！

4.《心意拳术学》中的"溯源（附系统表）"一目，直接澄清戴家拳的来历，非常了不起！

谱中，"溯源"与"传艺系统简明表"连在一起。

"溯源"之内容是："心意拳之鼻祖为岳夫子，故又名岳家拳。至夫子之师即周侗是也。予之心意拳学之戴魁老师，而戴系学于其父良栋。良栋学于戴文勋。文良、文勋则学于其父龙邦。龙邦业师有李桢传心意，金世魁传闸势。至于李金二师之传源，予无法以稽之也。又李金二师，系河南鲁山县人。戴龙邦系山西祁县小韩村人，戴魁系祁县城内人。"

戴家心意得自李祯的太谷拳谱证据

（颜紫元著）

按：云飞子编订的《心意拳术学》中的源流表及说明中有一些非原则性的错误，如把山东人金世魁，误写成河南鲁山人。因金原是螳螂拳创始人王朗的传人，因在山东犯命案，隐匿在南阳佘店戴氏父子开的骡马店里当伙计，后在一次土匪袭击佘店商家时，出手保护了戴氏父子之店，于是戴隆邦与二子一起向金氏学螳螂拳，这就是戴魁的《心意拳术学》中螳螂拳、械的来源，及用心意六合拳原则改练螳螂闸势捶的"五路闸势捶"之来源。

表中，把李祯误写成"李贞"，戴隆邦误写成"戴龙邦"，戴文量误写成"戴文良"，戴文熊误写成"戴文勋"，戴鸿勋写成"戴鸿勋"……总之，山西人发音很容易混同，如王公悦，到了河南、河北听起来就成了"王宗岳"了。但这个性质与以"戴隆邦"自身名义写的"六合拳序""戴龙邦自述学艺经过"中的"戴龙邦"不同，因为戴魁父子不是戴隆邦父子本人，不仅隔了几代人，而且与"戴隆邦"不在同一家谱上，是"出了五服"的戴氏族人，所以戴魁也不一定知道戴隆邦父子大名的真正写法，其弟子郭氏当然更不清楚了。另外祁县不少人将戴魁写成"戴奎"，可能是简化文字之缘故。

这个"溯源""传艺系统简明表"是在戴魁亲自指导下写的，其权威性不言而喻！

首先，"溯源"中出现的"岳夫子""周侗"，说明戴魁也受到明末清初济源"异人"托名岳飞的影响。

其次，"至于李金二师之传源，予无法以稽之也"，说明郭氏询问了戴魁关于李祯、金世魁的师承渊源，结果戴魁也不清楚，事实上戴隆邦父子及亲戚郭维翰也不一定清楚。过去，弟子问老师的师承会被视为极大的无礼，除非老师自动告知。李祯、金世魁极可能未告诉戴隆邦父子及亲戚郭维翰他们的师承，所以戴氏父子等不知，而只知道李祯、金世魁所传戴家拳艺是"心意六合拳"与"螳螂拳"。因此，李洛能也只知道李祯传戴家心意拳，并如实告诉了他在太谷及深县的弟子。伪"六合拳序"的编写者或许从曾到祁县传艺的买状图处听到了马学礼的名字（高降衡则从伪"六合拳序"中知道马学礼的名字），但他们并不知道马学礼是李祯的师爷，所以在伪序中搞出笑话。同样，在郭维翰传人高降衡的著书传承表中也搞出笑话。

再次，"溯源""传艺系统简明表"告诉我们，戴隆邦的老师就是李祯、金世魁，虽然他们父子一起学艺（如李祯传南阳水氏父子般），但戴魁自己列表时，总不能把父子列为同一辈分师兄弟，故把文良、文熊列在隆邦名下，而把李洛能列在文良、文熊名下，虽然李洛能主要是文良、文熊的同辈亲戚郭维翰所传，而之所以未列出郭维翰之名，是为了照顾形意拳传人的门面，故称"简明表"。

可见，戴魁、郭映田师徒，知之而知之，不知之而不知之的实事求是、尊重客观事实的朴实态度，与当今无底线的胡乱编造，不可同日而语。

同时，"溯源""传艺系统简明表"也告诉我们，根本没有高降衡编造的"牛皋后人牛希贤"，以及太谷形意门人编造的"戴老九"等人物，也没有当今祁县个别心意拳传人说的戴伯苗等人名。

5.《心意拳术学》中陈述了"心意拳"与"螳螂拳"重要的区别

条目"螳螂闸势"写道："势而曰闸，意相取乎，取其钩阻撒落，如下禁门之千斤闸然，然以螳螂冠于其上者何也？盖取其推落阻之劲，复取螳螂当车、有进无退之意。然此拳非仅闸势也，而统名之曰闸势者，何也？因重视闸势，故以闸势名之耳。此拳起是螳螂手，落是闸势，实含起落不空之意。又螳螂一名天马，为物之最勇猛者，有进法，无退法。有起推落阻之劲。其食物用刁形。足儿着地如雷声。打一把螳螂手属之。又螳螂转轮示勇，气摄齐庄，拒斧见称，捷逾天马。又起首螳螂势无双，上下翻飞肘进前。黄雀落如金弹打，起推落阻得真传。阻者，止也。又此拳太谷形意拳门名曰杂式捶，盖不明螳螂闸势之意也。附：螳螂闸势是山东螳螂拳师金世魁所传授。五趟闸势内有心意拳之拳法，并以心意为主。"

条目"心意拳与闸势拳之异点"写道："心意拳打（取也）中有顾（分也），闸势拳顾中有打。心意拳非大功不易见效，而闸势拳虽小功亦不至有失也。内中所云'打中有顾，是以身法顾也，为上等行手'，若顾中有打，未免迟了，为中等行手，若只顾不打，则下等行手。又心意拳与闸势本非一门，不过拳势不相反背，故合练亦可。然心意拳可独立练习，无需乎闸势拳，而闸势拳非取法乎心意拳之身法，其拳势不易见效。其二者优劣之点也。况闸势拳只讲三节，而心意拳则分九节而研究之也。且闸势拳用的长三步，而心意拳则用虎步也。二者优劣观此可见矣。"

从这两个条目内容可知，戴家更崇尚李祯传的心意拳，对于心意拳、螳螂拳的优劣及区别，十分清楚。

6.《心意拳术学》中还特地指出了太谷形意门"杂势"及"炮拳"的谬误。

作者的"又此拳太谷形意拳门名曰杂式捶，乃不明此拳之来源也"，除了指出了太谷形意门"杂势捶"之"杂"是不明螳螂之臂下闸之意，故搞错。又谈到："再者，太谷形意拳门之炮拳，异乎是意。把射球势当是五行拳中之炮拳，真是以讹传讹，差之多矣。总之，各守其宗是也。"

可见，戴魁、郭映田师徒了解过太谷形意门的内容，自然也了解过其拳谱中的源流，知道彼之伪文之栽赃，故促使戴魁自己与弟子一起作谱来撇清关系。而戴魁应该是知道李洛能得传的是郭维翰、戴文良、文熊改编的"心意拳"（俗称"外传架"），但又感到不厚道，所以不便向弟子道明心意拳与形意拳差别。

7.《心意拳术学》中没有什么"游艺引（盘根、旁通、冲空、鹏情、雷声、葆真、熊意等）、得真法、意拳目录、十八般兵器、凤刺镗"等目录与内容，也无"五行相生、相克"的单独条目，其五行相生相克的内容在条目"五行拳"中，与形意门五行相生相克的描述不同。

附：

《心意拳术学》

编订者：云飞子

目录：

师嘱、自序、六合心意拳序

岳武穆九要论，溯源（附系统表）

内家三派，形意说，心意拳养气学

心意养气之必要，心意养气之功用

心意养气之法则，八字诀，九歌

心意演习之要义，预备行拳

宗旨，姿势，身法，身法底稿

十六注，不动姿势，无极势，太极势

两仪势、三才、四象势，裹松垂缩，形形论

总序，教序，轻重快慢，射丹田

四把序，五行拳，炮拳，双把

三拳三棍赞，七炮，五膀，膀法

五种手法（附：水上按瓢）

云中拨日即螳螂手，螳螂闸势

心意拳与闸势拳之异点

动法，快法，乘法，论远、论近

七卷（拳），天柱骨，瞅功，叫门

三法，眼耳手法足，打法，舒展

要语汇录，拳法总论，身法，

手法，足法，上法，进法，

顾、开、截、追，三性调养法，

内劲法，力与劲之别，

步法，棍法，螳螂棍法，

刀法，枪法，蛾眉刺法，

螳螂刀法，练习总论，

练习之注意，练习之法则

专练，久练，

个人教练与团体教练之别

飞卫论眼法，内功外功浼

棍法名称，传意篇，剑术概论，杂记

附录二：

拳 谱 [①]

（彭庭隽编著）

闻之，子不语力，固尚法，不尚力出意也。然夹脊之会，必得武备，且曰吾门，有由恶言不入于耳，是诚武事之不可少也。

世人欲顾身家，欲保性命，非拳不可。然拳之种类不同，起端不知肇自何人，唯心意六合自岳武穆夫子始，流传至今，真脉仅存一线。

当世之学武者，大抵皆以封、闭、闪、跨、钩、搂、掤、打为奇，而绝不思兵贵神速，人虽有手足，必能使无所用之，之为妙也。何则人每以善走，亦知此拳有追法乎？以能封五妙，亦知此拳有捷法乎？以左右封闭为得力，不知此拳之动不见形，一动即至，实不及封闭乎？其机至灵，其着甚捷，风吹草动，有触即应，此中之神妙，非精于揣摩者不能心领会耳。至起落二字，是传武者无不知之，而究其所以，个个茫然。传艺者未授其妙，习艺者怎得其真？差之毫厘，谬之千里。况乎愈传愈讹，更不懂毫厘之差也。舍就其论而释之，仅著十法摘要，以诲子弟，因作序以志之。

一曰三节。举一身而言，则手肘为梢节，腰胯为中节，足膝为根节是也。然分而言之，则三节之中亦各有三节。如手为梢节，肘为中节，肩为根节，此梢节中之三节也。胸为梢节，心为中节，丹田为根节，此中节中之三节也。足为梢节，膝为中节，胯为根节，此根节中之三节也。要不外于起随追而已。盖梢节起，中节随，根节追之。庶不至有长短、曲直、参差、俯仰之病，此三节之所以贵明也。

二曰四梢。盖发为血梢，牙为骨梢，舌为肉梢，甲（指甲）为筋梢。四梢齐则内劲出，有谓两手两足为四梢者，非也。

---

① 此拳谱为胡耀贞所传，其中有散失。

三曰五行。五行者，金、木、水、火、土是也。内分为人五脏，外应人五官。心属火，心急勇力生；脾属土，脾动大力攻；肝属木，肝急火焰徵；肺属金，肺动阵雷惊；肾属水，肾动快如风。此五行之存于内也。目通于肝，鼻通于肺，舌通于心，耳通于肾，人中通于脾。此五行之著于外也。故曰：五真如五道关，无人把守自遮拦，天地交合，云蔽日月，武艺相战，蔽住五行，直确论，而所以最宜知者，手心通心属火，鼻尖通肺属金，火到金灰，亦自然之理耳。余可类推。

四曰身法。身法者，有八要也，起、落、进、退、反、侧、收、纵而已。起落者，起为横，落为顺也。进退者，进步低，退步高也。反侧者，反身盼右，侧身顾左也。收纵者，歙如伏猫，放如纵虎。大抵以中平为宜，直为妙，有三节之法相贯穿，则三节九宫而成一贯，实此又不可不知者也。

五曰步法。步法者，寸步、垫步、过步、快步、剪步是也。如二三尺远，则寸一步可到。为四五尺远，则垫一步仍上前脚。如遇身大力勇者，则用过步，过步者，进前脚急过后脚。如一丈八尺远，则用快步，快步者，起前脚带后脚，平飞而去，并非跳跃而往，此马奔虎践之意也。非艺成者万不可轻用。总而言之， 远不可发脚。善学者，详细用之，盖法不可执，习之纯熟，用之无心，妙也。

六曰手足法。手法者，单手、双手是也。手起如鹞子穿林，须束身束翅而起。手落如燕子取水。单手起，往上翻，长身而落；双手起，两手交互，并起并落，起如举鼎，落如分砖，似直而非直，似曲而非曲，肘护心发，手撩阴起，而其起如猛虎扑人，其落如黄鹰捉物也。足法起翻蹼忌踢宜踩而已。盖起脚，望怀膝分而出，其形上翻，如手之起撩阴也。至于落，则如以石撺物也。其忌踢者，脚踢浑身是空也。宜踩者，即手之落如黄鹰捉物是也。是知手足之法本之相同，而足之为用，亦如虎行之无声，似龙行之莫测方妙。

七曰上法、进法。盖上法以手为妙，进法以步为奇，而总以身法为妙也。其手如丹凤朝阳是也，其进步、抢步、抢上进步、采打是也。实必三节明，四梢齐，身法五行备，手足之法连贯，而后因其远近，随其势力火候之老嫩，一动而即至。然其方法有六，曰"工、顺、勇、急、狠、真"也。工者，巧妙也；顺者，随其自然也；勇者，有果断；急者，紧促急快也；狠者，一动手而不容情也，心意一战而内劲出也。真者，认之真，应之急，发必中的也。如养由基善射，中杨叶，神箭一发即至，见之真而彼难变化也。六法以上法得也。总而言之，其神机迅速，打闪纫针。

八曰顾法、截法、追法。顾法者，已身一去，用手肘、身法蔽住彼之遍身，而不能移动也。截法者，截手、截身、截面、截心而已。截手者，彼先动而截也；截身者，彼未动而截也；截心者，彼即眉喜眼笑，言甘意恭，我防真心，而迎机以截之也；截面者，彼露真色而截也。截法亦何可以少哉？顾法、上法、进法，一气贯串，即所谓"随风紧趋，追风赶月而不放松"是也。彼虽走而不能，何虑生有邪术乎？

九曰三性调养法。盖目为见性，耳为灵性，心为勇性，此三者为艺中之妙用也。故眼中不时常循环，耳中不时常照应，心中不时常警醒，精灵之意在我，庶不至为人所卖，而有见机之哲也。

十曰内劲法。内劲者，我以无形之意，接彼有形之表，此固难以言传者也，法生理亦可以参焉。盖志者气之帅也，心动而气即随之；气者体之充也，意动而力即赴之。此必至之理也。今世之学艺者，皆言创劲、攻劲、崩劲，皆非也，殆粘劲是也。创劲太直，难为起落；攻劲太死，难为变化；崩劲太促，难为展拓。要皆强硬露形而不灵，唯粘劲又捷又灵，能使日月无光而不见其形，手到劲发而不费力，天地交合如大风一过而百草俱偃，直像虎之登山、龙之行空也。如是以上九法，练为一贯，一身妙法，变化无穷，用之无尽也。而武艺至此境界，不几成乎珍宝矣。

论曰：六合、五行、阴阳、动静、起落、进退。变化无穷，是其志也；英雄过人，是其勇也。苟人于其中，日就月将攀跻之靡穷，则知无不周勇，无不生得平和之理，会平和之源，能去能就能弱能强，能进能退，能柔能刚。不动如山岳，难知为阴阳，无穷如天地，充实如太仓，浩渺如四海，炫耀如三光。则尽乎其志，毕乎其勇，全乎其和，以此而较。

武穆夫子曰：鸡腿、龙身、熊膀、鹰爪、虎抱，叱咤似雷声，以此作身法，提名曰：攒、捷、踝、胯、调、领、去势虎扑、抱把鹰捉。曰六合、五行、四梢、三节、三弯、三心、三意、三尖。六合要全，五行要顺，四梢要齐，三节要明，三弯要对，三心要实，三意要连，三尖要照，原来是本身之理去处。曰六合，手与足合，肘与膝合，肩与胯合，心与意合，意与气合，气与力合，共为六合。曰五行，心动如火焰，肝动如飞箭，肺动震雷响，脾动真力通，肾动智巧生。五行顺一气，放胆即成功。曰四梢，舌为肉之梢，牙为骨之梢，手指、脚趾为筋梢，浑身毛发为血之梢，四梢分明，归一齐。三节要清，上节不清多出神拿，下节不清多出盘跌，中节不清浑身是空。三节要分明，起鼻尖，落丹田，高不过眉，低不过膝。脚踢便为空，身探便为空。三尖要照，何为三尖，鼻尖、膀尖、脚尖。三心要实，何为三心，手心、身心、脚心。

起手横摹势难招，展开四平前后梢；高望眉攒加反背，如虎收山斩手炮；
转如车轮快如风，鹰捉四平足下蹭；蹲身进步要严清，擒拿采打莫容情；
抢步抢上十字立，剪子股势出擒拿；进不能胜退半步，莫存半点虚怯心；
打人随机如走路，看人微细如蒿草；但须上势如风响，起落进退如箭穿；
遇着敌人要取胜，三节四梢须分明；若是手起脚不起，探身打手怕落空；
进时脚起手不起，参差不齐更稀松；手脚不齐步法乱，千拳万势俱成空；
若能六合归一式，存神积气是真宗；应起未起粘滞病，应落未落坠子轻；
三意若是不相连，其艺不精学问浅。
出拳打去莫空回，拳落空时法不奇；兵行诡道抢撩起，如箭射的疾更急；
兵战煞气方取胜，拳精一气便无敌；君与臣合身法整，将与兵合步法齐；
气满乾坤通往复，远近十丈不为奇；两头回转方寸力，神通广大意为先；

早知回转这条路，尽在眼前方寸间；守住一心行正道，小路虽好车难行；

内实精神外安逸，看之如妇动似虎；稀行猴气凭架势，与神俱往迅又急；

捷如腾兔行如电，光若彷徨影迷离；追形逐影神行妙，目不及瞬是精奇；

心与眼合多一明，心与耳合多一灵；心与鼻合多一力，心与舌合多一精；

一事精时百事通，总是五行要分明。

打法须要先上身，脚手齐到方为真；拳如炮急龙折身，遇敌好似火烧身；

手比药箭身比弓，消息只在后脚蹬；起无形来落无踪，去意好似卷地风；

五行一发响雷声，手起脚动急如风；穿过山林难阻隔，吹散浮云月当空；

雨打尘灰飞散净，洗清宇宙见神功；墙倒之势容易顶，天塌之势最难擎。

又曰：

拳打变化全身法，脚踏虚处皆是空；远去最忌先伸脚，手足不齐难胜人；

敌人当空莫打空，先打顾法为正宗；心静眼明清如镜，见影打影莫容情；

随机应变真妙法，形如扯电逐流星；手起莫要望空走，脚起莫向空处落；

闪转两边防左右，强欲退者望后跟；十字粘紧足追随，高打高随低打低；

起则为横落为顺，外形严紧心内清；三节四梢俱齐整，咬牙怒目指如钉；

起落闪转敌难测，电闪寒煞鬼戏人；采要抱来扑要抱，掳要抱来束要抱；

采扑掳束抱一抱，万式千着一抱中。

岳武穆夫子曰：

若能学得七星掌，怀抱七星敌难挡；千变万化归一抱，仓促遇敌不用想；

三节四梢加五行，八卦八门自分明；随意穿插无穷尽，离奇展转见良能；

本身自有真妙法，飞腾颠倒运神功。

又云：

一式对来千着会，一窍通灵万法通；十二形拳为的派，七星八卦是根宗。

又云：但与人交手，催出不正不真多出变化。

又曰：有正方有奇，踏入洪门而进者，为正路；内转斜插而入步者，为奇门也；双推掌，双撞捶，为洪门正入红拳也。然千变万化，不出奇正二字，凡眼光一对，正照面者，方能见输赢也，此乃两心相印之神机妙诀也。由奇门斜入手而胜人者，为阴阳交感，刚柔相济，针锋相对之时方为奇门，神拳至中至正之拳窝，箭候之至真至巧之目的也。欲得此机关，然非有三存之要诀，不能参透此等妙谛也。何为三存？第一，心存也。若心神外逸则视而不见，听而不闻，食而不知其味矣。故其夫子有云，不诚无物也。存心者，乃至诚，感神机，到神知，如玄猫之捕鼠，恰当其可。故凡与人交手，在此一灵不昧，是皆法于良知能也。

又曰：脚打七分手打三，五行四梢要周全；气合心意随时用，硬打硬进无遮拦；宁要不是莫要停，蛰龙未起雷先动，风吹大树百枝摇。

内要提外要随，起要横落要顺；起站身平进中间，落要蹲身欺向前；起手似虎扑，起脚不落空；遇敌方耐战，放胆即成功。

又曰：拳打三节不见形，设见形影不为能；宁要不是莫要停，宁叫一思尽，莫教一思存，宁叫一气先，莫教一气后。明了四梢多一精，明了五行多一气，明了三心多一力，三回九转只一势，闭住动静永无凶。五行要顺，何为五行顺？心肝脾肺肾是也，要顺成一气。打人三节要分明，三节者，身之上中下也，手起脚不起是枉然，脚落手不落亦是枉然。三意不相连，必定条义浅。

曰：此拳本身有七拳，头为一拳，手为一拳，肘为一拳，肩为一拳，胯为一拳，膝为一拳，足为一拳。七拳共为一拳，一拳万变，苦练自然紧相连，熟能生巧巧生神，及其神也，如林中射鸟难免死，如弩离弦，如炮燃火，如迅雷不及掩耳，敌人哪里提防，哪里封闭？又秘诀十五法云：一寸、二践、三腿、四就、五甲、六合、七齐、八整、九经、十镜、十一起落、十二进退、十三四相、十四五行、十五动静。未进中门去打人，如蛇之击食。内要提，外要随，打人里进气要催。打人三前要分明，何为三前？眼前、手前、脚前。打人有三朝：行、站、坐。高之中能一望低，低之中能一望高。起落二字不定变化，先打顾法后打空，意出人难留，留住难存身，虽然无有打他意，去非三分远，践近跐集近了即沾身纵力。手起如抽搓，手落如钢钩，出其不意，攻其不备。准备千着临时误，千着不胜一着熟，早知一着进是好，过后见识不如无。内实精神外示安逸，行者如妇动似虎。起前进左腿，左腿未落右腿随，起先前进右腿，右腿未落左腿随。仔细参，仔细参，真方不在势里边，任你千变与万化，尽在眼前方寸间，又曰：十人群众一人难，一人存心要在先。

附录三：

拳与七支坐

（李谨伯著）

一个是形意拳，一个是八卦掌，一个是太极拳，它们都是内家拳，是通过内丹炼出来的。实际验证，炼内丹能自动出现内家功夫。

内家拳，就是要你练出内劲，真正中华武术的根基。练胡耀贞自然拳（自动，自控）就产生外动外相，外动是自发的，不是人为的；而现在不是，现在是太极舞、太极操，这都不是内家拳的本来。真正的太极拳是通过炼丹田功自动出来的——也就是说，太极拳是炼内丹的外动、外架，是自发的，不是人为的。

"七支坐"里面，眼睛一垂帘、二平视、三返观、四敛神。返观，功夫深了，自然观得长久，道书中说"久视才能长生"。返观什么意思？我们想背后、观内在，神光内敛，这就叫返观敛神，这就是得长寿的不二法门。

《金刚经五十二家解》中有一句话："鼻拉直，眼拉横，两眼看两眼。"大家可以来体会一下：鼻拉直，就是下巴微收，鼻子不前翘，呈一条竖的线；眼拉横，就是眼睛平视，呈一条横的线，这个就是面部"十字架"。所以你看，十字架，鼻拉直，眼拉横。要轻柔地展开，不能太用力。因为，只有自我欣赏，才能增添自信；只有自我欣赏，才能得到他人的爱。而一旦拥有了信心、仁爱，我们也就拥有了抵御一切逆境的动力。

真正会打太极拳的人，哪里用得着真跟人对打，你打我的时候，我根本不用接触你，"应手即扑"——真正高手不需用手打人，对方扑来，不等近身，已经被内气弹出丈外，所以叫应手即扑，扑就是扑倒在地。你还没接触到我，我的气就把你崩出去了，所以"应手即扑是弹出去，不是打出去，所以对方并不受伤，但是人照样倒，这种气就是所谓内力、内劲、内功。

太极拳的创始人张三丰在《十三势行功歌诀》中说："想推用意终何在，益寿延年不老春。"不老春，这就是标准的炼内丹的语言。"屈中有伸"，或者"屈中有挺"，但现在你站，最好不要让膝盖超过脚尖，就是别蹲太低。太极拳里有往技击实战过渡的一门，叫"太极推手"，推手的时候，丁八步，膝盖不超出脚尖，过了就倒。当然，现在推手是表演，两人"顶牛"顶上了，因为没有内力，只有肌肉力了。

"闭绝命门保玉都，百年方酢寿有余。"（《道枢·太极篇》）

这里的"闭绝命门"，指的是断绝性生活，固守精气。里面有像这个圭的，叫刀圭，我们的舌头就像这个刀圭。但大多数人看到书上的解释是："刀圭"里有两个土字，这两个土在河图洛书里面就是戊己土，戊土和己土，戊土就是"情"，"性"叫己土，我们把口水咽下去以后，就是让戊土和己土"和合"。这时候，口水的作用非常重要，它可以把情跟性和合，所以丹书里把它叫"黄婆"，就是做媒的，它起个媒介作用，令我们的情与性结合。内丹修炼，必须用"黄婆"，我们一咽口水才能把中丹田窍的"戊土"情带下去，和下丹田窍的"己土"性结合，"黄婆"的任务在丹书里非常隐秘，这种方法就叫"饮刀圭"。戊己二土以黄婆为媒，才能"还精补脑"。单纯的性（性激素）或者单纯的情（促性腺激素），都没法直接用来"还精补脑"，所以要用口水来作为媒介。有些人胡说八道，说"还精补脑"就是"用精液来补脑"，这个就太离谱了。如果精气化的精为精液，基本上就跟修道没什么关系了，还能补脑？

这种说法真是不可思议。

"真汞原非尘世汞，真铅不是出山铅。一情一性先天药，锻炼归根了大还。"（《象言破疑·破疑诗》）"咽液服气为饮刀圭"。（《元始天尊说得道发身经》）所以口水用处非常多，平时可以治胃病、心脏病，能使人心思专一；炼丹能当媒介，带领情跟性的结合，所以我们平时舌头尽量要卷着。

那么修道的时候"饮刀圭"，怎么知道戊土和己土已经结合了呢？我们修道的时候，二土结合有特定反应，就是我们的肚子会发出声音，"咕噜咕噜"的，这不是胃蠕动或者肠蠕动的声音，而是二土结合以后，就会产生一个个小水泡泛起似的声音，而且你耳朵能听得见，如果你听到五六声，那你这个功就算练成了——这个在丹书里边叫"交罢"，也叫"水火既济"，完成了，你出定醒来以后，全身非常轻松，舒服极了。

以上把"七支坐"的要求讲完了。

八卦掌

高议盛　编著

自　序

余幼嗜拳术，且承家传，唯于内家拳术未窥门径，年三十始从武清瓦房村周玉祥先生练习八卦掌。先生系北京八卦正宗眼镜程先师之高足也，造诣极深。余初学时，先生以余年岁相若，不肯录入门墙，仅以伯仲礼见，余不敢居也。后承先生于赴京之便，始偕往保引，投入程先生之门，然仍从先生练习。转瞬十五年间，专心致力于八卦掌，遂略有所得。时有柳河王树棠者，持有《八卦掌谱》来示。王业商京都，夙亦从程先师游，云此谱系得之于肃王府，谱中于掌之意义，虽不甚详，然以家藏秘笈，实为不可多得之册。惜有谱而无人指示，亦茫然莫得其端倪。会余四十五岁时，因友人约赴山东海丰原籍经营药商，暇辄与乡友研究掌术。适有一形同乞丐者来访，叩之姓名，坚不肯言，唯歌云："别问家乡处，咱是一家人，练艺无有尾，我是宋异人。学会完全套，普传家下君，传艺别留手，才算提倡人。"因以"宋异人"呼之。后与余渐洽，过从甚密。一日偶游大山，见异人居于山巅之洞中，与谈掌术，讵异人所讲之意义，均与襄得之于王树棠君之谱相合。遂曲意求教，历数年，始豁然，前从周先生所习者，乃八卦先天之术，而宋异人所习者，盖后先之道耳。数十年来昕夕研究，加意揣摩，综合先后天之术而成是书，并承乡友刘成美先生逐式绘图，余复加以说明，译成歌谱，使成之继余而学者一目了然。虽不称之为谱，然于八卦掌失传之处，佥谓不无补遗，俾至余绪不致失坠也。书成抄阅审定，因序其缘起云。

民国二十五年孟冬　山左高议盛序于津沽

目 录

卷 一

董师受业始末记

自来有文事，必有武备，故武不可缺者，必也。

他拳不知始于何人，唯八卦掌者，自前清嘉庆年，有一董氏者，俗名未传，乡里未著，自幼能文，长而习武，后以云游访友为志。一日至江西，见路旁树林内，有二僧比武，一老一少，老者身大力勇，头大面赤，口大须连，少者相貌如常，二人纵横踔蹿，往来如飞。董见不觉钦羡，而出诸口"好"，二僧闻人语立止，曰：来者亦好武乎？董答曰：不敢言好，心窃慕之。老僧曰：既是心慕，与吾比试何如？董曰：不可。老僧曰：与吾徒比试可乎？董曰：可。遂与少僧比试。既至交手，董自觉心身莫定，如堕五里雾中。既住，董乃跪于老僧面前，曰：吾愿受教焉。老僧曰：今非良辰，请待翌日，此地相见。

来晨董至松林，二僧已到，老僧曰：汝心不诚，来何迟也？再候翌日。说此僧又去。董于是终夜不归，竟达旦以至日中，僧终不来，待至日夕，始见僧至，曰：汝心已诚，可以教矣，随吾往。于是至一山巅古寺中，僧曰：此乃雪花山大佛寺也。与董起一法名"海川"，董自此专心致志，好学不倦。或少暇，一师二徒散步寺外，于深林山谷间，倾听鸟语，既拈花香，倏忽间已十余年。

一日老僧谓董曰：汝艺已成，可归乎？董曰：诺。僧曰：汝既归，不可不知此拳为何名。在宋时有一个周侗者，吾将形艺（意）六合拳，授之于侗，侗又授之岳飞矣，今汝学者为八卦揉身连环掌也。此掌指树为图，以五行生克之理，合八卦阴阳之道，寓九宫飞星之巧，藏天干地支之妙，用兵器一理。复执书一卷，赐于董曰：吾乃达摩是也。当是时，董自觉昏迷若睡，耳虽闻而目无所睹，少焉双目始睁，四顾则身仍在前之松林内，未知山在何处，亦不知寺在何方，正彷徨间，自觉身健，行动如飞。归家数日，复觅其师，山寺渺无踪迹，不得已而归。自此偷富济贫，行侠作义。

又数年，一日至京师，在护城河边濯手，置行李于身后。有人盗其行李者，董起望后一踢，将此人踢至面前，将落水中，足一舒，又接住此人。是时河畔有一王姓，是肃王家臣，见之遂问曰：汝干何生意？董曰：一生无所事，唯好武耳。王曰：我荐汝于肃王前何如？董曰：是所愿也，不敢请耳。王姓遂引见肃王。王早请一师，刘姓，别号神拳，董到相见，刘心不服，于是二人比试。肃王亲自视之，刘神大力勇，抖使雄威，董以受谅如常，刘极力踢打，董用闪转棲化巧妙之法，身手不离刘之左右，及刘力尽气绝，董仍安然如故。因虚闪一空，刘则猛力而发，董拧身到刘身后，蹿上楼窗蹲住。刘及回身，不见董之何往，正茫然四顾。肃王曰：刘师，董在楼窗上矣。刘于是认输，曰：吾师到此。刘遂辞王而去，董以教肃王。董此为王师，八卦掌遂得而传，外教弟子上百之多，成名者十数人，其余升堂未入于室也。

董常谓其弟子曰：夫学此艺者，须传于君子有德有信之人，莫教无礼无义之小人；当教使公之党，莫传逢蒙之辈。总以择而教之，吾知正择，教必有端。有良师必有良友也，学此技以忠厚为本，以仁义待人，习练者朝夕不暇，日新月异，及至比试，揣摩研究，一要劳其式，二要言其理。劳其式使之有力，言其理使之有巧。言其理而不劳其式，徒知有巧而不知有力；劳其式而不言其理，徒知有力而不知巧妙也。学艺总要理式皆明，八卦掌始得神通也，至诚如神、至诚无鬼，诚者自诚也。然御之以法，会之以理，调之以气，运之以神，以诚一式，则五寸之矩，不难尽天下之方也。然董师以言侠者，无德行不能倾受，无耐性不能练成。俗云愚公担山，无功夫不能成者也。

续董师历史

董师讳海川，世居河北文安城南宋家务，力大貌奇，少任侠，勇武过人，不治生产，有郭解之风，济弱扶危，不遗余力，性好围猎，日驰于茂林之间，群兽畏之。弱冠后南游，得遇异人，嗣后艺遂大精，而无有能敌者，又兼董师为人侠义，遂名噪一时，争相师事，前收门徒不啻千百。后之门徒深恐枝派繁衍，系统紊乱，爰公议二十字传统：

海福寿山永　强毅定国基

昌明光大陆　道德建无极

师牌图

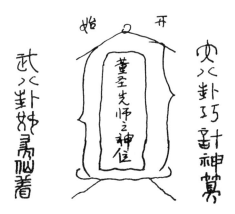

达摩老祖因作长拳，指树为图，以八卦为盘，以九宫为妙。指树是树长艺亦长之意也，然树生之时，练掌以转为始，由转变出，换掌为母，树一本生出八叉，换掌以生出八路翻身，树每叉又生出八枝，各翻身又生出八式，一枝分为六梢掌，一式变化六手，树以枝叶茂盛增生，掌以八式动静变化无穷是也。

练艺树图

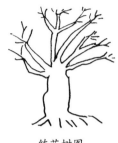

学艺练武树为源　太极八卦内里含

九宫为妙生变化　阴阳动静妙无边

树长生又艺增长　树根盘旋步眼全

根深叶茂着法广　精愈揣摩艺业宽

练艺树图

夫树者，根本也，未出土之时，犹无极混沌未初之时也。既出土，犹太极天地初开之时也。树之本，犹太极生出两枝，为两仪；又各生出两仪，为四象；又各生出二枝，为八卦；由每一枝又生出八枝，为八八六十四卦；由每一卦中又生出六爻，共为三百八十四爻，乃生生不息，变化无穷。根者，阴也，枝为本阳也，学技，此树也。

乾为老父乾三连　坤为老母坤六断

离为中女离中虚　坎为中男坎中满

震为长男震仰盂　艮为少男艮覆碗

兑为少女兑上缺　巽为长女巽下断

武八卦图

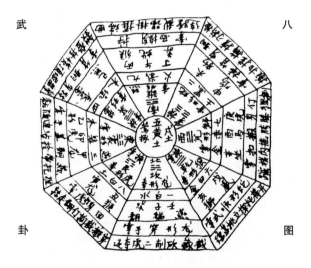

夫八卦者，先后天是也，乾南、坤北、离东、坎西、兑居东南、艮居西北、巽居西南、震居东北，为先天，以为掌中之体，练拳以转圈为法，以换掌为母，由换掌生出八路反身，乃先天之生成也。又按后天变化一路，反身生出八式，八路反身生出八八六十四式，以按阴阳动静变化，一式又生六手，六十四式共生三百八十四手，此后天之变化也。

八卦掌序

夫八卦掌者，乃清朝京都肃王府一王师，姓董名海川者所传，诚武艺中神乎其技矣。始按伏羲所画先天八卦，无极生太极（纯阴），太极生两仪（阴阳分也），两仪生三才（天地人），三才生四象（东南西北），四象生五行（金木水火土），五行生六合（东西南北上下），六合生七星（日月金木水火土），七星生八卦（乾坎艮震巽离坤兑），此为掌中之体。又按后天文王所画八卦，一卦生八卦，八卦生出八八六十四卦，以为掌中之八八六十四掌。动极而静，静极而动，动者为阳，静者为阴，阳变阴合而五行生焉。

夫八卦，包天地日月风云之妙，藏鬼神阴阳变化之机。上观天文，下察地理，中辨人才，而五行相生，阴阳相合，此八卦所由来也。所谓八卦者，乾坎艮震巽离坤兑，八方是也。乾三连，坤六断，离中虚，坎中满，震仰盂，艮覆碗，兑上缺，巽下断。乾为天、为父，坤为地、为母，离为火、为中女，坎为水、为中男，震为雷、为长男，巽为风、为长女，艮为山、为少男，兑为泽、为少女。阳卦多阴，阴卦多阳，此八卦中之妙也。五行者，金木水火土是也。金生水，水生木，木生火，火生土，土生金，此五行相生也。金克木，木克土，土克水，水克火，火克金，此五行相克也。练掌以八卦为本，出掌为阳，入掌为阴。手心向上为阳，手心向下为阴。手心向里为阳，手心向外为阴。手直为阳，手曲为阴，步者虚步为阳，实步为阴；

顺步为阳，横步为阴；进步为阳，退步为阴；动步为阳，静步为阴。发者为生，卸者为克。以五行生克之理，合八卦阴阳之道，寓九宫飞星之巧，藏天干地支之妙。练而成掌，手眼相随，身步相连，进退有法，出手成着，刚柔得意，出入莫测，见机而作，撮搋忽变，变化无穷，此八卦掌以分变化五行阴阳也。

八卦掌总论

夫初八卦者，以转为首，换掌以走，四门为母，由换掌生出八路反[①]身，以为先天之生成也。又按后天八卦一路，反身生出八式，八路反身生出八八六十四式，以五行阴阳动静变化为后天之变化也，转身能走三十六路，反身其起腿能踢二十四路，截腿然八八六十四式，唯乾八式为六十四式之总纲领。用功夫习练者，一要步法练清，二要身法练活，三要气力练足，四要手掌练明，此为八卦掌纲领之成也。乾八式捶法，坎八式打法，艮八式巧，震八式妙也，巽八式肘，离八式腿，坤八式搌法，兑八式八路步法，八八六十四式，用着各有巧妙，用力各有出手，有四正四隅，动手有四阴四阳，发者生也，卸者克也，静者阴也，动者阳也，变者巧也，化者妙也，起为横勇也，落为竖自然也，进者进步、进身、进手，退者退步、闪身、变着也。又有四搬、四立、四撞，以为四大纲领，内有八个字：抓、搌、领、带、搋、撞、扣、搬。用字有着，行步有法，凡与人交战，与他国用兵，明此者大将也。目者先锋也，三军调用，唯在一人，先锋领兵对敌，固不及临事而谋之。眼要明，耳要灵，眼观四路，耳听八方，兵来将挡，水来土掩，用兵之机，调度之法，亦不出乎此理。心要勇，意要随，志要坚，力要足，气要充，胆要正，领要横，带要顺，抛要□，摆要快，抓要实，托要准，眼要快，手要连，身要活，

---

① 反：原抄稿为"翻"。

足要跟，发要猛，动要狠，然三节、四梢、五行、六合、七星、八卦、九功、十法，以上所论之着式用法，不过平日习演、场中比试之谈耳，法式用意曲折详言，使学者于平日较量练习易于熟识方位，观其成破空裹并六韬三略，此掌法之根源，此上所用之法皆当知之，凡与人比手，不必招数太多，博而不精，一体变化无穷而已。艺者比武，如将帅之用兵，有妙兵无勇将，不能取胜；有妙艺无功夫，不能赢。所治兵不在多而在勇，艺不在多而在精。以上所论之着式总要，以此八卦掌始得神通也。

武艺交战论

凡与人交战，和用兵相似，身体者，兵也，心为领兵元帅，手脚是四路总兵，气为无烟火炮，眼是开路先锋，不动扎下大寨，遇敌招出老营，枪刀剑戟一理，自己遂意调用，好似千军万马，妙哉杀气威风。先锋领兵对敌，或平日手习熟，对敌之时，目光一照，四肢从令，亦宜着着用心也。歌云：

八卦掌中晃太阳　一升一降把身藏

摇头近步风雷响　滚掌连环上下防

左近青龙来探爪　右近单凤独朝阳

插花盖顶遮前后　乱军之中用此方

行步动身横竖撞

左右分门，上下不住，滚掌连环，随时审视，总以胆正为上，真像英雄斗志的杀气，好似龙虎相争的威风也。歌云：

出手似牛舌　打来入虎口　手去如钢锉　回手似钢钩

斯言近也。

转掌养身歌

运动转掌去百病　　身练软弱换掌学

蛇形顺势解心火　　龙形穿掌理三焦

回身打虎舒肝肺　　燕反盖手固肾腰

转身反背增长力　　拧身探马脾胃调

反身背插强筋骨　　停身搬扣百病消

五劳七伤龙摆尾　　强壮身体练掌高

转掌内功成式法

夫始学八卦掌者，以并步站立，两足用力，足趾抠地，聚气凝神。原出于中焦，通于肺部，其有二十四孔，以通周身百骸，上至百会，下至涌泉，能通四肢，气随力行，会合一气也。所论头要顶，舌要舔，眼要随，项要横，肩要沉，肘要坠，臑要加，臂要拧，掌要反，指要领，肛要提，胃要饱，胸要含，背要弓，足要伸，膝要抱，趾要抠，面要绷，身要揉，腰要拧，里要裹，外要开，指对肘，肘对心，此二十四要。练掌以圈为法，圈里为里，圈外为外，左右相同。出手时，里掌要顶，外掌要蹬，慢步而转，名为转掌，用功习练，深久能走鸡腿、龙形、熊膀、虎豹头，以分五行之象也。

先天八卦图歌

练功转掌是根源　以圈为法走要圆

圈里为里圈外外　圈为先天八卦盘

里掌要顶指要领　外掌要蹚力要全

调理阴阳合气血　颐养身体妙如仙

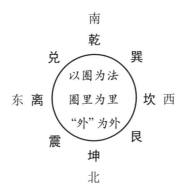

转掌式图歌

练艺转掌是首功　存裆下气合前胸

两足踏地趾要力　前掌外反似拧绳

后肘用力心窝对　手梢紧随前肘行

转掌变式名换掌　千变万变内里生

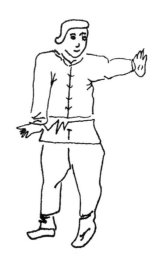

换掌内功成式法

转掌变外步里扣，里步外摆，里手外横，外手横穿，变式以本身，外手上掩，里手上穿，外手里裹，里手外开，里步上前，上后步一二三，三步归原，里掌要反，里臂要拧，外手落肘下行，外肘对心而抱行，转名为换掌变式时生出八着，其例于后，然气于中焦，总统于肺，上至头顶，落鼻下行，入丹田归气海，丹田要饱。出手似爪，里要裹，外要开，上要穿，下要立，为四正刚力也。里要合，外要拨，上要沾，下要拦，为四隅柔也。换掌以走四门为母，生出八路反身，以遵八卦。以上所言是内功之法，八路反身皆同，余可类推。练掌要练猴相、龙形、虎坐、燕反、鹰橡，分为五行八卦也。

换掌式图歌

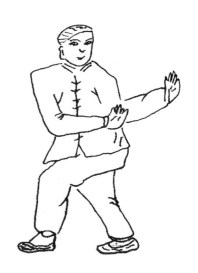

换掌为母始无终　　八路反身内里生
一路反身生八式　　八路又生六十四
六十四式生变化　　阴阳动静妙无穷
一路反身生八卦　　乌龙摆尾生风轮

换掌以走，四门为母，以八卦为盘，以分八门，各一门生身出一路反身，又生八式，以为先天之生成也。其练习以工夫求之，穿花掌能走横冲竖撞，左右分门，上走插花盖顶，下走孤树盘根。歌云：

行步如龙掌如风　　好似猛虎下山宫
摇山近步风雷响　　滚掌连环将人赢

诸式皆由换掌而生，一体能要万化也。

八路反身歌

里步外扣顺式生　里摆穿掌似龙形

外掌回身打虎掌　偷步盖拳燕反名

里扣转身反背掌　退步探掌把身拧

里摆反身背插掌　回身搬扣把身停

第一式　乾　蛇形顺式掌

第二式　坎　龙形穿手掌

第三式　艮　回身打虎掌

第四式　震　燕反盖手掌

第五式　巽　转身反背掌

第六式　离　拧身探马掌

第七式　坤　反身背插掌

第八式　兑　停身搬扣掌

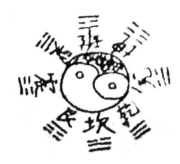

乾八式八卦图

蛇形顺式掌成式法

　　换掌生式，由乾卦变式，里步外扣，里手向上外掩，以本身说里步，外摆踢腿，里手从肋下插，顺腿至足，后手从面前下搂，至后掌要蹬，后手搁向前穿，柔身从前肘下上穿，上后步，外手里裹，里手外开，一二三步归原，臂要拧，掌要转，指要扡，此式名为蛇形顺式掌。

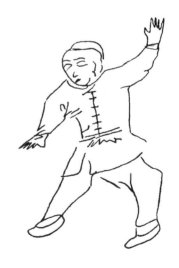

蛇形顺式掌图歌

掩手顺式似蛇形　进步开掌气力攻

外领捧掌从高挑　金龙探爪快如风

里领立掌从外进　外领挑掌斜掌迎

双带进步便盖掌　缠手搧拳不放松

667

乾　开掌

坎　捧掌

艮　扽掌

震　探掌（金龙探爪）

巽　立掌

离　挑掌

坤　盖掌

兑　缠掌

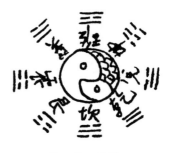

乾八式八卦图

蛇形顺式掌注语

由乾卦生出，一路反身，名为蛇形顺式掌，以遵乾卦。由蛇形顺式掌又生出八式——开、捧、扽、探、立、挑、盖、缠，以遵八卦，为乾八式，此为纲领。练功者一要步法练清，二要身法练活，三要气力练足，四要手练明，此为纲领之成也。前八式攘法，乾为天为父，老阳也。

龙形穿手掌成式法

换掌生式法，由坎卦变式，里步里摆，上外步，后手上穿，前手下指，坐身法拧迈前步，踢腿上手，从面前向下搂，双手分开，双脚要蹬，后掌往里搂向前穿，上后步，后手从前肘下上穿，外手里裹，里手外开，一二三，三步归原，里掌要开，外掌要随，名为龙形穿手掌。

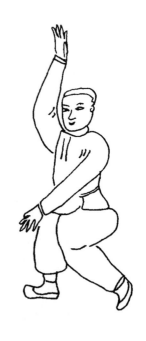

龙形穿手掌图歌

龙形穿手上下探　里立截肋左右行

进步藏身急又快　里砍外削快如风

外领上步仙传道　恶虎扑肩把身拧

凤凰夺窝回身打　迎退连环快如神

乾　截肋

坎　藏手掌

艮　砍手掌

震　削手掌

巽　二仙传道

离　猛虎扑肩

坤　凤凰夺窝

兑　进退连环

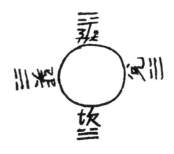

坎八式八卦图

龙形穿手掌注语

由坎卦生出，一路反身，名为龙形穿手掌，以遵坎八卦。由龙形穿身掌，又生出八式，截藏砍削二虎夺环八式，以遵八卦为坎，八式当用功习熟在心，手力练好，出手不见形，打人不见影，此是八路打法也。坎卦坎中满，为水为中男，为中阳也。

回身打虎掌成式法

换掌生式法，由艮卦变式，外步里旋，里步里扣，拧身后身从下起，上至面前落下，下放步。

双手分开，前掌要打，后掌要蹬，回身上步。后手搂向前穿，由前肘下上穿，外手里裹，里手外开，一二三，三步归原。足要伸，膝要抱，身要揉，眼要快。

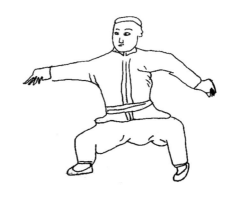

669

回身打虎掌图歌

回身打虎肋下藏　　穿手顺步转还强

偷步搬扣面门使　　左右拦掌撞胸膛

双带停身回头看　　掳手反拳上下忙

走步穿掌随意便　　领横转身肋下抗

乾　穿手掌

坎　搬扣掌

艮　截手掌

震　上下拦掌

巽　停身掌

离　上下反掌

坤　走行步

兑　转身掌

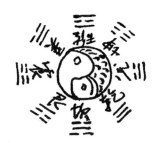

艮八式八卦图

回身打虎掌注语

由艮卦生出，一路反身，名为回身打虎掌，以遵艮卦。由回身打虎掌又生出八式——穿、搬、截、拦、停、翻、走、转八式，以遵八卦，为艮八式，其机至灵，其动甚捷，用功夫习练，出手遂意，使于全不费力，风吹草动，用触即应，此掌中之巧妙也。艮卦者，艮为山、为少男，此为少阴也。

燕翻盖手掌成式法

换掌生式法，由震卦变式，旋步旋摆，里手下插，外手下穿，外步里扣，反身手从头上面前里领，提腿放步，后手向前穿，上后步，手由肘下上穿，上步外手里摆，里手外开，一二三，三步归原，丹田要饱，出手似爪，臂要拧，掌要转，指要领，名为燕翻盖手掌。

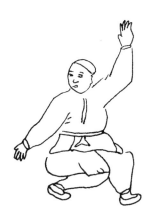

燕翻盖手掌图歌

燕翻盖手反身形　　推山入海着法灵
进步捞月托天掌　　双带虎豹着法精
领法要横粘要快　　连掌不住妙无穷
随身掩肘摇身领　　黏手藏花不留情

乾　推山入海

坎　力托千金

艮　带扣掌

震　领手掌

巽　粘手掌

离　连环掌

坤　随手掌

兑　黏手掌

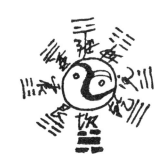

震八式八卦图

燕翻盖手掌注语

由震卦生出，一路反身，名为燕翻盖手掌，以遵震卦。由燕翻盖手掌又生出八式——推、托、带、领、粘、连、随、黏八式，以遵八卦，为震八式，此中之妙，非精于揣摩者，不能领之于心。若功夫用纯，心一动，动辄即至，真是神出鬼没，奥妙无穷也。震卦者，震为雷、为长男，此为长阳也。

转身反背掌成式法

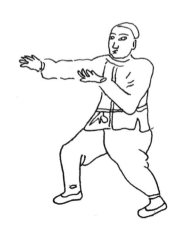

　　换掌生式法，由巽卦变式，外步里扣，里步外摆，转身上步向外反背掌，后手向外打，回身上步，后手从上向下探掌打，前手蹚，后手向前穿上步，手从前肘下上穿，外手里裹，里手外开，一二三，三步归原，肩要沉，臑要加，肘要坠，肘对心窝，名为转身反背掌。

转身反背掌图歌

扣步转身反背掌　开掌转身掔肘强

彼拎返步使盘肘　下使坠肘截法强

进步顶肘急又快　外领削手横肘伤

挫肘叠肘使要猛　摆尾躜肘人难防

乾　掔肘

坎　盘肘

艮　坠肘

震　顶肘

巽　横肘

离　挫肘

坤　叠肘

兑　躜肘

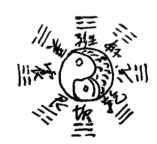

巽八式八卦图

转身反背掌注语

　　由巽卦生出，一路反身，名为转身反背掌，以遵巽卦，由转身反背掌，又生出八式——掔、盘、缀、顶、横、挫、叠、躜，此八肘以为八式，以遵八卦，为巽八式。此八肘用功，习熟在心，贴身进着，随机应变，急快为妙，贴身而用之。巽卦者，巽为风、为长女，为长阴也。

拧身探马掌成式法

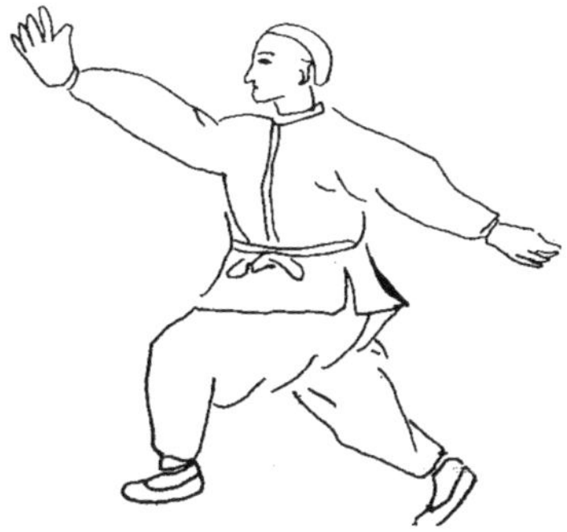

换掌生式法，离卦变式，里步里摆，里手里指，上后步，穿后手，到步拧身，手从肋下插，后手从上望前探掌，一二三左右三掌，退步回身，前掌指后掌掳向前穿，上步活步，双手左右倒搅五轮，外手里裹，里手外开，上步一二三，三步归原，名为拧身探马掌。

拧身探马掌图歌

倒步拧身探马掌　掳手前趋膝下赢

回身后踹使颇腿　外摆里挂前后凶

上踢后海前踢面　外领下截连环蹬

掳手前趋斜蹚腿　掳手猛踹不容情

乾　前趋腿

坎　后踹腿

艮　外摆腿

震　里裹腿

巽　上踢腿

离　下截腿

坤　斜蹚腿

兑　门撞连环腿

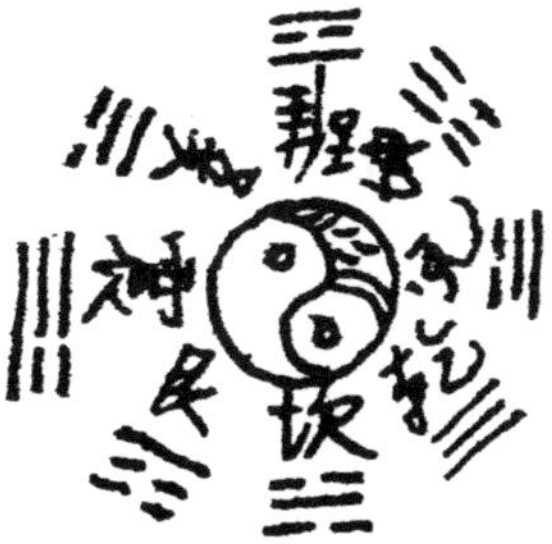

离八式八卦图

拧身探马掌注语

由离卦生出，一路反身，名为拧身探马掌，以遵离卦。由拧身探马掌又生出八式，名为八腿——趋、踹、摆、挂、踢、截、蹚、连为八式，以遵八卦，为离八式。此腿用功，练好能踢二十四路截腿，其机至灵至动最捷，此中之神妙也。离为火、为中女，此为中阴也。

翻身背插掌成式法

换掌生式法，由坤卦变式，里步外摆，上外步，里手上指，外手从肘下上穿，反身提腿，后腿从上下插，放步一二三，左右各三步，前手下指，后手上反，翻手提腿，前手里领放步，后手掳往前穿，上步由前肘下上穿，外手里裹，里手外开，上步一二三，三步归原，名为翻身背插掌。

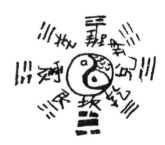

翻身背插掌图歌

翻身背插着法灵　进步掖掌肋下防

拗步掳手使挤掌　进步刁掌打前胸

进步掳手横撞掌　探爪藏花反拳搠

里领进步里撞掌　里扣外搬快如风

乾　掖手掌

坎　挤手掌

艮　刁手掌

震　掳手掌

巽　掳手搠掌

离　撞掌

坤　扣手掌

兑　搬眉掌

坤八式八卦图

翻身背插掌注语

由坤卦生出一路反身，名为翻身背插掌，以遵坤卦。由翻身背插掌又生出八式——掖、挤、刁、掳、搠、撞、扣、搬八式，以遵八卦，为坤八式，用功习练，愈演愈精。行步有法，出手有着，手眼相随，身步相连，此八式之法，发要猛，动要狠，二句要言，习者慎之。坤卦者，坤为地、为母，老阴也。

停身搬扣掌成式法

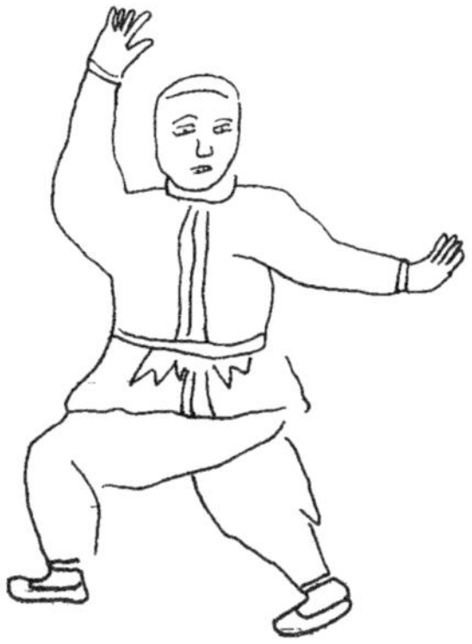

换掌生式法，由兑卦变式，外步外旋，外手里掳，回身后步里扣，后手里抠提膝，里外手向外挂，停身落步，外摆亦扣步，后手从上探掌下打，摆前步，反掌上后步，从手下望前蹼打，翻身提步，前手里领落步，后手掳向前穿，上步一二三，三步归原，名为停身搬扣掌。

停身搬扣掌图歌

回身搬扣将身停　猿猴掬绳肋下攻
猛虎敲心胸前打　楼身撞掌将人赢
伏身捞月底盘使　摇身撞掌把腰拧
内身横撞急又快　猛虎蹿山快如风

乾　猿猴掬绳
坎　猛虎敲心
艮　楼身撞掌
震　伏身捞月
巽　摇身掌
离　闪身掌
坤　横身掌
兑　猛虎蹿山

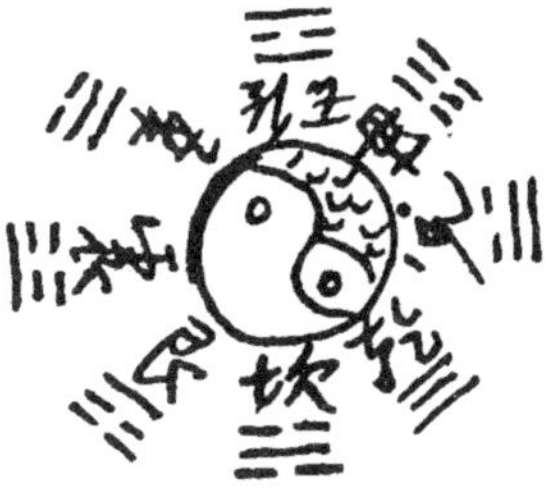

兑八式八卦图

停身搬扣掌注语

由兑卦生出，一路反身，名为停身搬扣掌，以遵兑卦。由停身搬扣掌又生出八式——掬、敲、楼、捞、摇、闪、横、蹿八式，以遵八卦，为兑八式。用功习熟求精，以五行阴阳、动静变化无穷而已，八八六十四卦，皆由此理，总而言之，以手眼急快为妙也。兑卦者，兑为泽、为少女，此为少阴也。

乌龙摆尾成式法

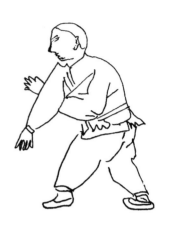

八卦掌转掌为头换掌为母，乌龙摆尾，唯乌龙摆尾八路反身，随意变式一二三，三步归原之时，里手从上落肩，外手下搂至膝下，随步上翻，上步后手往前钻打，反身前手望里抱，落步，后手往前穿，上步一二三，三步还原，名为乌龙摆尾。

乌龙摆尾图歌

乌龙摆尾快如风　　搅手下插似龙形

行步如龙急又快　　蹿闪跳跃急如箭

纵横往来逞英雄　　内藏六十四变化

八路反身此为终

乌龙摆尾注语

乌龙摆尾是八卦掌之尾，不遵八卦，八卦翻身随意变化，此乌龙摆尾能走横，横冲坚撞，左右分门，上下不住，滚掌连环，穿花掌能走三十六路，反身起腿能踢二十四截腿，皆由此式，至于至妙，最捷灵，乌龙摆尾为八卦掌之尾是也。

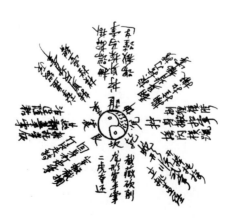

行步穿掌妙无穷　换身换掌似龙形
前后左右穿八角　横冲竖撞门路清
行步俱是穿林步　进退出入有神通
六十四式随机变　手足一动令人惊

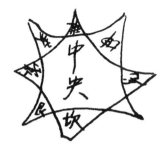

行步式八卦图

提手十三式：

三合掌　拗步掌　削手掌　掩手掌　开闭掌
藏花掌　搬眉掌　双撞掌　单撞掌　刁手掌
扣手掌　捧手掌　连环炮

格言：

行步如龙掌如风　动手不可善留情
心慈面软终无胜　手黑意狠令人惊

卷　二

五行阴阳动静变化

　　五行阴阳，动静变化是也。五行者，生克也。生者，发也；克者，卸也。阴阳者，发手者为阴，起脚者为阳。动静者，出手发着者为动，闭门紧守者为静。变化者，粘、连、黏、随，变也；闪、转、棲、躲，化也。以取八字为纲，诸法显然易见者，雄心独立是其志也，英气过人是其勇也，苟入其中，日就月将，攀跻不已，则智无不周而用力无不生，得和平之至理，会和平之源，能去能就，能弱能强，能进能退，能柔能刚，不动如山岳，难知如阴阳，无穷如天地，充实如太仓，浩渺如四海，炫耀如三光，则尽乎其志，毕乎其勇，全乎其志，此为战，则神乎其技矣。

八卦阳八式

由乾坤生出，一路反身，名蛇形顺势掌，以遵乾卦。由蛇形顺势掌又生出八式：开、捧、扽、探、立、挑、盖、缠，以遵八卦，为乾八式，为纲领。用功夫练纯一要，步法练清二要，身法练活三要，气力练足四要，手掌练明，此为纲领之成也。乾八式拧法，乾为天、为老父，阳也。

乾　开手掌
坎　捧手掌
艮　扽手掌
震　探手掌
巽　立手掌
离　挑手掌
坤　盖手掌
兑　缠手掌

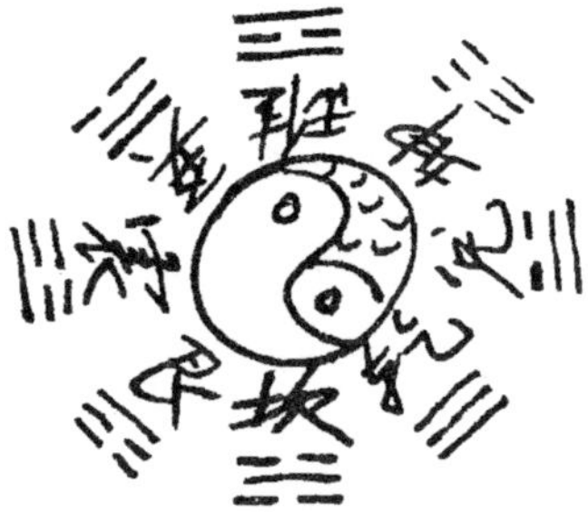

乾八式八卦图

开掌式图歌

开掌之法有神通　进步外开打前胸
乙使里立将着卸　甲变把掌面上迎
乙使缀云横撞掌　甲使外领卸法精
乙使外领支手法　各自掌掌回身形

开掌式起摇左手，穿右掌上右步，摇右手穿左掌，上左步，甲乙同行对面搭手，甲凑步使开掌打乙前胸，乙使里立桩卸开，甲使迎面掌打乙面堂，乙使拨云掌卸开，凑步使横撞掌打甲外肩，甲使外领卸开，乙用外领支出，拧身穿掌而走，回身走穿掌同前，上为甲下为乙，甲乙左右同拆一次，各式亦以此推练。

外领进步使捧掌，乙卸即使外立桩。

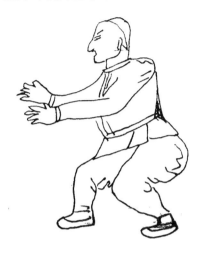

捧手掌式图歌

凑步即变捧掌打　　甲使双带卸法强

凑步扣掌打迎面　　乙使拨云迎面防

摆步摇身使横撞　　甲使外领走穿掌

开掌式起走行步搭手：

甲使外领进步，用捧掌打乙肋下，乙使立桩卸开，使捧掌凑步打甲肋下，甲急退步使双带卸开，撤后用迎面掌打乙之面，乙用原手上拨开，迎面急摆步摇身，使横撞掌打甲外肩，甲急使外领手卸开，乙用外支各自穿掌而走，拧身前掌蹬，后手前穿，回身摆步，前手摇后手穿，归原式。

抟手掌式图歌

抟掌搭手身下擢　凑步撞掌打胸窝

乙卸外开进步打　甲卸双带步要活

凑步就使迎面掌　乙卸拨云打肋窝

甲急摆步使抟掌　回身穿掌走要合

开掌式起走行步搭手：

甲使抟掌用力下擢打乙前胸，乙急楼身外开，凑步使开掌打甲前胸，甲急卸步使双带卸开，撤后手进步，用迎面掌打乙脸堂，乙急使原手挑拨卸开，后手使单撞掌打甲肋下，名为拨云现日掌，甲急摆步，使双抟掌抟乙胳臂，乙急反掌拧臂，用外领支开，各自拧身，穿掌而走。

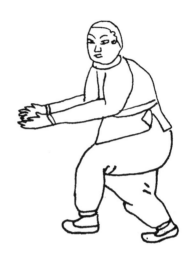

金龙探爪式图歌

金龙探爪快如风　捋手进步取眼睛

乙卸挑手急又快　甲变抽梁打前胸

乙使里立将着卸　甲使托臑藏花精

乙使立桩进步捧　甲变遂手立桩灵

开掌式起走行步搭手：

甲使捋手用金龙探爪，上步取乙眼睛，乙急使后手挑开，甲急抽回前手，出后手使单撞掌打乙前胸，名为抽梁换柱，乙使里立桩卸开，甲换手托臑进步，使单撞掌打乙腋前，乙急退步楼身，使下立桩卸开，遂式凑步，使捧掌打甲肋下，甲亦用立桩卸开，各自回身，穿掌而走。

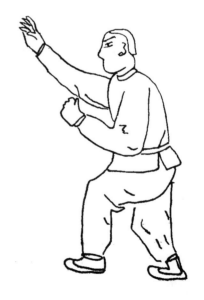

立手掌式图歌

立掌外领托臑行　乙使插花打耳中

甲变上开使里领　换手立桩撞掌风

乙卸立桩使捧掌　甲使外立卸的精

上步回身反背掌　乙卸回身上下封

开掌式起走引步搭手：

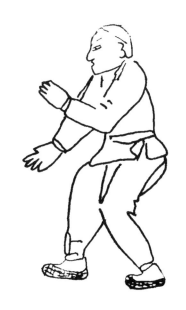

甲使外领后手挒臑，乙前手被获，后手急使单插花打甲耳中，甲急撤后手，上开使里领卸开，进步换手，使外立掌打乙肋下，乙使外立桩卸开，上步回身，使反背掌打乙耳部，乙急回身，使上立掌卸开，甲急下翻蹬打，乙使下拦卸开，穿掌回身而走。

挑手掌式图歌

挑手进步打胸窝　乙卸退步把手托

甲急反背换掌打　乙急卸步换手托

甲变倒手急又快　摆步抓肩横撞格

乙使外领将着卸　甲变支手着法多

开掌式起走引步搭手：

甲进步后手上挑，凑步打乙前胸，乙急退步开后手里托卸开，甲急反臂上翻，凑步探手打乙胸膛，乙急卸步换手，用里托掌卸开，甲急使转还手反抓乙臂，上步换手抓臑，使横撞打乙外肩，乙使抽肩外领卸开，凑拥身，使横撞掌打甲外肩，甲使外领卸开，各自拧身，穿掌而走。

盖手掌式图歌

盖手双带用力强　进步迎面使盖掌
乙遂卸步双捋手　上步盖手打印堂
甲卸退步双捋手　凑步急使迎面掌
乙急抽身拨云打　甲使外领走穿掌

开掌式起走行步搭手：

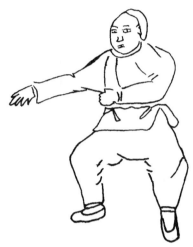

甲使双捋手卸步带乙胳臂，乙急活步
跟随，使甲带之无意，甲急上步使盖掌
打乙面门，乙急遂手拨，卸步使双捋手，
带甲胳臂卸开，乙上步使盖掌打印堂，
甲急退步，使双捋手卸开，凑步撤后手使
迎面掌打乙面部，乙急抽身上挑，使拨
云献日掌打甲肩，下使外领卸开，穿掌而走。

缠手掤拳式图歌

缠手走步臂下藏　乙使外领进捧掌
甲变缠手掤拳打　乙卸捋手变横撞
甲使外领急又快　乙变下转托臑掌
甲使转身撞掌打　乙卸立桩走穿掌

开掌式起走行步搭手：

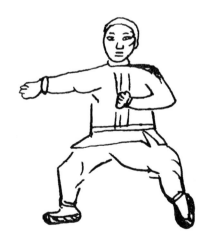

乙使外领凑步用捧掌打甲肋下，甲
使下格用上缠手反抱乙臂，名为抱月，
后手贴臂上掤乙脸堂，名为缠手掤拳，
乙急使上穿捋手卸开，撤手进步用横撞
掌打甲外肩，甲使外领卸开，乙变手下
转，下转换手托臑，甲遂式转身使撞掌
打乙肋下，乙使立桩卸开，各自拧身，穿掌而走。

八卦阳八式：坎卦八式拆变法

由坎卦生出，一路反身，名为龙形穿手掌，以遵坎卦。由龙形穿手掌又生出八式：截、藏、砍、削、二、虎、夺、还八式，以遵八卦，为坎八式。用功练熟在心，手力练好，气力练足，真是出手不见形，打人不见影，是八路打法也。坎卦坎中满，坎为水、为中男，此为中阳也。

乾　截肋拳

坎　藏手拳

艮　砍手拳

震　削手拳

巽　二仙传道

离　猛虎扑肩

坤　凤凰夺窝

兑　进艮连环

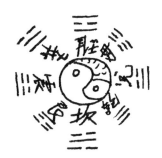

坎八式八卦图

截肋搠拳式图歌

截肋搠拳称英雄　乙使开掌打前胸

甲使里立将着卸　用手捯腕肋下搠

乙使卸步用手捕　甲急上步换手搠

乙变退步换手捕　甲变藏花横撞赢

开掌式起走行步搭手：

乙使开掌进步打甲胸，甲急使里立桩卸开，用后手捯腕凑步，使拳打乙肋部，名为截肋搠拳，乙急卸步用后手捕住甲拳，甲拳外拿抽臂，后手上步，使拳搠乙中庭，乙急退步换手捕住甲拳，甲急转环里领，换手捯臑，用横撞撞乙外臂，乙使外领卸开，各自拧身，穿掌而走。

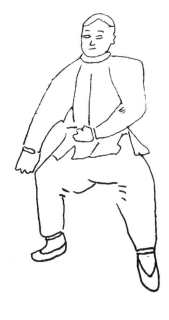

683

藏手进步图歌

藏手进步探爪发　乙卸上立甲藏花
乙使下立将着卸　甲变偷桃将着发
乙使上挑甲托臑　胸横玉带真可诤
乙卸楼身下拦掌　进步捧掌甲卸花

开掌式起走行步搭手：

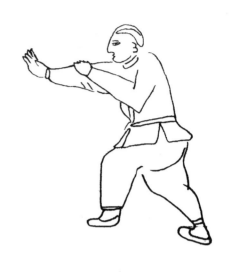

甲使搌手用探取乙眼部，乙急上立截住，甲抽手下转托臑，凑步使藏花掌打乙腋前，乙使下立卸开，甲急反手挝臑上搠乙面部，乙后手上立掌截住，甲下转托臑，撒后手上步，使腰横玉带打乙中腕，乙急楼身下拦卸开，进步使捧掌打甲肋下，甲使立桩卸开，各自拧身，穿掌而走。

砍手掌式图歌

砍手偷步快如风　掏搌放步砍颧中
乙卸退步拓手法　甲变掩手剑透风
乙卸即遂上托手　甲急换手穿眼睛
乙急退步用手托　甲使掏搌横撞赢

开掌式起走引步搭手：

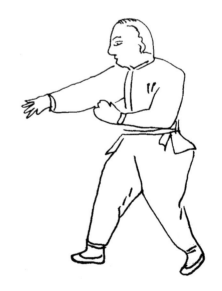

甲掏搌放步砍乙面颧，乙即退步，用后手托接，甲使掩手下沉用力上穿面目，名为掩手透风箭，乙急遂手上托，甲上步穿后手刺乙眼目，乙急退步换手托住，甲急用后手掏搌进步，使横撞掌打乙外肩，乙急外领卸开，甲用外领支开，各自拧身，穿掌而走。

削手掌式图歌

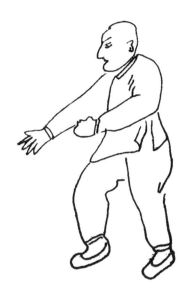

削手进步使要精　外领上步削面胸

乙卸活步摇身捋　急变散步面上迎

甲使上开肋下打　乙卸下立上反赢

甲卸上开使里撞　乙卸里领捣撞行

开掌式起走行步搭手：

甲用外领上步使削手连面带脑，乙急活步摇身上穿，将削手捋下，急撤手使迎面掌打甲面部，甲急使上开挑过，用单撞掌打乙肋下，乙急使下立桩卸开，急变上翻，使反背掌打甲耳部，甲使上开掌卸开掌，后手使里撞掌上步打乙胸膛，乙使里领捣手横撞打甲外肩，外领卸下。

二仙传道式图歌

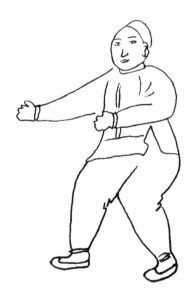

二仙传道法如神　外领上步打后心

乙卸外立急又快　甲急换手又前心

乙使里立前心卸　甲变抽手捧掌侵

乙卸外立使捧掌　甲卸双带截肋伸

开掌式起走引步搭手：

甲使外领将乙领横，上步用后手敲乙后心，乙使外立桩卸开，甲急换手活步又敲乙前心，乙使里立桩卸开，甲急抽手外转进步，使捧掌打乙肋下，乙使外立桩卸开，进步使捧掌打甲肋下，甲急退步使双带卸开，凑步撤前手，使截肋搧乙肋部，乙楼身下拦，各自拧身而走。

685

猛虎扑肩式图歌

猛虎扑肩逞英雄　迈步挞肩快如凤

乙卸外领遂法使　甲急上反扑肩中

乙卸外领换手支　进步藏手肋上行

甲卸楼身立桩使　乙变上反下反行

开掌式起走行步搭手：

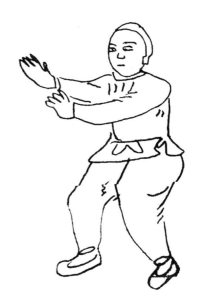

甲走过步摆在乙之肩外，双手挞扑乙之外肩，乙急使外领手下沉卸开，甲使滚手上翻撞乙外肩，乙使外领卸开，换后手托臑进步，使藏花掌打甲腋前，甲当楼身使下立桩卸开，乙急上翻使反背掌打甲耳部，甲急上立截住，乙变下翻后蹬，甲使下拦卸开，拧身穿掌而走。

凤凰夺窝式图歌

夺窝双带身后格　转身急使捧掌得

乙急回身立桩卸　甲使盘肘打胸窝

乙使捕支将着卸　甲急转身擎肘合

乙使捕支迎面掌　甲使双掳法拯□

开掌式起走行步搭手：

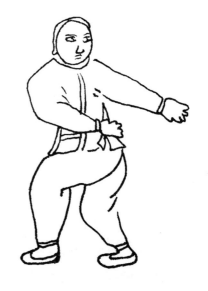

甲上步使双带将乙带至身后，转身急使双撞掌打乙肋下，乙即回身使外立桩卸开，甲使盘肘打乙前胸，乙急使手捕支将肘支开，甲急遂式转身，使擎肘打乙胸前，乙急换手捕支卸开，进步使迎面掌打甲面部，甲急上拨挑过摆步，使双撑下掳，乙使外支法卸开，拧身穿掌而走。

进步连环截肋拳式图歌

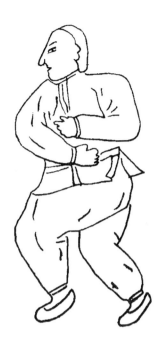

进步连环截肋拳　　乙卸开拦撞胸前

甲卸双带使盖掌　　乙卸双掳横撞肩

甲使外领搬眉掌　　乙卸掳手探爪连

甲使掳手横撞掌　　乙卸外领妙如仙

开拳式起走行步搭手：

甲使掳手进步，用截肋搧拳打乙肋部，乙急卸步棷身使下拦开，进步使撞掌打甲胸前，甲卸步使双带卸开，进步使盖掌盖乙面门，乙使双掳手卸开，进步使横撞打甲外肩，甲使外领卸开，上步使搬眉掌搬乙眉目，乙使掳手用探爪，甲使掳手用横撞，乙使外领卸开，拧身穿掌而走。

八卦阳八式：艮卦八式拆变法

由艮卦生出一路翻身，名为打虎掌，以遵艮卦。由回身打虎掌又生出八式：穿、搬、截、拦、停、翻、走、转八式，以遵八卦，为艮八式，其机至灵，其动甚捷。用工夫习练纯熟，出手不见形，千斤不费力，如风吹草动，有触即应，此中之巧也。艮卦为山、为少男，此为少阳也。

乾　穿手掌

坎　搬眉掌

艮　截手掌

震　上下拦掌

巽　停身掌

离　上下翻掌

坤　走行步

兑　转身掌

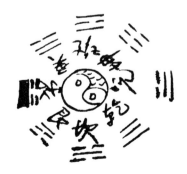

艮八式八卦图

穿手掌式图歌

穿手进步似龙形　乙卸捞手快如风

甲变转环藏花使　乙卸立桩使要精

甲变上反反背掌　乙遂上反立掌迎

甲变双抟迎面掌　乙使拨云外领擎

开掌式起走行步搭手：

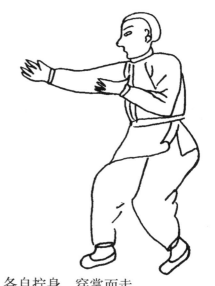

甲使后手从臂下上穿乙鼻孔，乙急卸步使里领卸开，甲急变转环里领，进步使藏花掌打乙腋前，乙使下立桩卸开，甲急上翻，使反背掌打乙耳部，乙急使上立桩卸开，甲急卸步双抟，使迎面掌打乙面堂，乙急使拨云挑过变外领卸开，各自拧身，穿掌而走。

搬眉掌式图歌

搬眉掌法使要强　乙使外领托手藏

甲急偷步拦掳搬　乙卸截掌打胸膛

甲使双带截肋打　乙使坠肘挤难防

甲使外领迎面掌　乙使搬云外领防

开掌式起走行步搭手：

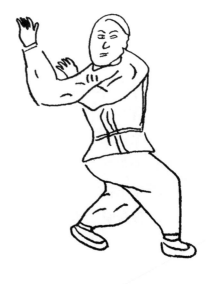

乙使外领进步换手托臑，甲急偷步掏掳，放步用搬眉掌搬乙眉目，乙手上立使截住，后手使单撞掌打甲前胸，甲急卸步使双带卸开，进步使截肋打乙肋部，乙使坠肘截住，凑步使合掌挤甲前胸，甲使外领卸开，撒手打乙迎面，乙使拨云外领卸开，各自回身，穿掌而走。

截手掌式图歌

截掌变化妙无穷　顺步外领托臑中
乙卸掏捋搬眉掌　甲变截掌打前胸
乙卸双带迎面掌　甲使拨云献日攻
乙使外领将着卸　各自穿掌分路行

开掌式起走行步搭手：

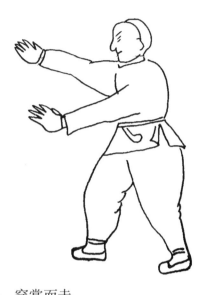

甲使外领进步托臑，乙急偷步掏捋
使搬眉掌搬甲眉目，甲急变掌心上立，
使截掌截住，后手使单撞掌打乙前胸，
乙急卸步双带卸开，撤后手使迎面掌打
甲面门，甲使拨云现日打乙肋外，乙使
捋手外领卸开，甲使外领支出，各自拧身，穿掌而走。

拦手掌式图歌

拦掌出手上下反　上拦下缠向里钻
进步即使里撞掌　乙卸里领法不难
甲变转环捧手掌　凑步横撞是推山
乙急抽肩迎面掌　甲卸拨云外领仙

开掌式起走行步搭手：

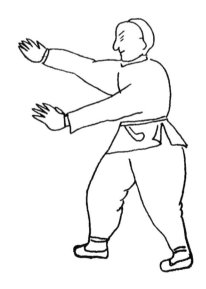

甲使上拦手拦住，乙急使下翻掌打
甲外胯，甲急下拦手卸开，急反手上缠，
穿后手外开，进步使里撞掌打乙胸膛，
乙急棲身使里领卸开，甲急变转环里领，
捧手挝肩，使横撞掌打乙外肩，乙急抽
肩换式掌卸开，使迎面掌打甲面部，甲
急拨云外领卸开，各自拧身，穿掌而走。

停身掌式图歌

停身掌法最称强　搭手乙使穿肋掌

卸走双带穿掌走　回步转身停身防

乙使撞掌进步打　甲变双搋撞胸膛

乙使外开甲进肘　乙捕藏花上下忙

开掌式起走行步搭手：

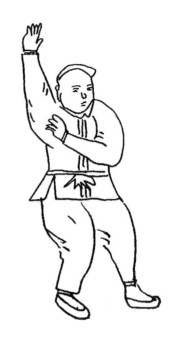

　　乙后手从臂下上穿甲鼻孔，甲使卸步双带上步走，穿掌回步停身后望，乙回身进步，使双撞掌打甲外肩，甲急使双搋手凑步，使盘肘打乙中庭，乙使捕托卸开，进步使藏花掌打甲腋部，甲使下立卸开，乙掌上翻，甲遂上立，乙下翻蹬打，甲遂甲拦，各自穿掌而走。

翻手拳式图歌

翻拳手法逞英雄　搋手截肋上翻搧

乙卸坠肘上立掌　凑步单撞打前胸

甲使双带将着卸　下使截肋上翻搧

乙卸搋手横撞掌　甲使外领回身行

开拳起式走行步搭手：

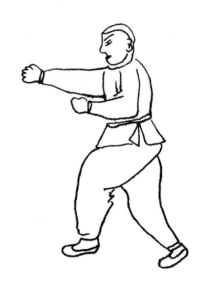

　　甲使搋手凑步使截肋拳打乙肋部，乙使坠肘卸开，甲急上翻搧拳打乙面部，乙使上立穿掌卸开，凑步使单撞掌打甲前胸，甲使双带卸下手，使截肋打乙肋部，乙使坠肘卸开，甲急上反搧乙面部，乙急上穿使搋手将甲领横，进步撞甲外肩，甲使外领卸开，各自回身，穿掌而走。

　　开拳式起走行步换手，比试之意，行步斜拳，横冲竖撞，左右分门，使进步、进身、进手六十四掌遂意发，卸者退步闪身，变着六十四式，遂意而变，行步比手，不过观其动静，见机而作，遂时而动，总要手眼相遂、身步相连。动手有格言云：

行步如龙掌如风　动手不可善留情

心慈面软终无胜　手黑意狠令人惊

转身掌式图歌

转身掌法开掌行　上步穿掌奔面中
乙卸活步使里领　甲变转身肋下攻
乙卸双带迎面掌　甲变拨云献日灵
乙卸双拖进步打　甲变开扣快如风

开掌式起走行步搭手：

甲上步使穿掌从臂下穿乙面部，乙急卸步使里领上托，甲急遂式转身使捧掌打乙肋下，乙卸步使双带卸开，进步使迎面掌打甲面部，甲急上挑，使拨云献日掌打乙腋下，乙急活步，使双拖卸开，凑步使双撞打甲前胸，甲急楼身外开，进步使扣掌扣乙面堂，乙使拨云外领卸开而走。

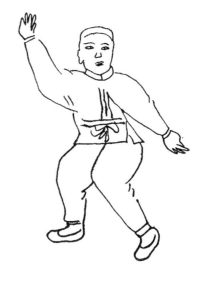

八卦阳八式：震卦八式拆变法

由震卦走出，一路翻身，名为燕反盖手掌，以遵震卦。由燕反为盖手掌又生出八式：推、托、带、领、粘、连、遂、黏八式，以遵八卦，为震八式，此中之妙，非精于揣摩者不能心参之。用工夫练熟，心一动而即至，手足皆应，眼一见，心神早有准备也。震卦，震为雷、为长男，此为长阴也。

乾　推山入海

坎　托手掌

艮　带扣掌

震　里外领掌

巽　粘手掌

离　连手掌

坤　遂手掌

兑　黏手掌

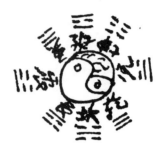

震八式八卦图

推山入海式图歌

推山入海法如山　　外领进步横撞肩

乙卸外领使横撞　　甲变外领托臑坚

进步变招藏花使　　乙使棲身下立全

甲变上翻下打虎　　乙卸上立使下拦

开掌式起走行步搭手：

甲使外领上步，使横撞打乙外肩，名为推山入海，乙使外领卸开，上步使横撞打甲外肩，甲使外领换手托臑，进步使藏花掌打乙腋前，乙急棲身使下立桩卸开，甲急上反，使反背掌打乙耳部，乙使上立卸开，甲急下翻，使打虎掌打乙外胯，乙使下拦卸开，各自回身，穿掌而走。

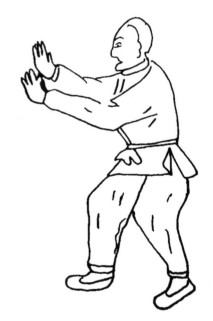

托手掌图式歌

托掌进步招法合　乙来起腿膝下格
甲使下拦捞托手　乙急抽腿搭手活
甲使单撞乙里领　甲变掏搂搬眉额
乙卸上截甲带扣　乙卸遂带迎面得

开掌式起走行步搭手：

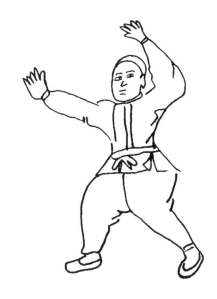

乙使前屈腿踢甲膝盖，甲卸步搂下拦，反手掳托，乙急将腿抽回出前手，甲上步使托掌，后手打乙腋下，乙搂身使里领卸开，甲偷步掏搂，使搬眉掌搬乙眉额，乙穿上立截住，甲卸步双掳进步，使迎面掌打乙面部，乙使挑拨遂式外领，使迎面掌打甲面部，甲使拨云外领卸开，穿掌而走。

带手掌式图歌

带手要顺开掌擎　乙进穿掌打前胸
甲卸双带扣掌使　乙卸遂挑甲转搠
乙卸接手甲又打　乙卸接手快如风
甲用捯手使横撞　乙卸外领两路行

开掌式起走行步搭手：

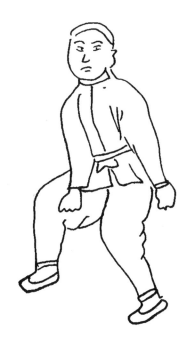

乙进步后手从臂下打甲腋下，甲急退步双带卸开，进步使扣掌打乙面门，乙使上挑拨开，甲遂式转身反搠乙中庭，乙使捕接手接住，甲拳抽拿换手又搠乙中庭，乙急换手接住，甲使转环里领上步捣手揭肩，使横撞打乙外肩，乙使外领卸开，各自回身，穿掌而走。

领法掌式图歌

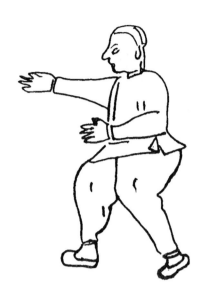

领法要横领当先　乙进穿掌甲领拦

乙进穿掌甲外领　捯手就使横撞肩

乙卸外领甲摇托　乙急转身甲立拦

上缠挑手里撞掌　乙领藏花甲下拦

开掌式起走行步搭手：

乙进步使穿掌打甲腋前，甲急卸里领领开，乙后手又使穿掌来打，甲使外领将乙领横，进步捣手，使横撞打乙外肩，乙使外领卸开，甲摇手下转，换手托臑，乙急转身，使撞掌打甲肋部，甲使立桩下拦上缠进挑手上步，用里撞掌打乙前胸，乙使里领进藏花打甲腋前，甲使下立卸开，穿掌而走。

粘法掌式图歌

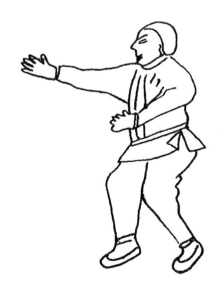

粘掌着法真可夸　捋手进步正插花

乙卸急步上立掌　甲变托臑打藏花

乙使下立将着卸　甲变偷桃反插花

乙卸捋手使探爪　甲使捋手横撞发

开掌起式走行步搭手：

甲捋手上步，使单插花打乙耳部，乙急使上立掌卸开，甲遂托臑，使藏花掌打乙腋下，乙使下立桩卸开，甲急反手偷桃，挡住臑下，换手使反掌背打乙面鼻，乙急使捋手捋下，出探爪探甲眼目，甲使上捋手卸开，领横上步使横撞打乙外肩，乙使外领卸开，各自回身，穿掌而走。

连环掌式图歌

连环掌法着不忙　乙进搭手插花强
甲变里领爬墙法　乙卸上立掌上扬
甲变里掌进步撞　乙卸里领将招防
甲变转环捣手撞　乙卸外领走穿掌

开掌式起走行步搭手：

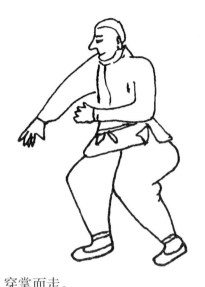

乙使掳手进步用单插花打甲耳部，甲急上立，一把里领，二把掳臑，三把搬乙眉目，名为猴爬墙，乙使上立掌卸开，甲手里转，进步使里撞掌打乙胸膛，乙使里领卸开，甲急变转环领捣手，进步使横撞打乙外肩，乙急使外领卸开，各自回身，穿掌而走。

遂手掌式图歌

遂手掌法遂力行　乙挑进步撞前胸
甲使里掩合掌挤　乙使外领横撞凶
甲使外领将着卸　乙使下摇托臑攻
甲急转身使捧掌　乙卸下拦回身形

开掌式起走行步搭手：

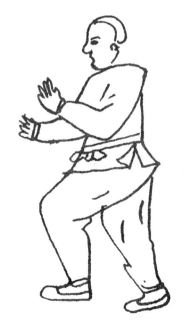

乙进步扡手，使里撞掌打甲前胸，甲急楼身里掩，凑步使合掌挤乙前胸，乙使外领卸开，进步使横撞打甲外肩，甲使外领卸开，乙手下摇换手托臑，甲即遂式转身进步，使探掌打乙肋部，乙使下立卸开，上使翻掌打甲耳部，甲使上立卸开，各人下翻蹬打，回身穿掌而走。

黏手掌式图歌

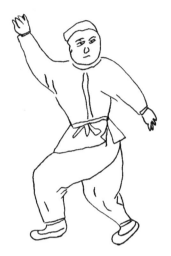

黏手掌法真可夸　乙使搠掌肋下发

甲卸缰手出探爪　乙卸上截巧妙法

甲变托臑藏花使　乙使双带截肋发

甲使下缠捯手撞　乙卸外领回本家

开掌式起走行步搭手：

乙使搠拳打甲截肋，甲急上拦反手，上缠穿后手捯捊，使探爪探乙眼目，乙后上穿截住，甲手下转托臑，进步使藏花打乙腋下，乙使双带卸开，进步使截肋打甲肋部，甲急下拦缠手后手捯捊，将乙领横，进步使横撞打乙外肩，乙使外领卸开，回身穿掌而走。

卷　三

起落进退反侧收纵

　　起者为横勇也，落者为顺自然也。进者，进步、进身、进手也；退者，退步、退身、退手变着也；反者，回身、转身、防后也；侧者，活身、闪身、棲化也；收者，撤步、领步如猫伏也；纵者，前行躜如虎扑也。大抵皆以中平为宜，以直正为妙，以内动心意志八动相合。内动者，无形之意也，接彼有形之表上也。

　　董师以言传者，然其理亦可参焉，盖志者气之师也，心动而气即遂之，气者使之充也，意动而理即赴之，此必定之理也。今世之学艺者皆言创劲、攻劲、搠劲、强劲，俱非也。创劲太直，难以起落；攻劲太死，难以变化；搠劲太促，难以展捷；强劲，露形而不灵。艺高者多为粘巧劲，最捷最灵，能使日月无光，出手不见形，打人不费力，手到劲发，如天地交合，大风一过，百草俱偃。真如虎之跃、山龙之腾空。以上所论之法，使为一贯，合为一家，而武艺不几成乎，不可不知也。

八卦阴八式：巽卦八式拆变法

由巽卦生出，一路反身，名为转身反背掌，以遵巽卦。由转身反背掌又生出八式：掔、盘、坠、顶、横、挫、叠、躜，此肘以为八式，以遵八卦，为巽式八肘。功夫练熟在心，贴身进着之时，遂机应变，即快为妙，贴身而用之。巽卦为风、为长女，此为长阴也。

乾　掔肘

坎　盘肘

艮　坠肘

震　顶肘

巽　横肘

离　挫肘

坤　叠肘

兑　躜肘

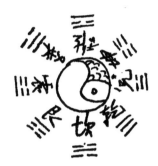

巽八式八卦图

掔肘式图歌

掔肘变化最称强　进步开掌打胸膛

乙卸外开急又快　甲变掔肘乙难防

乙卸托肘单撞打　甲变双带截肋伤

乙卸坠肘甲上翻　乙立掏捋横撞掌

开掌式起走行步搭手：

乙使外开卸开，甲即转身，使掔肘掔乙中庭，乙使托手卸开，凑步使单撞掌打甲腋前，甲使双带开，进步使截肋搧拳打乙肋下，乙使坠肘卸开，甲既上翻，使上搧拳打乙脸堂，乙使上立掌卸开，穿后手掏捋，使横撞打甲外肩，甲使外领卸开，

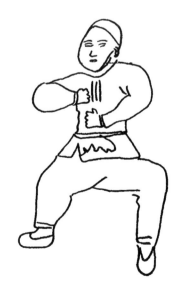

697

穿掌而走。

盘肘式图歌

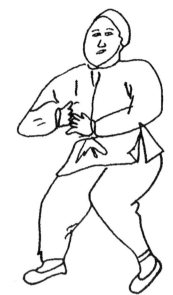

　　盘肘着法甚可夸　　乙使外领猛力发
　　甲即进步盘肘顶　　乙卸托肘藏手发
　　甲即转身使擎肘　　乙卸托卸法□滑
　　甲即棲身使里领　　捣手横撞回本家
开拳起式走行步搭手：

　　乙使外领将甲领横，甲即进步，使盘肘打乙前胸，乙使后手托，欲使藏手掌，甲即转身，使擎肘擎乙肋部，乙使拄捕卸开，甲即棲身，使里领换手上前，使捣手横撞打乙外肩，乙即使外领卸开，凑步使推山入海打甲外肩，甲使外领卸开，回身穿掌而走。

坠肘式图歌

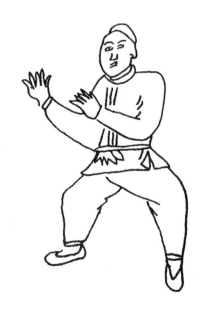

　　坠肘掌法分阴阳　　乙使掳手截肋强
　　甲使坠肘将着卸　　乙变上翻掤脸堂
　　甲既上穿截掌使　　乙变双掳迎面掌
　　甲使拨云来献日　　乙卸外领走穿掌
开拳式起走行步搭手：

　　乙使掳手进步，使截肋打甲下肋，甲肘下沉名坠肘，截住乙变上翻，使上掤拳打甲面堂，甲即穿掌上立截住，乙即使双掳手掳下，使迎面掌打甲面中，甲使拨云献日掌打乙腋前，乙使外领法卸开，各自回身，穿掌而走。

顶肘式图歌

顶肘变化人难防　　捋手顶肘肋下伤

乙卸挤肘急又快　　甲使外领横撞强

乙卸抽肩使扽掌　　上发迎面打胸膛

甲使挑拨将着卸　　乙使下翻甲下防

开拳式起走行步搭手：

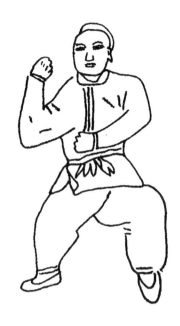

甲使捋手进步，用顶肘打乙肋下，乙即摇身使挤肘卸开，凑步挤甲前胸，甲即使外领卸开，进步使横撞打乙外肩，乙即抽肩换式掌扽擢，撤手上发迎面掌打甲印堂，甲即上挑拨开，乙即下翻掌蹬甲外胯，甲使下拦掌卸开，各自回身，穿掌而走。

横肘式图歌

横肘着法最称强　　进步削手横肘藏

乙使反步横肘卸　　伏身单撞打胸膛

甲使双捋迎面打　　乙卸拨云托臑搪

下转即使腰玉带　　甲动棲身下拦撞

开掌式起走行步搭手：

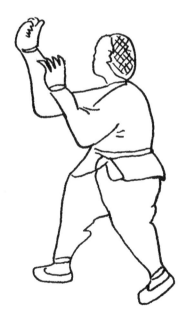

甲进步，使削手削乙面鼻，乙即活步闪身躲过，甲凑步，使横肘挤乙胸膛，乙即反臂上翻伏身，使单撞掌打甲中庭，甲使双手捋下，进步使迎面掌打乙面堂，乙使拨云挑过，后手托臑，上手下转，使腰横玉带打甲中腰，甲棲身使下立桩，卸开使捧拳打乙肋下，乙使下拦开，穿掌而走。

挫肘式图歌

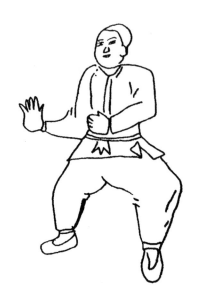

挫肘变化妙无穷　　打手掏捋挫肘中
乙使捕挝将着卸　　甲使外捋挫肘行
乙卸外捋横撞掌　　甲卸外领托臑灵
乙使里领打藏花　　甲卸楼身下拦撞
开拳式起走行步搭手：

乙使外领换手托臑,甲用后手偷步掏捋,使挫肘挫乙外肘肩,乙使捕挝支住,甲使外捋手将乙捋横,换手上步挫乙外肘,乙使后手挝臂外领,进步使横撞打甲外肩,甲使外领卸开,换手托臑,乙急使转环里领,进步使藏掌打,甲急楼身下拦卸开,回身穿掌而走。

叠肘式图歌

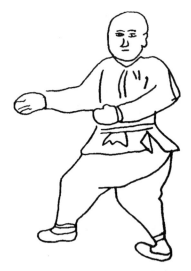

叠肘变化妙无穷　　乙使捋肘探爪连
甲使捋手变叠肘　　乙卸捋手使掤拳
甲卸楼立里撞掌　　乙卸换领里领仙
甲使拦捋乙上截　　乙撞甲带迎面坚
开拳式起走行步搭手：

乙使捋手用探爪探甲面目,甲使捋手捋下,后手反挝乙腕,用力上推名为叠肘,乙上手反挝捋回,下手前发掤甲腋前,甲急楼身下立卸开,进步双手里撞打正前胸,乙急使后手里领卸开,甲用后手掏捋,欲使搬眉,乙反掌上立下使单撞掌,甲使双带用迎面掌打来,乙使拨外领卸开。

�肘式图歌

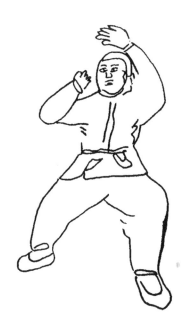

蹲肘行步称英雄　　外领横走似龙形

里领存身龙摆尾　　转身蹲肘打中庭

乙卸抡臑捕挝肘　　甲使捣手撞肩中

乙卸外领急又快　　甲使外支开身形

开拳式起走行步搭手：

甲使外领摆步，又下摇里领上支存身里转，用蹲肘打乙中庭，乙急使挝臑托手卸开，甲急转环里领，使捣手横撞打乙外肩，乙急使外领法卸开，甲使外支法支出，各自回身，穿掌而走。

八卦阴八式：离卦八式拆变法

由离卦生出，一路翻身，名为拧身探马掌，以遵离卦。由拧身探马掌又生出八式，名八腿：趋、踹、摆、挂、踢、截、蹚、撞八腿，以遵八卦，为离八式。此八腿用工夫练好，能踢二十四路截腿，其机至灵，其动甚捷，遇空而发，遂式而使，而此中之妙甚矣。离卦为火、为中女，此为中阴也。

乾　前趋腿

坎　后踹腿

艮　外摆腿

覆　里挂腿

巽　上踢腿

离　下截腿

坤　斜蹚腿

兑　门撞腿

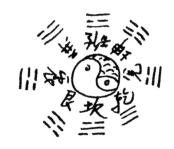

离八式八卦图

前趋腿式图歌

前趋腿法真出奇　一式三腿法不离
搭手前趋膝下使　乙急卸步退前趋
甲换掳手换腿使　乙使外领卸法急
甲变转身下截腿　乙卸下拦截腿踢

开拳式起走行步搭手：

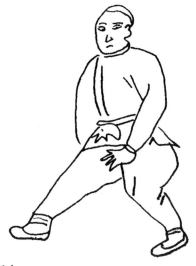

甲掳手，使前腿趋乙膝盖，乙急退步卸开，甲换手掏掳，进步换腿趋乙膝，乙使外领卸开，甲急转身，使下截腿截乙膝外部，乙使下拦卸开，使截腿踢甲膝外，甲使下拦卸开，上翻使反背掌打乙耳部，乙使上立截住，各自下反，穿掌而走。

后踢腿式图歌

后踢腿法巧又乖　败中取胜防乙来
进步撞掌回身走　乙来发腿使后踹
乙急楼身下拦卸　甲急伏身挑颇快
乙急提腿将着卸　甲急转身使蹁踹

开拳式起走行步搭手：

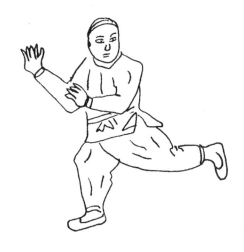

甲穿后手进步，使双撞掌打乙前胸，乙使里领卸开，甲急回身穿掌而走，（乙）急跟随，甲使后腿踢乙膝上，乙急楼身下拦，上步使单贯耳打甲耳部，甲使上立截住，穿后手挑开，进步使颇腿蹬来，乙提腿卸开，甲急转身使蹁踹腿，乙使下拦用下截腿，甲使下拦卸开，各自回身，穿掌而走。

外摆腿式图歌

外摆腿法最称强　　外领上踢后背伤

乙使外领将着卸　　甲又领托踢胸膛

乙退棲身使里领　　甲急转身蹁踩扬

乙卸下拦挞膛腿　　甲卸提腿走穿掌

开拳式起走行步搭手：

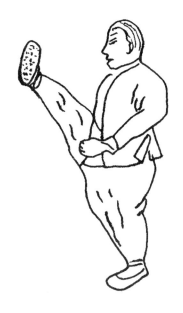

甲使外领，用外摆腿踢乙后背，乙使外领卸开，甲又反把外领，换手托臑，换腿踢乙前胸，乙退步棲身使里领卸开，甲急转身，使蹁踢腿端乙胯下，乙使下拦卸开，反掌上挞臑根，下使蹬连腿蹬甲腿腕，甲急提腿卸开，各自回身，穿掌而走。

里挂腿式图歌

里挂腿法变化强　　行步捣手前趋伤

乙急卸步插花使　　甲使里领挂胸膛

乙卸棲身下拦使　　甲急转身蹁踩扬

乙卸下拦上搭手　　伏身进步颇腿蹬

开拳式起走行步搭手：

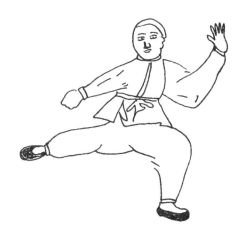

甲进步，使捣手用前趋腿踢乙膝下，乙急卸，使后手用插花打甲耳部，甲急上立，使里领捣手挞臑，走后腿使里挂踢乙前胸，乙卸步棲身使下拦卸开，甲急转身，使蹁端腿端乙胯下，乙使下拦卸开，上搭手挞肩，伏身进步，使颇腿蹬甲腿腕，甲急提腿卸开，各自回身，穿掌而走。

上踢腿式图歌

上踢腿法人难防　　外领上踢后骸伤

乙使外领将着卸　　甲使外领踢承浆

乙使坠肘将着卸　　甲急转身蹁踢扬

乙使下拦上搭手　　伏身进步使�连

开拳式起走行步搭手：

甲使外领起后腿，上踢乙后骸，乙使外领卸开，甲又使外领换腿上踢乙承浆，乙使坠肘下沉卸开，甲急转身，蹁踩腿踢乙胯下，乙使下拦卸开，手上翻挝肩伏身进步，使�连腿�乙腿腕，乙急提腿卸开，各自回身，穿掌而走。

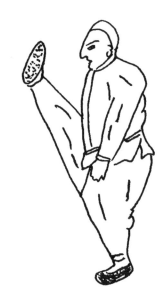

下截腿式图歌

下截腿法真出奇　　外领下截着法急

乙卸起腿腿截腿　　上步插花甲立急

里领捣手下截腿　　乙急摆步外领敌

甲急转身下截腿　　乙连进步�连踢

开拳式起走行步搭手：

甲使外领下使下截腿截乙膝外，乙急起腿截甲来腿，甲将腿抽回，乙上步使单插花打甲耳部，甲使上立里领捣手下截乙腿外部，乙急摆步外领卸开，甲急转身，使正面下截腿，乙急下拦，进步使�连腿踢�，甲急提腿外领卸开，回身穿掌而走。

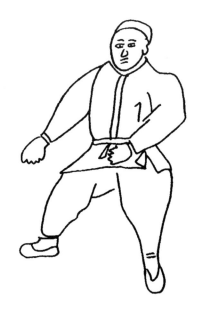

斜蹚腿式图歌

斜蹚腿法真出奇　　外领上步使前趋

乙急退步将着卸　　甲急换腿斜蹚急

乙卸退步使外领　　甲急转身蹁踹踢

乙卸下拦上掳手　　上步斜蹚甲腿提

开拳式起走行步搭手：

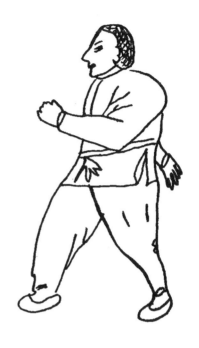

甲使外领进步，用前趋趋乙膝下，乙急退步卸开，甲进步换斜蹚腿蹚乙腿腕，乙急退步，使外领卸开，甲急转身圈步，使蹁踹腿踹乙膝上，乙卸步下拦卸开，使掳手上步伏身使斜蹚来，甲急提腿卸开，转身使反臂掌打来，乙使上立卸开，各自下翻，穿掌而走。

门撞腿式图歌

门撞腿法最称强　　双带进步使门撞

乙急退步门撞卸　　甲急上步换腿撞

乙卸退步使里领　　甲变转身蹁踹强

乙卸下拦上掳手　　进步斜身使斜蹚

开拳式起走行步搭手：

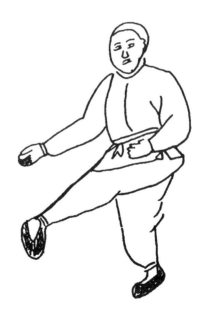

甲使双带进步，用门撞腿蹚乙膝下，乙急退步卸开，甲急上步，换后腿蹚乙膝下，乙急退步使里领卸开，甲急转身圈步，使蹁蹚腿踹乙膝上，乙使下拦卸开，上翻使掳手，进步伏身使斜蹚腿蹚甲腿腕，甲急提腿使下截腿，乙急下拦卸开，各自回身，穿掌而走。

八卦阴八式：坤卦八式拆变法

由坤卦生出，一路翻身，名为翻身背插掌，以遵坤卦。由翻身背插掌又生出八式：掖、挤、刁、捋、搧、撞、扣、搬八式，以遵八卦，为坤八式。用工夫习练精演，掖要连，挤要粘，刁要振，捋要快，搧要急，撞要靠，扣要狠，搬要猛，此八式之要法也。坤卦坤为地为母，老阴也。

乾　掖手掌

坎　挤手掌

艮　刁手掌

震　捋手掌

巽　搧拳捋手

离　里撞掌

坤　扣手掌

兑　搬手掌

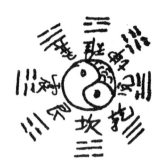

坤八式八卦图

掖掌式图歌

掖掌变化妙无穷　搭手下翻肋下攻

乙急楼身下拦卸　甲变上翻插花搧

乙卸上翻使拖掌　进步撞掌打前胸

甲卸外开迎面掌　乙卸拨云两路行

开掌式起走行步搭手：

甲手下反进步，使掖掌打乙肋，乙急楼身下立卸开，甲急变上翻，使翻插花掌打乙耳部，乙急上翻使双拖掌卸开，进步使双撞掌打甲胸膛。甲使外开掌卸开，变迎面掌打乙面堂，乙使拨云掌卸开，外领回身，穿掌而走。

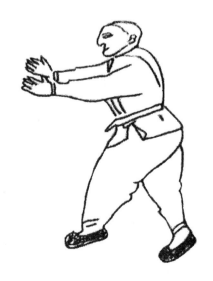

挤手掌式图歌

挤掌着法最称强　　捋手进步截下藏
乙卸楼身下立掌　　甲遂盘肘挤胸膛
乙使托臑退步卸　　甲变外拿搧胸膛
乙卸搧拳甲又搧　　乙卸捋手使横撞

开掌式起走行步搭手：

甲捋手凑步，使截肋打乙肋部，乙急楼身使下拦卸开，甲遂式使盘肘进步挤乙胸膛，乙急卸步，使托臑卸开，甲变外拿进步换手，使搧拳打乙中庭，乙退使捕挃手卸开，甲又外拿搧来，乙又换手捕挃卸开，捣手使横撞打甲外肩，甲使外领卸开，回身穿掌而走。

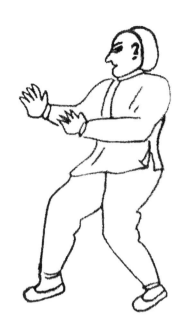

刁手掌式图歌

刁掌形势称英雄　　进步挑捋振前胸
乙卸退步使里领　　甲变换手振中庭
乙卸里领爬墙法　　甲卸上立下胸膛
乙卸即变双捋手　　黄莺亮翅快如风

开掌式起走行步搭手：

甲挑捋进步，使刁掌振打乙前胸，乙急退步使里领卸开，甲前手上反换后手又振打乙中庭，乙即退步使里领卸开，换后手挃臑，捣前手使爬墙法搬甲眉目，甲急上立下，使单撞打乙胸膛，乙卸步使双捋手卸开，上步使黄莺亮翅打甲迎面，甲使拨云外领卸开，回身穿掌而走。

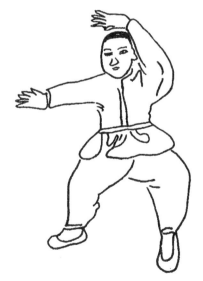

捋手掌式图歌

捋手换步捋当先　　乙使探爪面上躐

甲使捋手急又快　　进步急使横撞肩

乙使外领托臑打　　甲使立桩变大缠

上反搧拳面上打　　乙卸挑支回身穿

开掌式起走行步搭手：

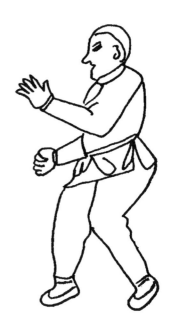

乙使金龙探爪探甲眼目，甲急使捋手捋下，进步使横撞打乙外肩，乙急使外领托臑，进步使藏花打甲腋下，甲使立桩卸开，上反使缠手缠住，使上搧拳打乙面堂，乙急使上挑手捋下，进步使横撞打来，甲使外领卸开，各自回身，穿掌而走。

捋手搧拳式图歌

捋手搧拳逞英雄　　搭手下捋七反崩

乙卸捋手急又快　　进步横撞快如风

甲卸外领上搧拳　　乙使上挑卸法灵

甲打迎面下打虎　　乙卸上挑下拦行

开掌式起走行步搭手：

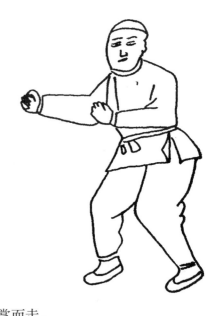

甲来下捋，上使反搧拳打乙印堂，乙使捋手卸开，进步使横撞打甲外肩，甲使外领卸开，上使反搧拳打来，乙使上挑卸开，甲急双抺掌撤手，使迎面掌打乙面堂，乙使上挑卸开，甲使下翻使打虎掌打乙外胯，乙使下拦卸开，回身穿掌而走。

里撞掌式图歌

里撞掌法猛又凶　搭手外拨撞前胸

乙卸返步分心掌　甲进上翻鼓掌灵

卸步双带进截肋　乙卸下拦撞前胸

单卸双带迎面打　乙卸拨云外领行

开掌式起走行步搭手：

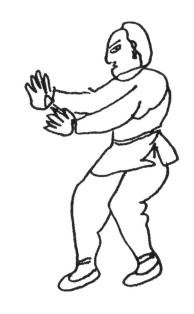

甲进步使后手外拨，用双撞掌打乙胸
膛，乙退步双手下开，使心掌打甲前胸，
甲棲身双手上反并击乙耳，名为仙人鼓掌，
乙手上分下起，腿蹬甲肚部，甲急卸步双带，
下打乙截肋，乙使下拦进步双撞甲前胸，
甲双带上打乙迎面掌，乙使拨云外领卸开，
回身穿掌而走。

扣手掌式图歌

扣掌着法逞英雄　外领挞臑扣掌迎

乙使逮法撒步撒　甲急转身反掌搧

乙卸接手急又快　甲变棲手横撞赢

乙使外领将着卸　甲变支法穿掌行

开掌式起走行步搭手：

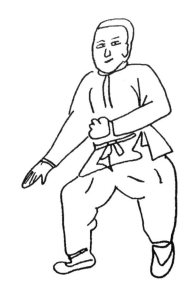

甲使外领换手拖臑，进步使扣掌扣乙
脸面，乙急使逮手挑拨卸开，甲急转身使
反搧拳打乙中庭，乙急使托手接住，甲使
捣手横撞打乙外肩，乙使外领卸开，进步
使推山入海打甲外肩，甲使外支法卸开，各自回身，穿掌而走。

搬眉式图歌

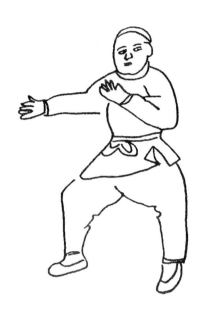

搬眉掌法妙无穷　　乙使进步捧掌灵

甲使大缠怀中抱　　出手搬眉猛又凶

乙卸捋手横撞使　　甲使抽肩探爪迎

乙卸上挑下打虎　　甲使下拦回身行

开掌式起走行步搭手：

乙进使拨云打甲肋下，甲使下立反掌上缠抱住，出后手使搬眉掌搬乙眉额，乙使上捋手卸开，进步使横撞打甲外肩，甲使抽肩换式卸开，使探爪打乙迎面，乙使上挑截住，下反使打虎掌打甲外胯，甲使下拦卸开，回身穿掌而走。

八卦阴八式：兑卦八式拆变法

由兑卦生出，一路反身，名为停身搬扣掌，以遵兑卦。由停身搬扣掌又生出八式：捯、敲、楼、胯、摇、闪、横、蹦八式，以遵八卦，为兑八式。用功习练精演，以五行阴阳动静变化无穷，而通八八六十四式皆由此理，总而言之，以手疾眼快为妙。兑卦兑为泽为少女，此为少阴也。

乾　猿猴捯把

坎　猛虎敲心

艮　楼身掌

震　伏身捞胯

巽　摇身掌

离　闪身掌

坤　横身掌

兑　猛虎蹦心

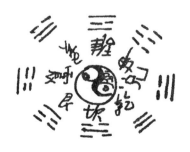

兑八式八卦图

猿猴捯把式图歌

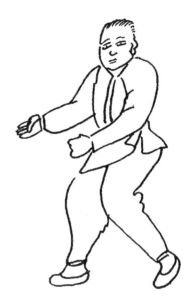

猿猴捯把着法灵　　搭手三把打前胸

乙卸退步使里领　　进步单撞打中庭

甲使里领退步卸　　乙卸掏掳搬眉中

甲使上截下单撞　　乙卸双带掌面迎

开拳式起走行步搭手：

甲前使掳手二把挝臑，三把里撞乙前胸，名为猿猴捯把。乙急使退步里领卸开，领手下沉，进步使单撞掌打甲中庭，甲使里领卸开，乙变掏掳使搬眉掌搬甲眉庭，甲掌上反使上截掌截住，下使单撞打乙中庭，乙双带卸开，上使迎面掌打来，甲使拨云外领卸开，回身穿掌而走。

狸虎敲心掌式图歌

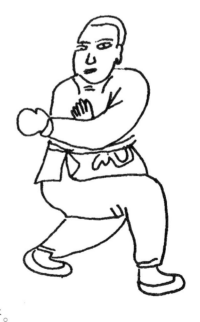

狸虎敲心似猫形　　拗步搭手打天庭

乙使挑手将着卸　　甲变托臑虎敲心

乙卸楼身使下立　　甲反偷桃上反掤

乙卸掳手甲掳探　　乙挑甲掳使披红

开拳式起走行步搭手：

甲掳住拗步，使探掌打乙天庭，乙使后手上挑卸开，甲手下转变托臑，偷步使狸虎敲心打乙中庭，乙急楼身下立卸开，甲急反手挝臑，上使反掤拳打乙面鼻，乙使掳手卸开，甲急反手环掳，用后手出探爪，乙使后手上掤，甲急掳下，双手叠住推挤，名为十字披红，乙上手反掳外领卸开。

棲身立桩图歌

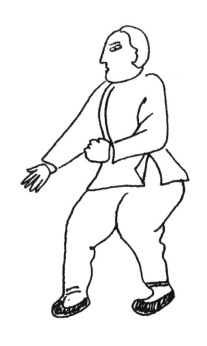

棲身立桩有神通　乙使外领捧掌攻
甲卸立桩捧掌使　乙卸立桩快如风
甲进顶肘胸前打　乙卸托臑藏花精
甲使下拦上反掌　乙卸上立下反行

开掌式起走行步搭手：

乙使外领领横，进步使捧掌打甲肋下，甲急棲身使立桩卸开，进步使捧掌打乙肋下，乙使立桩开，甲急进步，使顶肘打乙前胸，乙使托臑卸开，进步使藏掌打甲腋前，甲使下拦卸开，上反使反背掌打来，乙使上立桩卸开，甲急下翻蹬打，乙使下拦卸开，回身穿掌而走。

伏身捞胯式图歌

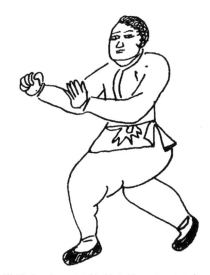

伏身捞胯真出奇　乙使外掳膝上踢
伏身捞胯上步掀　乙卸抽腿快又急
甲掳上步单插花　乙卸上立甲捞底
乙急提腿甲双撞　乙卸里领横撞急

开拳式起走行步搭手：

乙使外掳用前趋腿踢甲膝上，甲急伏身，使捞胯进步上掀，乙急抽腿撤步，换手上穿，甲急用掳手上步，使单插花打来，乙急上立卸开，甲下翻使海底捞月抄乙足跟，乙急提腿卸开，甲回身使单撞掌打乙前胸，乙使里领卸开，用捯手横撞打来，甲使外领卸开，回身穿掌而走。

摇身掌式图歌

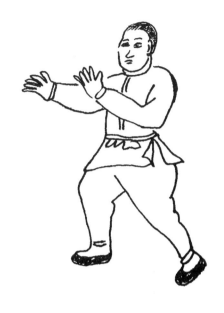

摇身掌法称英雄　搛手探掌打前胸
乙卸即变双搛手　甲卸回身穿掌行
活步摇身反开掌　乙使立桩卸法灵
甲变迎面乙挑卸　甲进里撞乙领行

开拳式起走行步搭手：

甲搛上步，使探掌打乙前胸，乙使双搛手卸开，甲急回身，拧身穿掌而走，又回身摇步使开掌打乙前胸，乙急使里立桩卸开，甲急迎面打乙面堂，乙使拨挑卸开，甲急穿后手，使里撞掌打乙胸膛，乙使里领卸开，捯手使横撞打甲外肩，甲使外领卸开，回身穿掌而走。

闪身掌式图歌

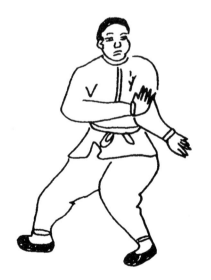

闪身掌法有神通　乙进开掌打前胸
甲卸外开乙进肘　甲卸托臑亮翅灵
乙使拨云遂步卸　甲变转身反身掤
乙卸托手甲捯手　甲进横撞乙外领

开掌式起走行步搭手：

乙使开掌进步打甲前胸，甲急闪身外开，乙进步使盘肘顶甲前胸，甲托臑托住，换手使亮翅掌打乙中庭，乙急拨云拨开，甲急转身，使反掤掌打乙中庭，乙使托手卸开，甲急使里领捧手，进步使横撞打乙外肩，乙使外领卸开，回身穿掌而走。

横撞掌式图歌

横身撞掌妙无穷　搭手探爪快如风
乙卸挑掌急又快　甲变捋手横撞精
乙卸抽肩横截肋　甲卸楼身下拦迎
乙变上反甲托撞　乙卸上拦上下封

开掌式起走行步搭手：

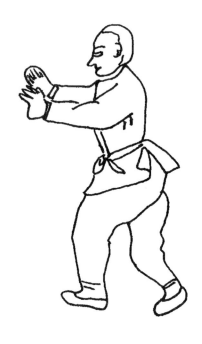

甲使探爪探乙面，乙使挑手卸开，甲急使捋手领横，用横撞打乙外肩，乙使抽肩换式卸开，下使截打甲之肋，甲楼身下拦，乙急上翻使单插花，甲遂手上托，后手使单撞掌，乙急下拦卸开，甲使上下翻掌打乙，乙使上下翻拦手卸开，回身穿掌而走。

猛虎躏山式图歌

猛虎躏山猛又凶　搭手双捋扑前胸
乙卸外开进步撞　甲支穿掌回撞精
乙卸立桩甲迎面　乙卸拨云甲领行
进步托臑乙转身　凑步拣掌甲拦灵

开拳式起走行步搭手：

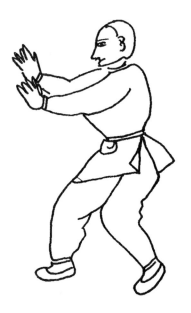

甲使双捋手进步扑撞乙前胸，乙使外开卸开，上步使双撞掌打甲外肩下，甲即回身穿掌，而又回身外开进步双撞，乙使里立桩卸开，甲使迎面掌打来，乙使拨云外拨，甲遂手外领，进步托臑，乙急转身凑步使捧掌打甲肋下，甲使下拦卸开，回身穿掌而走。

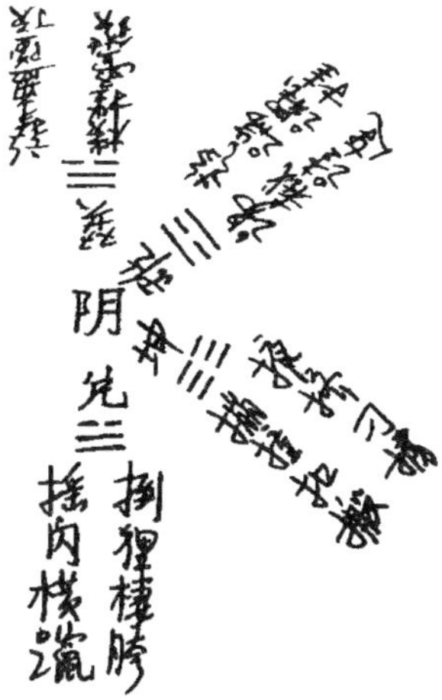

卷　四

五　行

甲　蹚式图歌

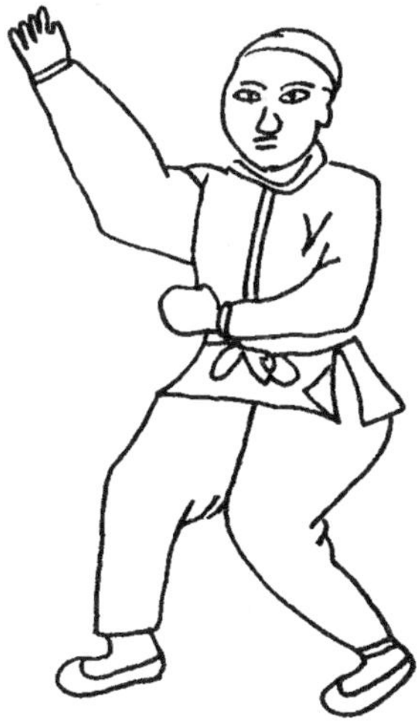

蹚拳手法有神通　掳手上步海下掤
乙卸蹚拳横挑架　甲掳上步面上掤
乙即退步换手架　甲双掳手横撞迎
乙卸摇身使外领　甲变支手回本宗

开拳式起走行步搭手：

掳住乙手上步，后上蹚掤乙面堂，乙急卸步后手上挑架开，甲急变掳手，上步又换手上蹚掤乙面门，乙即卸步换手上挑架开，甲变掳手上步，使横撞掌打乙外肩，乙急抽肩摇身使外领卸开，凑步使横撞打甲外肩，甲急使外领支开，各自回身，穿掌而走。

丙　拗式图歌

拗步掌法妙如仙　掳手拗步打面前

乙即卸步使挑架　甲掳上步面上搸

乙即卸步换手挑　甲掳上步使硬搬

乙卸拨云单撞打　甲急双掳打面前

开拳式起走行步搭手：

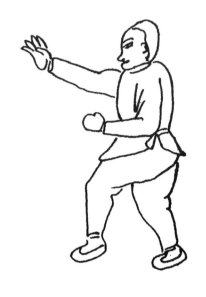

打住乙手，上后掌打乙面门，乙即卸步使后手架住，甲急遂手掳下，上步换手，使迎面掌打乙脸堂，乙卸步换后手架住，甲急变掳手，上步换后手使硬搬搬乙眉目，乙即用肋臂上掤卸开，下使单撞掌打甲中庭，甲即变遂式双掌掳下使迎面掌，乙使开拔卸开外支，回身穿掌而走。

戊　掤式图歌

掤拳式起着法多　掳手拗步打胸窝

乙卸下拦换手打　甲换掳手掤拳格

乙使坠肘名截拳　甲卸外开里撞得

乙卸里领使玉带　甲卸棲身下拦合

开拳式起步行走搭手：

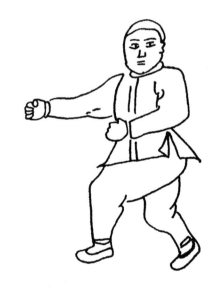

掳住乙手，凑步使掤拳打乙中庭，乙使下拦卸开，换手打甲胸膛，甲急换手掳住，上步掤乙中庭，乙急使坠肘反臂截住，甲急外开，进步使里撞打乙前胸，乙急里领卸开，上步使腰横玉带打甲中腰，甲急棲身使下拦掌卸开，甲使上下反背掌翻背打乙，乙使上下翻掌卸开，回身穿掌而走。

庚　挑式图歌

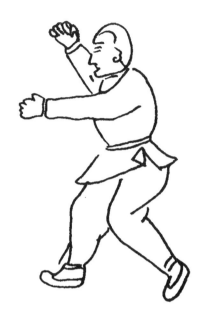

挑掤换步使要先　搭手上挑使掤拳
乙卸退步使拖掌　进步撞掌打中盘
甲急楼身开掌卸　进步托臑藏花先
乙卸下拦甲进肘　乙卸堵肘藏花还

开拳式起走行步搭手：

甲进步上挑，下使掤拳打乙胸腋，乙急用双手下拖，进步使撞掌打甲前胸，甲急楼身，使外开掌将乙领横，进步托臑，使藏花打乙腋前，乙急下拦卸开，甲急遂式，用顶肘打乙前胸，乙使堵手将肘托住，凑步使藏花打甲腋前，甲急下拦卸开，各自穿掌而走。

壬　横式图歌

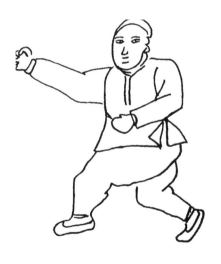

横拳着法力要横　搭手外开打中庭
乙使里领将招卸　甲急外开打肋中
乙使外领横撞掌　甲变外领藏花攻
乙卸楼身使里领　进步单撞快如风

开拳式起走行步搭手：

甲穿后手，用横力外横打乙中庭，乙急里领卸开，甲急发穿手外横，进步打乙肋中，乙使外领卸开，进步使横撞掌打甲外肩，甲使外领卸开，进步换手托臑，用藏花打乙腋前，乙急楼身使里领卸开，进步使单撞打甲前胸，甲急使下拦卸开，各自穿手而走。

十二像

猿猴爬杆式图歌

猿猴爬杆变化多　　斜身拗步手下格

彼若发拳奔胸打　　急变搋手力下攉

头手搋手二把臑　　三把进步猴掐脖

彼若不知必输手　　彼若知卸把手托

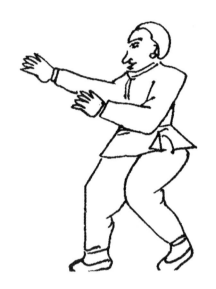

青龙探盔图歌

青龙探盔法不难　　好似青龙出云端

头把抓腕二把发　　卸步下搋彼前栽

过步尖弹奔面取　　他的面上必不全

上步挑进顺步打　　彼使下拦快又坚

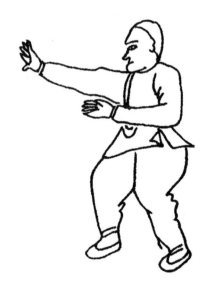

狸猫扑鼠式图歌

狸猫扑鼠左右引　好似猛虎出牢笼
左进右扑双捋打　彼卸棲身外拨灵
右进左扑双捋打　彼卸棲身外拨成
彼卸扣打迎面掌　吾卸拨云现日攻

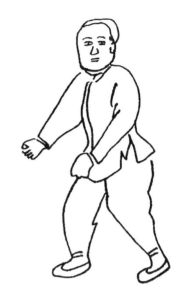

恶虎扑食式图歌

恶虎扑食逞英雄　跳跃好似追地风
搭手双搂怀中挒　进步前扑打前胸
彼卸棲身里桩立　彼进抓膊撞掌赢
吾卸外领生变化　进步撞掌令人惊

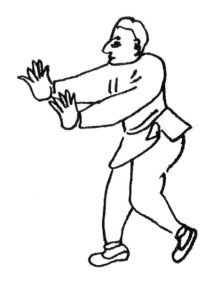

719

黄鹰亮翅图歌

黄鹰亮翅着法多　　动静变化内里格

外领抓臑亮翅打　　卸步双履遂力合

彼使进步双撞掌　　吾使双掳卸所得

进步截撞肋下打　　彼卸托肘打胸窝

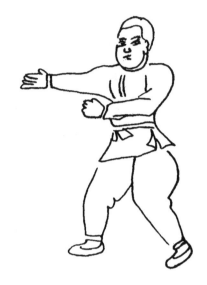

熊形双抌式图歌

熊形双撞最称强　　前后两手分阴阳

进步双抌使撞掌　　彼卸开掌使要刚

吾变外拨里撞掌　　进步双手打胸膛

彼使里领急又快　　捯把抓臑打印堂

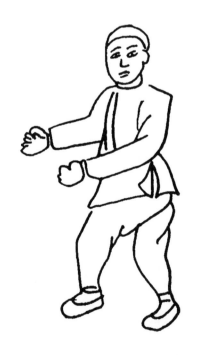

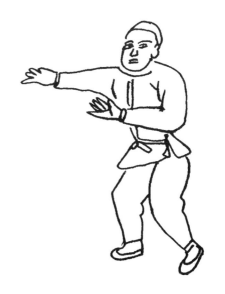

白蛇吐信式图歌

白蛇吐信妙如仙　穿手好似箭离弦
里领抓臑下开掌　掩手吐信面上搌
彼使里领将招卸　捯手急快撞外肩
左右穿掌分门路　滚掌连环上下翻

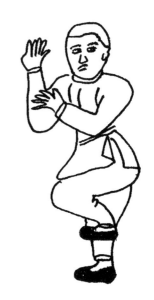

金鸡独立式图歌

金鸡独立真出奇　动静变化招法急
反手穿掌阴变阳　狸猫上树下盘取
上步独立挑手掌　落步单撞打胸肌
彼使里领将吾卸　进步托臑手上提

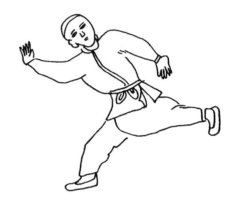

野马奔槽式图歌

野马奔槽着法成　动手好似一溜风

进步开掌胸前打　转身穿掌用脚蹬

马形蹶子急又快　回身马跑不留情

彼卸楼身下拦掌　伏身捞胯不放松

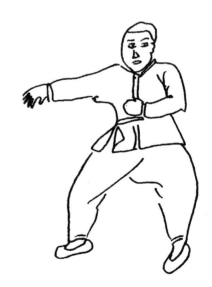

凤凰亮翅式图歌

凤凰亮翅有神通　行步亮翅就生风

搭手双带使亮翅　左右分门招法清

彼卸拔云现日法　转身亮翅搬天庭

彼使双掳将吾卸　急变迎面打脸中

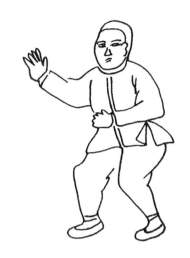

狮子摇头式图歌

狮子摇头逞英雄　　左右分门走要清

外领搬眉分左右　　躜拳纵步打前胸

下缠抱月掤拳使　　彼卸捋手快如风

比试着法说不尽　　狮子摇头万兽惊

八卦行掌

猴像拳

（1）并步端拳站立；（2）顺步躜拳；
（3）上步臂拳；（4）上步猴爬墙；（5）凑拗步掤拳；（6）顺步掤拳；（7）向右转身坐盘猴望景；（8）下拦鞭踹腿；（9）穿手向右白猿出洞；(10)倒步三捋手；(11)进步双撞掌；(12)向左回身穿掌；（13）后踹腿；（14）翻身里领；（15）换手抓肩蹚连腿；（16）转身蹁踹腿；(17)落顺步掤拳；(18)拗步亮掌；(19)捋手进揸拉步；(20)猿猴抓脸；(21)落顺步掌；（22）左捋手前趋腿；（23）右捋手前趋腿；（24）上步向左转身白猿出洞；（25）倒步三捋手；（26）进步双撞掌；（27）向左回身穿掌；（28）后踹腿；（29）翻身；

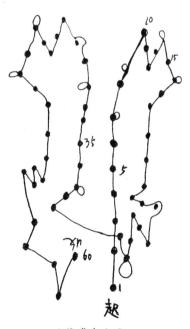

猴像掌步法图

（30）里领；（31）换右手搀前趋腿；（32）左手搀前趋腿；（33）向左转身蹁踹腿；（34）落顺步掤拳；（35）上步猴爬墙；（36）凑拗步掤拳；（37）顺步掤拳；（38）向左转身坐盘猿猴望景；（39）下拦蹁踹腿；（40）上穿向左转身白猿出洞；（41）倒步三搀手；（42）进步双撞掌；（43）向左转身穿掌；（44）后踹腿；（45）翻身里领；（46）换手抓肩蹬连腿；（47）转身蹁踹腿；（48）落顺步掤拳；（49）拗步亮掌；（50）进揸拉步；（51）猿猴抓脸；（52）落顺步掌；（53）进步啃桃式；（54）左摇猴啃桃；（55）右摇猴啃桃；（56）凑步右中庭炮；（57）上步右中庭炮；（58）上步猴爬墙；（59）凑步双撞掌；（60）回身，双手下沉并步收式。

龙 形

（1）并步端拳站立；（2）活步蹲拳；（3）上步臂拳；（4）并步掤拳；（5）退步抱盒掌；（6）活左步向左海底捞月；（7）活右步向右海底捞月；（8）向右转身懒龙翻身；（9）进步双撞掌；（10）上步截肋；（11）活步外领；（12）青龙抓盔；（13）上步双撞掌；（14）向左回身外开；（15）上步上穿掌；（16）转身懒龙翻身；（17）进步双撞掌；（18）上右步向右外开；（19）上步上穿掌；（20）转身懒龙翻身；（21）进步双撞掌；（22）上步截肋；（23）拗步亮掌；（24）上步金龙探爪；（25）向左回身；（26）活步蹲拳；（27）上步劈拳；（28）并步掤拳；（29）退步抱盒掌；（30）活右步向右海底捞月；（31）活左步向左海底捞月；（32）向左转身懒龙翻身；（33）进步

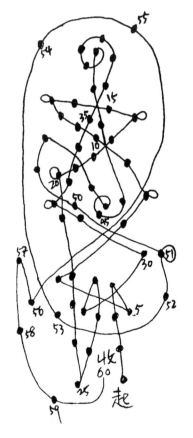

龙形步法图

撞掌；(34)上步截肋；(35)活步外领；(36)青龙探盔；(37)上步双撞掌；(38)右手向里领；(39)走圈步；(40)左手外开；(41)右手上穿；(42)伏身分心掌；(43)向左走；(44)左手里裹；(45)右手外开；(46)左手上穿；(47)伏身分心掌；(48)右手里裹；(49)走圈步；(50)左手乌龙摆尾；(51)向左翻身；(52)向左里领；(53)上步右手前穿；(54)走圈步；(55)右手乌龙摆尾；(56)向右反身右手里领；(57)左手前穿；(58)向左开；(59)走圈步；(60)成换掌，收式。

虎 坐

(1)并步端拳站立；(2)活步蹽拳；(3)上步劈拳；(4)上步双掳上左步虎扑；(5)右掳上右步虎扑；(6)向右回身；(7)上步穿掌；(8)向右回身撞掌；(9)上步双掳手；(10)上右步虎扑；(11)向左回身双带；(12)上步向左虎抱；(13)转身反掤拳；(14)凑步拗步掤拳；(15)顺步掤拳；(16)左手上穿；(17)向左上步猛虎扑肩；(18)右手上穿；(19)向右上步猛虎扑肩；(20)向右回身双撞；(21)上步向右虎抱；(22)转身反掤拳；(23)凑步拗步掤拳；(24)顺步掤拳；(25)倒步右摇钻；(26)双掳过步饿虎扑食；(27)佚；(28)佚；(29)向左回身；(30)左手掳右手迎面掌；(31)托膞偷步狸虎敲心；(32)放步上掤拳；(33)右手掳左手迎面掌；(34)托膞偷步猛虎敲心；(35)放步上掤拳；

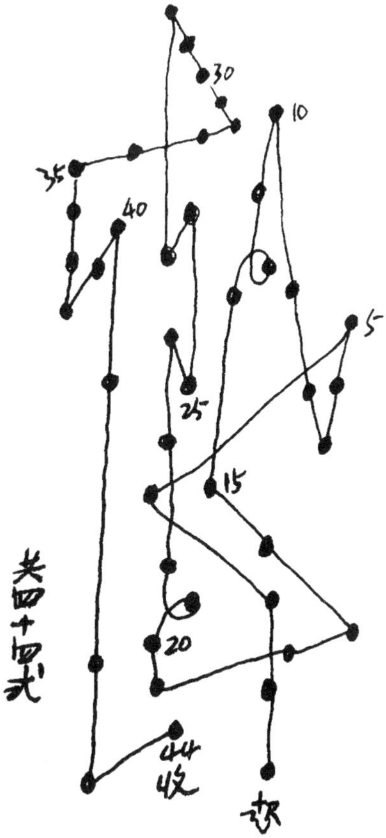

虎坐步法

（36）左手里领；（37）右手外开；（38）上步里撞掌；（39）向左回身；
（40）左手开右手穿；（41）左回身撞掌；（42）双捋手过步猛虎蹿山；
（43）右手捋上步截肋；（44）向左回身并步双手从上由胸前下沉定，收式。

燕　翻

　　（1）并步端拳站立；（2）活步蹲拳；（3）上步劈面掌；（4）并步掤拳；
（5）放步掤拳；（6）进步开掌；（7）向左回身穿右掌；（8）后踹腿；（9）回
身左右里领；（10）右手抓肩蹚连腿；（11）向左转身蹁蹿腿；（12）左手外领；
（13）上步外摆腿；（14）里摆腿；（15）向左转身蹁蹿腿；（16）外领托臑藏花；

　　（17）上掤拳；（18）向后翻身右手捋；

（19）左手下削上步；（20）穿右手下
捋前趋腿；（21）右手里领；（22）左手
抓肩里挂腿；（23）向右转身蹁蹿腿；
（24）落顺步掤拳；（25）凑步搬拦捶；
（26）向右回身活步蹲拳；（27）上步
劈面掌；（28）并步中庭炮；（29）放步
掤拳；（30）穿后手进步开掌；（31）向
右回穿左手；（32）反腿踹；（33）回身
右手里领；（34）左手抓肩蹚连腿；（35）向
右转身蹁蹿腿；（36）右手捋外摆腿；
（37）左手捋外摆腿；（38）转身蹁蹿
腿；（39）右手外领托臑进步藏花；（40）上
掤拳；（41）向后翻身左手捋；（42）上
右步右手下削上开；（43）穿左手下捋
前趋腿；（44）左手里领；（45）右手抓
肩里挂腿；（46）转身蹁蹿腿落；（47）落

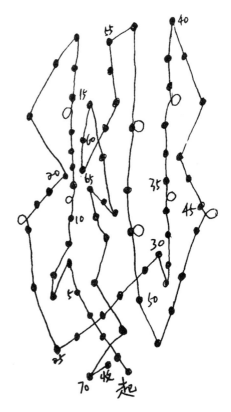

燕翻步法图

顺步掤拳；（48）左手搬凑步搬拦捶；（49）偷步捣掳搬眉掌；（50）向右回身双带；（51）上步转身凤凰双亮翅；（52）上左步双带；（53）上步转身凤凰双亮翅；（54）左手掳右手开进步撞掌；（55）向左回身左身掳；（56）右手迎面掌；（57）进步托臑藏花上掤拳；（58）右手掳左手迎面掌；（59）托臑进步藏花上掤拳；（60）向右翻身；（61）左手下掳右手开凑步撞掌；（62）向右翻身；（63）右手下掳左手开凑步撞掌；（64）向右回身穿右手；（65）上左步穿左手；（66）向右回身撞掌；（67）双掳手过步尖弹腿；（68）落步双撞掌；（69）左手掤顺步尖弹腿；（70）右手掤顺步尖弹腿；（71）向左回身并步双手下沉，收式。

鹰　掇

（1）并步端拳站立；（2）活步躜拳；（3）上步劈面掌；（4）并步中庭炮；（5）顺步掤拳；（6）倒步左鹰掇；（7）右鹰掇；（8）上步猴爬墙；（9）凑步双撞掌；（10）左手外领倒步下拉根；（11）捯步单撞；（12）向右回身穿掌；（13）向右回身双扽；（14）进步撞掌；（15）右手掳起腿上踢后骸；（16）换手前踢迎面；（17）转身蹁蹁腿；（18）落顺步掤拳;（19）右手外领捯把猿猴掐脖；（20）顺步掤拳；（21）向右回身进步开掌；（22）上步托臑藏花；（23）上掤拳；（24）左手掳下截腿；（25）右手掳下截腿；（26）转身蹁蹁腿；（27）左手掳凑步盖掌；（28）落顺步掤拳；（29）向左回身活步躜拳；（30）上步劈面掌;（31）并步掤拳;（32）顺步掤拳；

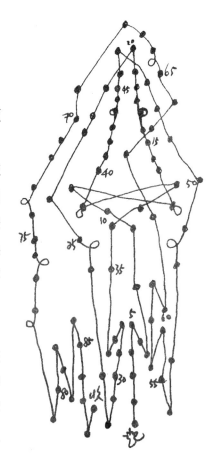

鹰掇步法图

(33)掬步右鹰掾;(34)左鹰掾;(35)上步猴爬墙;(36)凑步撞掌;(37)右手外领到步下拉根;(38)掬把进步单撞掌;(39)向左回身右手开左手穿;(40)向右回身双扽;(41)进步双撞;(42)左手外领起腿上踢后骸;(43)换腿前踢迎面;(44)转身蹁踹腿;(45)落顺步掤拳;(46)左手外领掬手猿猴掐脖;(47)顺步掤拳;(48)向左回身进步开掌;(49)左手掳右手托臑进步藏花;(50)上掤拳;(51)右手外领下截腿;(52)左手外领下截腿;(53)转身蹁踹腿;(54)右手掳凑步盖掌;(55)顺步掤拳;(56)向左回身右手掳;(57)上步右手下削上开;(58)右手抓肩下颇腿;(59)右手掳上步左手下削上开;(60)左手抓肩下颇腿;(61)闪左手穿右手走行步;(62)闪右手穿左手;(63)闪左手上托;(64)右手挑掳;(65)勾挑连环腿;(66)转身蹶子腿;(67)左云手;(68)右云手;(69)向右回身闪右手上步穿左手;(70)闪左手上步穿右手;(71)闪右手上托;(72)左手挑掳;(73)钩挑连环腿;(74)转身跺子腿;(75)落顺步掤拳;(76)右手外领托臑扣掌;(77)转身反掤拳;(78)左手外领托臑扣掌;(79)转身反掤拳;(80)向左转身反背掌;(81)左手挑进步撞掌;(82)向左翻身反背掌;(83)右手挑进步撞;(84)向左回身左手开右手穿;(85)回身撞掌;(86)双掳手过步尖弹;(87)落步撞掌;(88)右手掤拳顺尖弹;(89)向左回身并步双手下沉,收式。

熊　扽

(1)并步端拳站立;(2)活步上蹼拳;(3)上步劈面掌;(4)活步熊扽;(5)凑步撞掌;(6)进步里撞掌;(7)右掏掳搬眉掌;(8)退右步双带;(9)上步盖掌;(10)右手外领;(11)左腿前趋;(12)右斜蹚腿;(13)转身蹁踹腿;(14)落顺步掤拳;(15)左手外领;(16)右手抓肘左手托掌;(17)顺步掤拳;(18)向左回身左手外领;(19)右手下上翻拳;(20)托臑藏花上掤拳;(21)活步双带门撞腿;(22)换步里撞腿;(23)转身蹁踹;(24)落顺步掤拳;

（25）棲身分心掌；（26）野马蹬枝；
（27）凑步双插花；（28）退步双带；
（29）凑步截肋；（30）向左回身活步
躜拳；（31）上步劈面掌；（32）活步熊
扽；（33）凑步撞掌；（34）进步里撞掌；
（35）左掏搌搬眉掌；（36）退左步双
带；（37）上步盖掌；（38）左手外领；
（39）右腿前趋；（40）左腿斜蹚腿；
（41）转身蹁踹腿；（42）落顺步掤拳；
（43）右手外领，（44）左手抓肘右手托掌；
（45）顺步掤拳；（46）向右回身右手搌；
（47）左手上下翻拳；（48）托臑藏花；
（49）活步双带门撞腿；（50）换步里
撞腿；（51）转身蹁踹腿；（52）落顺
步掤拳；（53）棲身退步分心掌；（54）野
马蹬枝；（55）上步双插花；（56）退步
双带；（57）凑步截肋；（58）向左回身；
（59）右伏身捞膝上掀；（60）左伏身

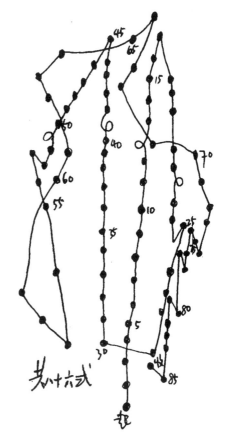

熊扽步法图

捞膝上掀；（61）闪左手穿右手；（62）右手搌外摆腿；（63）落步撞掌；（64）闪
右手穿左手；（65）左手搌外摆腿；（66）落步撞掌；（67）向右回身内右手
穿左手；（68）顺步尖弹；（69）闪左手穿右手；（70）顺步尖弹；（71）左手挑；
（72）颠步左右刁掌；（73）右手挑；（74）垫步左右刁掌；（75）向右翻身右手搌；
（76）左手劈凑步合手横撞，（77）向左翻身左手搌，（78）右手劈凑步合手横撞；
（79）向左回身左手开右手穿；（80）回身撞掌；（81）向右回身穿左手；（82）后
踹马形跺子腿；（83）左手搌马刨；（84）右手搌马刨；（85）落步双撞掌；
（86）回身并步双手下沉，收式。

蛇　缠

（1）并步端拳站立；（2）活步上躜拳；（3）上步劈面掌；（4）上右步穿右手；（5）白蛇吐信；(6)左右三式；(7)右手外领；(8)左手蛇缠跨腿；(9)右手上托；(10)落步分心掌；(11)向左前走；(12)左手里领；(13)走圈步；(14)右手开左手穿；(15)左手外领；(16)右手蛇缠跨腿；(17)左手上托；(18)落步分心掌；(19)向右前走；(20)右手里裹；(21)走圈步；(22)左手开右手开；（23）蛇形式；（24）左右三式；（25）向左转身懒龙翻身；（26）凑步撞掌；（27）左手里领；（28）左手捯手上步截肋；（29）左手闪右手穿；（30）走引步；（31）右手闪左手穿；（32）退步左手捋右手穿；（33）到步蛇吐信；（34）左右三式；（35）蹋腿分心掌；（36）左手里裹；（37）走圈步；（38）右手开下搂；（39）上左步穿右手；（40）蛇形式；（41）左右三式；（42）向右转身懒龙翻身；（43）凑步撞掌右手里领；（44）左手倒抓上步截肋；（45）右手闪穿左手；（46）走行步；（47）左手闪穿右手;(48)退步右手捋左手穿；（49）到步蛇吐信；（50）左右三式；(51)蹋腿分心掌；(52)右手裹；(53)走圈步；（54）转身反背掌；（55）上步探马掌；（56）左回身左手捋右手穿；（57）白蛇吐信；(58)左右三式；(59)左回身并步双手下沉，收式。

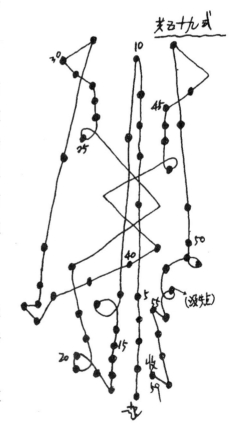

蛇缠步法图

狮　摇

（1）并步端拳站立；（2）活步躜拳；（3）上步劈面掌；（4）并步中庭炮；（5）退步抱合掌；（6）左手掳右手搬；（7）右手掳左手搬；（8）左右狮子撞头活步双掳手；（9）过步狮子扑食；（10）上步左手大缠右手掤拳；（11）右手向里裹；（12）走圈步；（13）左手外开；（14）右手上穿；（15）踏步分心掌；（16）向左前走；（17）左手里裹；

（18）走圈步；（19）右手外开；（20）左手上穿；（21）踏步分心掌；（22）右手里裹；（23）走圈步；（24）左手乌龙摆尾；（25）上托截肋掌；（26）回身里领藏花拳；（27）偷桃上掤拳；（28）上步截肋掤拳；（29）左手里裹；

（30）走圈步；（31）右手乌龙摆尾；

（32）上托截肋掌；（33）向右回身里领藏花掌；（34）偷桃上掤拳；（35）左手掳上步截肋拳；（36）右搅手掌；

（37）右搅手掌；（38）狮子滚球；（39）右狮子滚球；（40）左挑上步挑合掌；

（41）右手领左手搬；（42）左手领右手搬；（43）左右狮子摇头双掳手；

（44）过步狮子扑食；（45）右手大缠上掤拳；（46）左手大缠上掤拳；

（47）回身手下沉，收式。

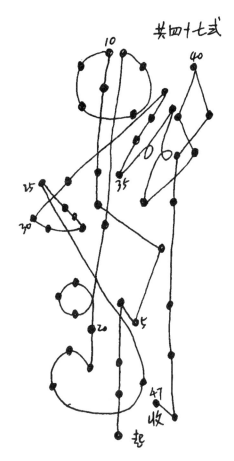

师摇步法图

卷 五

练艺规则十条

（一）孝敬父母

父母者，双亲也；孝者，冬温夏凉，晨昏定省，茶汤饮食，寒暑衣服，顺亲之谓也。五经四书言孝者十之有九。孔子著《孝经》，文帝亦有《孝经》，无非说明父母深恩，为人子，体贴父母一番苦楚，生产之后，父母惜如珍珠，一般若有灾痛，使父母惊心吊胆，饮食沾唇，兢兢战战，竟欲将身替儿。及其会走，又恐跌扑，儿之尿屎染身，亦不嫌脏，自幼至长，处处无不着心。昔者言，偃问孝于孔子，夫子教他孝敬，又云不孝敬与犬为禽兽之类无异。上有父母，下有子孙，若能孝敬，与你子孙作个榜样。人要修德明道者，敬亲之孝也；登科及第者，荣亲之孝也；问寝视膳者，敬亲之孝也；能忍让、不行凶，安亲之孝也；父母心爱之物不为伤损，父母憎嫌之物急速除去，顺亲之孝也。为人子者不孝父母，虽放生念佛，有何益哉？由古至今孝敬之人，笔难尽述，聊表一二：舜帝尽孝而有天下，□一因孝而成仙，古者成仙作祖，莫不因孝而成者也。父母是子之立身根本也，木有本，水有源，亦如是也。俗云：在家孝父母，何必远烧香。斯言近也，为人子者，可不勉哉。

（二）和睦乡里

乡里者，同乡共井也，毗近邻而居者也。和者，和好也，守望相助，疾病相扶持也。可见今之人不和乡党者多矣，或因拖欠钱债，或因走失鸡犬，及幼儿口角相争，一桩桩小事情，彼此偏偏嘶闹，始而相打，继而兴讼，以至惹气耗财，结怨构仇，及殴伤殒命，败产亡身者，何可胜数？又因妇女说长论短，彼此饶舌，酿成一场争斗。若有识短，男子不分皂白，不查头绪，使之毁骂行凶，若遇能忍之子，畏缩而让之，倘若不忍，打作一团，惊动合村争相来看，岂不耻哉？生在一乡，乃前生有缘，今世同居一乡，来世未必然也。俗云：有缘千里来相会，无缘对面不相逢。若富家者，乡党有急难，当出力济之；有孤苦极贫者，当怜恤之；有父子不亲、兄弟不睦、夫妇反目者，则极力用善言相劝而解之，不可袖手旁观。若有诉讼诽难，分而止之。若居一乡，不可行奸狡暗算奸贪，肥己瘦人。孔子云：放于利而行，多怨。朱子曰：人有喜庆，不可生妒忌心；人有祸患，不可生喜幸心。斯言信诚也。

（三）尊敬长老

何谓尊敬？长老也，是我先辈也，祖父兄是也。乡里有与我先辈者，亦为长者也，内外长者皆为尊敬也。何谓尊敬？长者教训须洗耳恭听，不比坐，不并行；长者坐我旁，恭立，命我坐，方才坐；长者问话，起身应对；长者饮食须当侍奉，长者使命急告行，虽劳不怨。为何尊敬？彼长而我卑也，或坐或行，长先幼后，称长者勿呼名，对长者勿显能，路遇长者，急趋揖长，各无言，急旁恭立，过犹待百步余。对长者面前，言语要低，乃尊敬会也。礼别尊卑，总而言之，出则孝、入则悌是也。

（四）不应酗酒

余闻酒者，杜康所造也，米之液也，水之气也，此物虽甘，不宜过度饮。若过度饮，身体如泥，不辨南北东西，行路踉跄，为悬也。饮酒若醉，必然出丑，有一种人饮酒醉时，胆比天地还大，胡言乱语，成事者少，败事者多，言不成言，失礼失义者多也。噫，桀纣亡国，只因酒色已矣，禹夏旨而好善善。孟子云：乐酒无厌谓之亡。孔子云：唯酒无量，不及乱。朱子云：莫贪意外之财，莫饮过量之酒。俗云：饮酒不醉最为高，见色不贪是英豪。清酒伤人而亦养人，太白斗酒诗百篇，乃神量也，而今何人可比也？人生有酒须当用，一滴何曾到九泉，乃酒中之仙也，何人而并也？养人不过度也，酒不醉人人自醉也，世之饮酒者，量体而用之可也。慎之慎之，亦须戒也。

（五）戒烟赌

赌者，争斗也，中外皆有之也，由古至今未失传也，亦无师无友俱是也，生知也，所好者众，不好者鲜矣。凡赌，久而久之，则倾家败产，夫妇闹吵，父子不亲，兄弟不恭，乡党不睦，朋友不义，妻子离散，种种不善，亦因赌也。请看请看，世上好赌之人，富者凡几，败家无数也，以致家产罄尽，卑污苟贱事作之不羞，终归下流而已。烟有害而鸦片尤甚，古时罕见，至清道光年间，印度夷人而进，中原始得而见也。进此物者，阴害我中华有才人也，入瘾者不知凡几矣。富者入瘾，损精耗气，事业见消；贫者入瘾，久而殒命，不能延寿。有才因瘾而废，有事因瘾而散，富者因瘾而穷，贫者因瘾极其狼狈，其为害多矣。人若入瘾而倾家败产，不顾父母，出妻屏子，随处有同送亡，归入下流，衣不遮体，食不充口，而为乞丐，瘾难过时，觅讨烟灰而吞之，见他人吸烟，臂肩诣笑而乞之。礼义廉耻不顾也，孝悌忠信亦无也。半盏孤灯，与尽无量事业；一杆竹枪，致死许多才人。斗孔虽小，能装尽天地乾坤，赌博洋烟种种之害多端，笔难尽述，愿有志君子发愤恒心而戒之也。

（六）导师教训

师者，传道授业解惑，顿开茅塞之心是也。师分本尊，故曰师尊，重之而不敢慢之，《易经》货字乃儒者之师，教导各艺，各有各师而教之也，各样技艺专心而学一门，谨遵师教，用心习之为徒者，必苦其心志，劳其筋骨，饿其体肤，苦苦用功才能有成。勤学者受益即多，亲生师成恩同父母，所以古有"一日为师，终身为父"也，忠到那愚者通、朽者巧，全亏何人指引教训？有不得不重、不敢不重之谊。所以先王之制曰：民生于三事如一者，此也。此非单指轻慢，儒者言，凡天地间技艺，赖师以传之者，均是重要，不可轻慢忘我，技之所以出师者，五恩之内也。为师者不易也，遇天性聪敏之徒，师教之倏悟，为师何等欢喜。遇拙者，性拙之徒，教前忘后，教左忘右，举一隅不以三隅反，为师者何等分心也，为师碍也。为徒不可自逞其能，目无师长，轻师慢法，为不尊也。余愿后学之人，蹈规循矩，遵师教训而遵也，何不勉哉！

（七）用心练习

上古先师遗留百工百艺，流传至今，必得英才而教之，成者又相继而传授之，不可遇也。为徒者都是学而知之，生而知，几人也？师指一着，用心练习，孔子云"学而时习之"是也。俗云：世间无难事，只怕习时心不专，教之道贵以专。何为专心？行走坐卧，饮食睡梦，心心念念，不可忘也。久而久之，工夫纯熟，未有不明也，日就月将，日升月恒，以求至乎其极，至于用力之久，一旦豁然贯通，焉无不明矣。日无忘其所长，月无忘其所能，可谓好学矣。《论语》云：人而无恒，不可以作巫医，善夫。师者指明一着，如得宝贝一般，紧紧操习，唯恐失也。各家贫者，身劳偷间学之，家富者，身闲时时学之，用功者当知，寸阴是竞，不可蹉跎，才能成就。日月逝矣，岁不我与，成哉斯言也：学者博学之，审查之，慎思之，明辨之，可也。敏而好学，不耻下问，亲近智慧之朋友，考见得失，正我之道也，勤有功，戏无益，戒之哉！宜勉力，余愿后之学者，自始至终如一，不能懈怠，是余愿望焉。

（八）不许狂言口过

狂言者出言不逊，言不及义，言他人之短，矜己之所长，盖不知天外有天，人外有人，能人背后还有能人，若只知有己而不知有人，皆是狂人。古者言之不出，耻躬之不逮，慎言其余则寡，尤敏于事而慎于言，皆为古人之行也，不许妄言彼短，靡恃己长，言未及之而言谓之，是寻言语之中亦得让人，似愚如痴也。孔子居于乡党，似不能言者，言不可不慎也。口过者，讥诮之言也，或谈人，扬人隐恶，发人隐情，取人诨号，喜谈闺门，好喷讼事，言人像貌残疾，妒人发迹，言人出身微贱，人方要合好而潜之使散，人方要起结仇愿念，却用激语助之，皆为口过。口过者，罪孽也，终有必有恶报，受苦穷，遭横死，染恶疾，断后嗣，出横祸，种种恶报，据有证处，世人痛加，禁止狂言口过。古人之闻人之过，如闻父母之名，则此矣。

（以下内容缺佚）

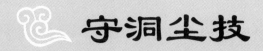 守洞尘技

胡耀贞　整理
戴文雄　家藏

守洞尘技教规

吾人立身处世，以养气忍辱、务实负重、知过必改、得艺莫忘，为第一之主学。万勿稍得微技，而矜躁骄妄，夸张自大。总有根基，莫能得知武道中之深奥也（老子云：良贾深藏若虚，君子盛德容貌若愚。又云：上德不德……下德不失德）。学力系有高下，要学真正武技，必须恂恂儒雅，彬彬守礼。虽至困苦颠连，风波患难，学养工夫有法，外务不能感动，私欲不能移情，而不愁达至登造极之地步。偶逢肖小，虽心中难忍其污，而面上兀自雍容揖让，儒雅可观，英气正色，是为合教。

武术真传守十戒

一、毋贪嗔　　　　　　六、毋欺良

二、毋自大　　　　　　七、毋乱阶

三、毋傲上　　　　　　八、毋妄传

四、毋凌下　　　　　　九、毋仗艺欺人

五、毋牟利　　　　　　十、毋轻视天下人

武侠之身份

吾闻真正武侠之士,彬彬文雅,概无赳赳武夫之态度。知其阅历必甚广,经验必高超。生平浪游万里,整日到处为家。尝探黄河源头,曾登太行巅岭,访夷门,监故居。于汴梁,视明太祖陵寝于白下,望谒诸君墓于燕蓟,游南粤宫于岭峤。五湖皆历,五岳俱登,滇黔云雾,吞吐无限,半诧鸡声半马蹄,落落大方,无俦无匹,知者绝稀,征尘仆仆,消磨华年,和其形影不离之老伴,岑寂长途之良侣,只有恍恍惚惚,杳杳冥冥。数十载如一日,安炉居鼎,锻炼就之一真气,存在本躯壳内是也。总言之曰:从无闲言,向称莫逆的、无忤的,只是随身一剑耳。

讵奈茫茫中原,人似散沙,团结者少,仇视者多。国人勇于私斗,政策不易和平。忠诚国际家庭者,代少其人。使外人呼我为老大帝国,甚至千方加一东亚病夫之称,噫可嘅也。想我中华数千年来,文武圣贤,代代皆有,莫有不讲文社武备之事。中国之真武,为国能戡乱,中国之真文,活理能和平。人民康健,国体强胜,斯之为有道之国际民生也。

第一图为初步立身束势,预备发动者也

必须双肩垂抱,双肘贴肋,双胯束合。左手时时护胸,右手刻刻贴腹,似否互相运转,后背脊稍弯,似木梳背,似静守逸,稍见他意,必发以动机。

谱云:守如处女,放如猛虎,守洞之法,立而待之也。

心平气静,久而久之,神气自足,内丹易结。练剑之道,由此而入,此乃静而待动是也。

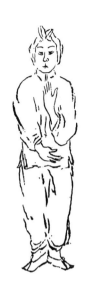

第二图为搂丹田之姿势

必须照此姿势，束手束势，缩下身躯，双拳相靠，并送于外，伸至前膝盖上，后腿坐稳，前脚向前。如此势，往回搂时，后脚心发力，头部前顶，前脚踩出，与下图形是也。

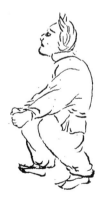

此图式在月光明亮之夜，按形势可多用之。

第三图为搂丹田之势

此图形，是由上图搂回之势。步乃谓弓箭步，头前顶，眼平视，双拳搂回，靠于小腹。如此连贯运用，脚下稳固，丹田作实矣。

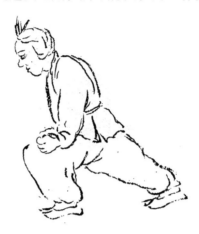

此为海底望月势，在水边可多用这种功夫，练剑者秘传。

第四图为竖丹田之姿势

此乃束身束势，熊筋落于枕骨之意，左右互相坐换，使浊气下沉丹田，久而久之，稳其根基在兹。

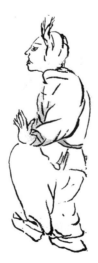

此图为竖丹田势与上图互换而坐（说明周身度数）

此图竖下，周身束抱，前腿虚，后腿实。如用功时，必须心平气和，多坐时刻，自然浊气下沉，左右互相如图。竖坐多用此功，是乃稳固根基之第一法也。

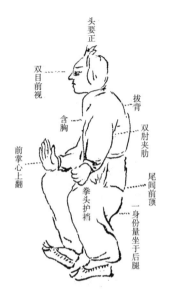

此为横拳发出之图式（左右相换，如此是也）

换此图式，前腿发出踩稳如弓形，后腿蹬实似箭形，单拳独进，后手掌副之而并行。眼光用神气前送，必须肩催肘，肘催手，步进身随是也。

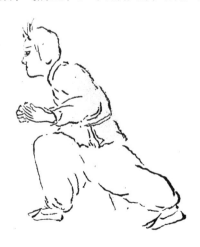

此图式乃束身蹴势，拧身缩腰，前进上挑之姿势

变化无穷，必须从底下而上挑，有云翎举顶之势。左掌顾护右腮，右拳右掌，挑对方下节。运用丹田整筋，猝然发起，进步必胜矣。

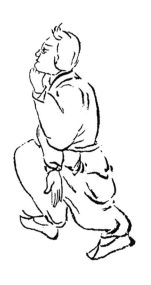

此图式为云翎手

看似简单，变化无穷。右手掌挑起有曲肘形，左手掌紧副右肘拐，左右转换，任意使用，全在下部腿足进攻耳。

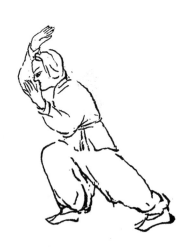

张子房与韩信语

良云：宝剑三口，真稀世之珍，不敢言价，但遍求天下英雄豪杰，先观其人，后卖此剑。已将两口卖与二人，止有这口宝剑未遇其主。闻将军与某同乡，为天下英雄豪杰，特此来卖剑，不是虚誉，实自出本心。早间伺候半日，适将军公出，今特薄暮前来相谒。此剑暗临黑水蛟龙泣，潜倚空山鬼魅惊。埋藏十万年，价值数千金。若逢奇男子，铮然自有风。何须出囊钱，物各归主人。君若得此剑，威令满乾坤！

韩信见张良夸美宝剑，又识己为豪杰，心下甚喜，便起身近前曰：信自归楚以来，无人识某为何如人也。今见先生持卖此剑，面见深蒙过奖，信何敢当，愿求宝剑一观。

良遂将宝剑递与韩信，信接到，拔剑观看。灯光之下，宝气冲宵，霜峰射斗，匣上细字，有歌赞之曰：君未见昆吾铁冶飞炎烟，红光紫气直赫然，良工锻炼经几年，铸成宝剑喷龙泉，颜色如霜雪，良工咨嗟叹，奇绝！琉璃宝匣吐水花，错镂金环生明月，正逢天下起风尘，喜得周防君子身，精光点点青蛇色，文章片片飘龙鳞，恶相交结游侠子，徒来亲近英雄人，何年中道遭扫弃，沦落飘零古滨边，莫道匣藏无所用，犹能夜夜气冲天。

信云：公有宝剑三口，那两口得价几何？良曰：先观其人，然后卖剑，不论价值多少，如得其人，即将宝剑相赠，何须言价。闻将军乃天下英杰，故此特来相见，此剑有主矣。

信起而谢曰：宝剑虽蒙见惠，但信为人恐未相称。良曰：既不相称，虽美金不售也。信大喜，吩咐置酒相歉，因问：此剑俱有名乎。良曰：有一口天子剑，一口是宰相剑，一口是元戎剑。天子剑乃白虹紫电，宰相剑乃龙泉太阿，元戎剑乃干将莫邪。夫白虹紫电，乃吴王剑名，悬于壁上，邪魅遁形，诸怪敛迹，真宝剑也。龙泉太阿，乃雷焕见牛女宿中，常有云气自下而上，光芒掩映，随于有光处掘地，得二石匣，藏宝剑二口，一名龙泉，一名太阿，而斗牛之间无复光芒矣。干将莫邪，乃吴王阖闾所造。

雌雄二剑，虽出人力，所为实按天时，应星宿，合阴阳，欢炉火，十数年方铸成此剑。磨碣有法，修造有度，兆正一日，遂名干将莫邪。然吾之宝剑，非特观人象德，各有所宜。如有天子八德，而后得佩之剑，足以翊圣化也。信曰：何谓天子八德？良曰：乃仁、孝、聪、明、敬、刚、建、学是也。信曰：宰相剑亦有德乎？良曰：若无八德，亦难佩此剑。信曰：何谓宰相八德？良曰：忠、正、明、恕、容、忍、宽、厚是也。信曰：天子宰相既闻命矣，不知元戎品有德乎？良曰：元戎岂可无德。信曰：请言之。良曰：廉、果、智、仁、勇、严、明是也。古人曾题天子剑诗曰：帝座悬昆吾，威德破贪污，万里风烟息，蛮夷附大都。宰相剑诗曰：宰相均寰宇，光芒应太灵，佩此当彰立，奸邪已尽除。元戎剑诗曰：专城司国命，妙算定于封，所向不可敌，百万在胸中。信曰：先生之宝剑奇绝，真为天下罕见之物，但不知那两口卖于何人，可得闻乎？良曰：天子剑，前日卖于丰沛刘公矣。

　　信曰：先生见沛公有何征验，将此剑卖于他？良曰：大德当阳，龙颜物异，神母夜□，芒砀云瑞，爰立赤帜，五星聚会，大度宽仁，出乎其类，此公有此福德。前在芒砀山，已将此剑卖于他。有诗曰：君剑磨来雪练霜，赤蛇曾在剑下亡，强秦已破封西蜀，剑刃藏锋且入囊。宰相亦有诗曰：翊运元勋、经纶汉室，不事干戈，全仗仁义，约法苏民，漕河广济，布衣同心，起至丰沛，此公有宰相大才。前在关中约法三章，除秦苛法，已卖于他。诗曰：相剑曾将太岳磨，霜锋消得国中魔，咸阳忽遇真相佐，不惜千金价值多。

　　信听罢，笑曰：先生以将宝剑卖于汉王、相国，可谓得人矣。今将此元戎剑，欲卖小子，但信素无重名，又无八德，不以负此剑乎？良曰：据将军所学所养，虽古之孙吴、穰苴不能过也，但未识真主也。若有千里马，未遇伯乐时，集于槽枥之间，入奴隶之手，与常马等也。一遇伯乐，知为千里麒麟，则长嘶大鸣，追电绝尘，为天下之良马也。古人云：向北长鸣天外远，临风斜月控边还。即今将军落落人后，未遇识主，所以不知其为元戎也。苟得遇识主，言听计从，变化风云，震动天地，坐镇中原，出警入跸，享九锡之荣，极人臣之贵，则非今日碌碌也。

韩信曰：先生之言如照肝胆，信在此一筹莫展，百计难言，前屡次上表，霸王不听，今欲迁都，大势已去，信不久亦归故里，苟延岁月耳。良曰：将军差矣。良禽择木而栖，贤臣择主而仕，以将军之抱负，岂可按迹衡门，为淮一钓叟耳。信曰：先生言语动人，议论出众，非独卖剑，有深意也。我借明月之光，灯烛之前，细观举动，先生韩国张子房乎？子房离席起谢曰：久慕重名，不敢遽见，今晚拜候，实有深意，将军看破，岂容自隐？小子便是张良。信大笑，握良手曰：先生天下豪杰，人中之蛟龙也。我欲弃此归汉，不知先生有何见谕？良曰：汉王实是长者，暂屈褒中，终成大事。将军肯从愚见，我有一物，与将军为质，贵似连城和氏璧，奇如照殿夜明珠，休言吕望千条计，不及区区一纸书。遂于衣襟下取出一书，递与韩信曰：昔我别汉王萧何时，曾与约下荐举元帅，来凭此角书为记，如有角书须当重用。公可将此书收藏，不可失落，有误大事。良遂辞去，信持此角书而见汉王，登室拜将，竟得重用，委以元戎之职，逼霸王乌江自刎，汉遂成帝业，封信为三齐王。此即所谓红粉赐与佳人、宝剑赠与英雄者也。

讲　剑

若就剑而论，是未学舞剑，而先学弄剑。弄剑之法，必须在静养之地，将剑端正手中，气志一体，双手互换上中下，如风吹细草，雨洒细尘。只手点滴檐前水，双手速换如蝶飞，步履立如钉，腰背绕似龙，中旬月下多弄，鸡鸣起舞不空。弄之有道，舞之亦能行。然后斯可讲舞剑耳。

舞剑之法，舞者悟也施也。悟之有道，施之有理，而不难得知此中之真昧。剑之为用，是造到神行气使地步，方为有用。神行气使者，剑势所指，即神气随之。神气所至，剑即随之。一而二，二而一，不可须臾分离（剑之运用，瞻前顾后，无不内含一圆形，手中剑花是最重要的）。初学练剑，内恃气血，外赖精神，盖神不能离精而独行，气不能离血而独使。因气血在内，精神在外，而剑光所至，全赖精神。

神行气使的剑法，悠悠忽忽，缥缈不可捉摸。用之在上而在下，望之如左而在右，外似柔和无物，而其内质极劲。剑光所指，皆落迹象，可以形揣，光东则剑亦东，光西则剑亦西。外似有劲，而内实柔和。练剑者最贵将神气炼得完聚，可以不赖气血，自然而能入道得道矣。

学剑之道有二，一种是长生不老之法，必得修真养性，调和精血，精血化一，精气神炼为一体，抟若明珠，运用自然，此等工夫，在深山穷谷之中，炼之为合法，而可以将剑气，炼至腾空飞舞，本身明珠御空而行（真神气、真元神也）。一种是却病延年之法，将剑舞之纯一不二，身剑一气，运用飞舞，势若游龙，手舞足蹈，延长时间，气不涌出，面不改色，自能把持精气不散，久而久之，虽有病入膏肓者，亦可勿药而救之，大有起死回生之能力也。

抟练真剑，必得在尘世以外，觅一清静之地，抛开一切私情杂念，绝不与淫欲有染，专心致志，孤修独炼，正诚立意，自有至人指示，而后乃可成其大功也（清修苦练，工夫无息，法自通耳）。

学剑一道，和读书抚琴无二。读书抚琴，靠的是天赋聪明，而文学音韵自能入化。学剑之人，却要有根基、有智慧，才能学到出神入化的境界。神光缭绕的妙技，莫有根基智慧之人，练到死也不过懂些横劈竖剁直刺而已，其与舞出真剑之道，岂不远乎哉？

按：剑释名训检，检点非常而非法是也，防范内外之器。所以剑开两刃，一刃治自己，一刃制他人。内治于己自修其治，外制于人法防外侮，是以剑者检也，检点内外之不正也。古之士人君子，剑佩不去身，不唯武士可用，即章甫缝掖儒士，亦复趋跄剑佩，雍容揖让。剑之为用，可轻忽哉（剑有清白之称，清静无为，光色正有红浊之称，稍次个中之知之）？战国之时，制人所佩良剑，日益增胜。当各国君王，皆各有良剑，以资护卫。如吴王有剑五，楚王有剑三，勾践有剑八。而所谓古之有名良剑，如干将、莫邪、湛卢、巨阙、龙渊、太阿之属，是皆出于故典，亦可见剑为武器中最尊贵也。

古之剑客等有种无念流派

剑客之用剑，善在眼顾，真伪了然（是剑侠一流相术最有传授），其相击时不专于一念，而善用眼流，非念流也，盖心之作用现于内，而变化表于眼（眼能视出人之善恶，亦自然之理也，别其虚实），察敌之实而避之，乘彼之虚而击之，彼之虚实必表现于外，而不能掩闭也。能察破敌之变化，审清彼之善恶，即是善用眼流，顾敌之动静无错差也。以技击言，知己知彼，百战百胜，此即无念流，专用眼流之主旨。欲观彼之变化，必先自凝神于己之两目，而后可以洞窥他人之隐，百无一失也。

古来武士侠客，皆有半只慧眼，无不深察人之善恶，侦知敌之虚实。要知剑术之为用，应使则使，应用则用，必得分其利害，别其善恶，察其邪正也。固亦非一能修学抵，是为有志斯艺者，亦所不易入斯门也，然非真正侠心义胆之士，恐乎难入斯流派，得此剑道之大法门也。

盖因善真剑者，即能善知人也。善传授者，即能善知人之能受守否也。学人岂可不立身端正、步趋上流耶？

尘世剑法四字分为击刺洗格

击者，有直击、横击、斜击、挑击、抹击、撩击之别。直击，乃伸臂由上击下。横击，乃拦腰取敌。斜击，乃下砍敌足。挑击，乃由下挑起。抹击，乃旋转横划，抹喉喉断，抹腹则腹绽，其得力全在于腕之转动敏捷。撩击，乃由后方以反弓形，向下撩上而向前，或左方撩至右方；撩阴探果为正撩，回马为反撩。

刺者，有上刺、中刺、下刺之别。上刺与中刺之得劲，在于先屈肘捧剑，然后伸臂使出屈极伸刺之势。若下刺法之得劲，全在于反掌插下之刺，即反掌时向下一转腕而上，斜走一步，即可以伸臂砍断敌之腕际也。

洗者，犹言雨之濯尘，其势必自上而下。如敌人以械取吾下部，则宜先反肘以剑掠下，而后乃得借以洗击敌械（用洗法，腕要圆转，身有吞吐，手有粘连之功，眼知真伪）。用剑洗敌之械，谓之顾盼。敌械来，吾剑就势迎接以粘连劲，引进其处于空际，而吾剑随便能可还斗之。

格者，犹言阻也捍也，乃捍而格之，勿让敌械伤我也。格法有以反掌剑平平面捍格者，如敌人倏以械当头压下，我剑在下，必以平面托之为是。唯剑有两刃，若将刃作天地式，倘格托之时，吾之腕力稍不及，则必至剑刃当头下击，致自戕其生，故非剑之两刃，平向左右不可也。是平面剑上格法，又如敌人剑劈面而来，则宜以右手反掌，高举而提剑，倒剑尖准锋向下，以刃吃住敌械，一格而抽剑走，抢外门改他式以取敌，是为以刃当前封格法（斯格法，非手中练有粘连迎送推钩之懂劲，而不能应乎自然也）。

综上所谓击刺洗格四字剑诀，视如极简，然其间变化无穷，尤非数语所能尽其事。苟学舞剑一道，本人天赋聪慧，立身端正，加以苦志锻炼，习之恒久，练之纯熟，既有悟心，必有成心。设有奇缘，自有至人指导。系练剑一事，与练其他器大不相同耳。

八字剑诀释议

相传有八字剑法，曰：砍、撩、摸、刺、抽、提、横、倒是也。剑之运用，纵横击刺，矫若游龙，能制人，而不制于人为尚（字诀法皆有解释，学者细心搜求）。

砍者，有平砍、立砍、顺砍、横砍、倒砍、斜砍、上砍、下砍、左砍、右砍、进砍、退砍之分别也。砍之为用全在剑之前刃，前刃要准，手腕非灵巧不可，其灵巧之应用，尤非精气贯一，弄出剑意，临时乃可合拍也。

撩者，与砍相似，得有手力，而能使出顺撩、横撩、倒撩、钩撩，左右上下等撩法；又有反撩法，则专为应前挡后之用是也。

摸者，亦与砍撩之法大致相同，唯其巧妙更在砍撩之上，全凭恃以意会通神气，劲断意不断之抹敌械，而摸敌之身体，随机应变耳。如遇敌人之械迎面砍来，则必摇身进步，斜摸敌人之手劲而加以还击之，若稍迟未下，更乘势上取，摸其咽喉，或使出车转滚撒之法，而带摸之，或回环左右，务以得敌之间为止。

刺者，有上中下三路之别。如上刺，则对咽喉而刺；向中刺，则对胸腹而刺；向下刺，则对小腹及裆际而刺，刺之为用，专在剑尖而已，剑尖直送是也。有顺手刺、有反背刺、有望月刺、有插地刺、有例须刺等是也。

抽者，所以使出上下相当，退让相宜，敌之器械锁吾之剑。吾必势口先让耳锁，虚而让之，实而抽之，虽言抽，抽中带搅，搅中带摸刺之劲，制敌忐忑不安，而我加以急进，用刚柔活泼之剑，取敌要害是也。

提者，升降从心，始开面目，发而必中之谓也。身有转动，剑有盘旋，摇摆起伏，剑之主基，稍得微势，提剑便施，或照上观下，或行左趋右，或侧锋斜入，皆为之提剑也。

横者，平环运用，旋转剑花，得腕力而为基础，腕力活泼，剑意使横平顺。剑有横摸、横劈之绝艺，腕有拨雨、撩云之助劲，剑之两刃里外平横可用，外推内挂，艺成者使剑犹如弄蜈蚣也（蜈蚣足左右皆有，剑之周身亦有足，似蜈蚣也）。

倒者，乃分纵跃之劲，起舞之势耳。盖纵即倒，有斜倒、歪倒、前倒、后倒之势，有高纵、矮纵、回环等纵之跟脚，总言之，人倒剑不倒，剑倒人不倒，是乃有起舞之术耳。击剑之术，舞剑之道，若无纵跃，即成痴死剑也。

古来武士剑客，无不深通避实乘虚之法，避实乘虚中，又有气合连声之术，其中精妙，尽在身形合影、虎吼猿鸣、呷哈呵呼之道，必须内功有就，外艺纯熟，盖非真明武者所能知。避敌之实，乘敌之虚，为武术家之要道，然不能见虚时，当用法以诱之，其诱之法有五：一曰转气法，二曰挫折法，三曰诱念法，四曰利用法，五曰放任法。按法能用，亦遇敌不受制耳。

转气法者，敌手一意向我扑来，其气猛烈，无虚可乘，须专以己手，接引敌势，而粘转于空，一刹那间，乘其虚而挫之，可以制胜。例如声东击西，欲击其右而假击其左，乘敌者，注意防其左，而我猝击其右，即所谓转敌手之心气也。

挫折法者，敌手盛气来攻，而我以最灵捷之手，截其侧面送其劲于旁，而加以横力而掀之，此种手是未待其发出之际而我预截之为是，能截其半途，必能挫其最后是也。既能截，必能挫，确记全力以扑之，若倾全力借截而挫敌，虽胜不贵，全部之力扑人，则前强而后弱必也，必至反为人乘，挫折敌手，唯以让进待截而加以挫可也。

诱念法者，遇敌手之精神完全活泼，概无抵触处，自己把周身精神抱稳，振于一气，倏以虎吼呷哈之声，雷声抢上曰……好吧，必能诱敌意于转乱神散，而我加以袭击之手，或敌手守而露之际，我徐徐告其曰，足下手法高，足下身法好，足下之左虚右实吧，足下之脚底不稳吧，乘此时也，急急再告曰，足下全身倒矣，如斯得机得势而击之，敌人无不应诱念而倒也。

利用法者，称扬敌手之长点，使其自负，令其自满，我先柔和而言，神贯于自己，使敌视我为欢颜悦色，不备我有异心，一刹那间，使出极灵捷之手术速击之，敌手虽高出我者，亦可使其骄踞利用者矣。

放任法者，不从正面制止敌手发来，任其高自高，任其底自底，任其左右自左右，然则我自有安稳足步，抱住身势，待其稍有停止时，稍有放弃时，而我见机袭击为合宜，任敌手来何手法，使其落于空际，其主意无着落时，我可乘间制胜也。

综上所述，避实乘虚各法，虽寥寥数端，然非拳技家达自上等功夫者，实不易用斯格法，而制胜于一刹那间，学者能于斯，不患受制于人耳，试可一学，窃谓此五法者，闻说，日本国武士道最注重者也。

夫明点穴者，必得先明内功，欲明内功，又必得先明周身之脉络开窍，脉络开窍不通，勉强用功，无益而有损也。

人之周身，前任后督，气行滚滚，血脉流通，血脉使之流行，非悟透禅机不可也，将内功运用能使之自然，必可能达到上乘之术，要知内功，明脉络，必须先以调气养神下手。此种功夫，非由随处随地随时下手不可，吾辈真正武术家，虽不敢望将点穴功夫得到，而亦可征求内功之大道也。系真拳技家，凡出入门者，勿论休宿旅舍客抵，每日早晚，盘膝静坐，闭口闭目，调呼调吸，出入气息，要如如自得，呼吸而从内丹田处送于鼻，少时气定，徐徐再吸气一口，吸气时，遂默想真气自涌泉发出，升于两胁，自两胁升于前胸，再升于耳后，遂升于泥丸；降气时，须默念真气由泥丸至印堂，由印堂至鼻、至喉、至夹脊，透于前心，由前心沉至丹田，丹田气定足，自能从尾闾升于夹脊，上泥丸如连环式也（先天之神，后天之功，行坐守中不离者）。学者如法苦求，得其自然，成功不难，自能超凡。

人身体上之内外解

（言人身内外根本明了时，再可言点穴闭穴事之工本）

人之周身，全讲荣卫，荣卫调，精神足，所以筋力为本，血气为根，以故血为荣，气为卫，血流行于肉膜络，气流行于骨筋脉。筋甲为骨之余，气运也，发毛为血之余，血行耳，血旺是毛发盛，气足则筋甲壮。故血气之勇力出于囟，是毛皮之外状，筋甲之筋力出于骨，是脉络之内状，气以血之盈虚，血以气之消长，气血长，精神结，周而复始，终身之内外根本。有不尽者矣，气走于膜络筋脉，力出于血肉皮骨，故有力者皆在外壮皮形也，有气者皆在内壮筋络脉也，要之明于气血两字之功，能知气力血脉之来矣，知气力血脉之由来，然后才可讲周身尺寸之数、血脉流行之道也。

点穴要道

要明点穴之要道，先求审知尺寸周身之度数；先知开展之身法，后学紧凑之手术，再可以审知周身尺寸分厘之度数、气血流行之来源。然必须知尺必十寸，寸必十分，分必十厘，其数在焉。若知此度数，又必得授手而量者，然则其尺寸分厘之数能量之，血脉流行之道能度之，犹必得察知天时，审其人事，出手有开展之道，点穴有紧凑之巧，分别应用，有截膜、拿脉、抓筋、闭穴之法，此数功皆由尺寸分厘而求也。

膜若截之血不流行，脉若拿之气难行走，筋若抓之身无主定（定念地），穴若闭之气暗神昏，内膜截之半死，按脉拿之似亡，单筋抓之气断，临穴闭之无生。

751

　　总之气血脉络筋骨，乃一身之根本，全体之主地也。若按尺寸分厘之数，血脉流行之度，对时对日，或用点穴之法，若截、若拿、若抓、若闭，使之身无主地何其不伤也耶。

　　与敌对手时若用截膜、拿脉、抓筋、闭穴之法，非由尺寸分厘量之不可得而闻也。如截不量，不能由接而得膜；如拿不量，不能由摩而得脉；如抓不量，不能由推而得筋；如闭不量，不能由数（天干地支之数）而得穴；是皆由尺盈而缩之分寸毫厘可也。此四者非居有侠肝义胆之士，得有异人授受而难得。然亦非自己居心纯正，功夫恒久，加以细心研求，无能贯通焉。所谓点穴之功，专在能尺于人者，能以尺寸分厘量于人，才能审清截拿抓闭之道：知乎截膜、拿脉、抓筋、闭穴之法，必要明乎存亡生死之手；知乎存亡生死之手，必要明乎存亡生死之穴。然生死存亡之穴，其度数分量最要矣。

　　点穴之功，要明手掌指捶而已矣，自指下至腕上为之掌，五指之聚也，五指之开为之手，五指圈为之捶，五指单为之指（五指：拇指、食指、中指、无名指、小指是也）。如其用者，按推用掌也，拿揉抓闭用指也，挫摩用手也，点用指也，裁解用手也，打击用捶也，截戳用掌也，点掇用捶也。捶有阴面捶，有阳面捶，有冲天捶，有握地捶，有覆捶，有反背捶是也。指有曲指，有伸指，有捏指，有闭指，有量指，有觅穴指，有旋窝指是也。掌有铲掌，有剑掌，有串掌，有换转掌，有斜插掌是也。手有拿手，有反手，有旋手，有弓手，有合手，有粘手，有摸手，有拍手是也。总之手指掌捶之用，皆有粘按吐点之精，此中名词很多，知之易而用之难，非正人君子，得其明师口传秘诀，不能审清手指掌捶运用法，如得之亲传口授，养之于素，练之恒久，才可发于临时也。手指掌捶之外，又有肘膝脚三处之深功，其中精巧运用，能不细心考察乎。

　　综上所谓，皆乃点穴闭穴之正技，学者果能细心体会，守戒律，遵师道，先将自己身上百脉审清，上中下有三主穴，周身有各零穴，一一要记清，再将肘膝脚之功及全手指掌捶之功，逐日按法锻炼，练至得心应手，审清穴之存亡，或点大穴，或点小穴，皆得循师规、守天道，何患不至大侠之身份也。

点穴一道，精微已极，有点穴，有拿穴，穴在何处？只要审明方向，又有闭穴，门道甚多，统以点穴名之，要不外识穴真的，按时袭击，限时取命而已（得斯者绝不轻使人知）。

此法渐至绝没，盖因人心难测，纯正者稀，以故明师不易传人，是以知者甚鲜也（准有知斯者，谁敢明示）。所谓点穴，即以一指或两指，一指点穴，只以食指为法，两指点穴，当以食中二指为是，二指相骈，而以中指头着筋点之也，此为少林寺通用之法。穴有十二大穴，按十二时辰袭击之，其余他穴甚多，有以打法取之者，是为打穴，乃以捶法点打之，此种捶法，或以方捶，或捏鸡心捶，而以中指节点打也。故打穴法，属在点穴中，而少林点穴亦名打穴也。

按前身三十六穴、后身二十四穴为用（上古普遍只打三十六穴），点后可以药力治之（有大穴小穴分焉），拿穴者，即是小手法，亦视其所拿之大小以定生死。如普通小穴，不过麻痛无力而已，大穴则亦伤命也，即此种小手，练之非精不可，点时多以大指、食指从事，要点人之际（注意）可作排解式，或赔礼式，人尚不知，已收受点矣。要以此意为便捷，因闭穴点穴虽厉害，当场将人点伤，不似此之无声无色也，此种手法，有斫拍掌印膝肘点法，又有九轻、九重、九软麻、九昏眩各等穴道，若是重穴，即当时丧命者也。在闭穴法中，点后再须点他穴以解之，药不能及（点伤恶人则可，误点常人与道有碍，学此者切忌仗术欺人）。凡用二十四穴，盖其每穴均按时辰，较点穴为精深也，其用手法点穴同，唯无打穴，皆以指点为是（谱云：指功指功，炼如金针，一指不到，出手不灵，斫拍捏点，盘拨吐吞，有悟之者，一指千斤）。斯艺后经明师，从拳技内悉藏用有十八格，有擒拿封闭浮沉吞吐侧目耳肩挑打盘拨斫压等，又以宫商角徵羽五音，化通五阙六进、七孔八窍、生死血脉并软硬轻三功，练习巧打，考查周天，运动十二时辰，分为天地人三才，管人身三部，每部三十六穴，天系大周天，人系小周天，天有十二节令，人有十二筋脉，定十二时辰，分出时间，分出穴道，分出生死。穴向何时，血在何宫，何时转交何界，穴是何名，交于何穴，长短分寸，丝毫不爽。天有日月，人有眼目，天有风云雷雨电，人有心肝脾肺肾，气在前走，血在后跟，相连分寸，定而不易。以一时辰为八刻，故有上四刻、下四刻，长短之分（按定时刻最为紧要），比如子时，上四刻血在何宫？下四刻又交何处？丝毫不差，方可下手点穴。若点着了子宫之穴，其人定死而无救，点着了子宫之气，其人对时必亡，点着了子宫之后，三日难生。点穴、闭穴无药挽救，倘被点着，需要会点之人，仍用点法抚摸穴道，将气血推活，过宫方可解救，苟时间过久，准能救治，亦必成残废矣。唯练此技，手指须有功夫，始能得心应手，否则点不应穴也（点穴容易回穴难）。

善点穴者，指似金针，掌似疋电。点穴部分过多，唯上中下每部三十六穴，共百零八穴，分大穴小穴，上部大穴为百汇，中部为玄机，下部为涌泉，是为人身三大穴，无论点着任何大穴，均关紧要，内行医治或可望痊，不然轻则三年或半载，重则三日或一周（七日也），必无生理也。从来明师不浪传者，恐一时不检，失传匪人，恃艺欺从，不唯攸关名誉，亦恐受天谴也。

但学成此艺，必须当要先学得回穴手段，始可应用点穴之术，不然有伤德行，非君子习道之真义也。点穴须先练指功，将手指之功首先练就，再将擒拿、封闭、浮沉、吞吐、挑拍、斫打、盘拨、锁压等法，练之合手，而后可以能讲斯艺也。

点穴秘传摘要兼图解

点穴专在首知周身关节穴道，血度流行时表，人身凡三百六十五穴，针灸中只用三百六十穴，有五穴失传。打界中少林寺所传，凡三十六打穴；闭穴法中凡二十四；点穴亦间有通者，又有拿穴者，乃系一种短手之法，亦名小手也。其大穴亦略通，唯手法用别耳，三者均名为点穴，各有其奥矣。

十二穴时辰论，打穴中为子时打人中穴，丑时打天庭穴，寅时打乔空穴（即鼻梁），卯时打牙腮穴，辰时打双阴穴（即左右太阴、太阳穴），巳时打将台穴（即上苍），午时打脉腕穴，未时打七坎穴，申时打丹田穴，西时打白海穴，戌时打洞壶滴漏穴（下阴），亥时打涌泉穴。闭穴法（拿穴中亦有同者），十二大时辰对应位置，为子踝、丑腰、寅目、卯面、辰头、巳手、午胸、未腹、申心、酉背、戌项、亥股隙是也。

诗赞：

> 闭穴之法不易明，擒拿挑拍斫拨精。
>
> 练到捏捥通灵处，十二时中取隙拧。

打穴歌（前面穴）

子打人中丑天庭，寅打鼻梁卯牙腮，

辰打太阳巳将台，午打脉腕未七坎（念开），

申打丹田酉白海，戌打阴下亥涌泉，

此系前穴要害处，细推十二地支来。

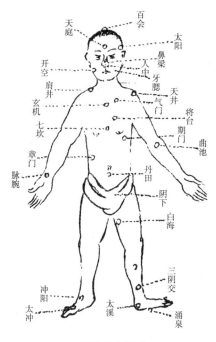

正面点穴图式

背后穴歌

背穴天股对口排，凤眼挂膀（凤凰）入洞来。

脊梁凤尾脊心正，精促笑腰敲尻挨。

踝骨之穴下内侧，学者全在指功揣。

子打人中丑天庭，寅打鼻梁卯牙根。

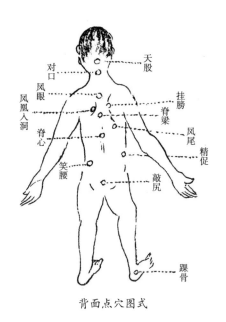

背面点穴图式

常见精于点穴、打穴、闭穴者，与普通拳技家相比，一切行为举动大不相同。普通拳技家盛心者多，而一遇事，平气息心者寡，一受人之侮辱，更加火上加油似的，拔剑而起，挺身而怒，是常有者也。精明点穴者非也，平日以养气为主，炼气为根，又加以恭禅机、悟大道之功，遇事本极从容，仓促应变之际，必审透来敌居心善恶，而乃应打应闭应点，点后应救与否，自有一定主张，所不救者，皆恶人而已。得斯艺之精奥，尤非有善根者，不得入斯门派也。

诗赞：

点穴容易回血难，知真穴者结善缘；

设若误点关生命，所点必是恶流氓。

总之，气血、脉络、筋骨、关节，世人皆一体也，善点穴者无不审透世人周身之关窍、全体之要害处，所凭者，人身之四肢，即上中下尺寸分厘及血度流行表里而已，是得斯道者，与凡俗之人不甚结缘耳。

目 录①

（下集）

---

① 手抄本原稿上集散佚。

图 像

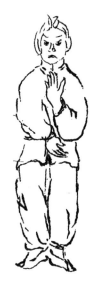

　　此图式为平心静气、气沉小腹、束身束势、双手护于胸腹之间、守静待动之势，名曰束身正立，目中时常轮转，心中时常警醒可也。

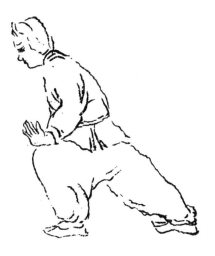

　　此图式乃由竖丹田势，向前开展如斯图，有三尖相齐之意，必须手心、足心、顶心三心要实。此为运用束展之意耳。

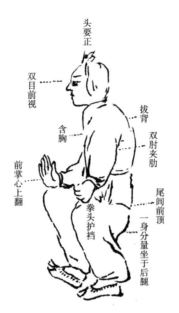

此图为竖丹田势与上图互换而坐（说明周身度数）。

此图竖下，周身束抱，前腿虚，后腿实。如用功时，必须心平气和，多坐时刻，自然浊气下沉。左右互换如图，竖坐多用此功，是乃稳固根基之第一法也。

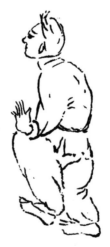

此图式与上图同。学斯艺者务必由此入门，久而久之，才知此中之三昧也。总言之曰，刻刻存心于腰际，势势守神于气海，周身混元合抱，一束一展，成功灵巧自然也。

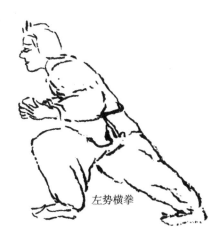

左势横拳

此图式乃是祖师亲传心意拳中之四把式。头一手名曰横拳，是由上图竖身势而展身进步、起横落顺之意，进法以步为先是也。

此姿势也，返身顾后，束身合抱，变转如下图是也。

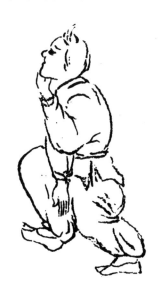

此图式乃由横拳而变此，转侧返身顾后，有鸟入林、燕抄水之意，展开四平如上图，名曰四把拳之云翎挑顶是也。

左手有顾法之意，右手由下手撩阴起，即是上法。束式如此图，展式如下图。

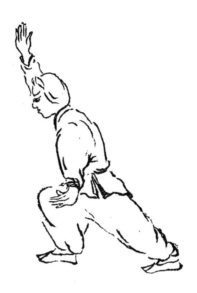

此图式名曰挑翎，即是由上图而打出如此势，周身内筋一气开展，右掌如挑天，左掌似按地，进身蹿步，是此艺之正确也。

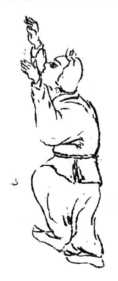

此图式是由挑翎而变鹰捉之势，此乃上法起势，去意似卷地之风，上手抓敌之天门，下手托敌之额颐下颏，去意有云遮日月之形，往下收筋，即是鹰捉狡兔之形式。捉下时如下图。

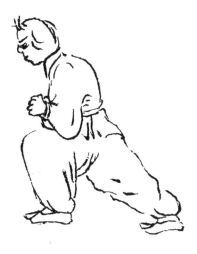

此图式乃由上图之姿势往回收、往下捉，而加以按筋，是即所谓鹰捉立死足下之势。头有顶力，后足心有蹬力，是也。

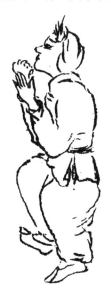

此图式乃四把拳中之斩手也，又谓斩截之说，是由上图鹰捉之势，而再可变此姿势，必须有收身束势之筋，起翻落躜之意，顾中打之妙捷也。

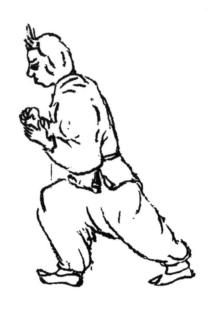

此图式是由上图斩截落下之势。

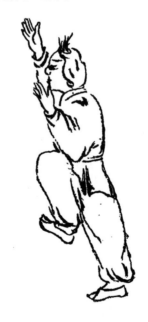

　　此图式乃车行如风之势。周身七齐连贯，似狸猫上树、蜇龙登天之意。起如抽，落如钩，亦乃四把拳中之末一手也。

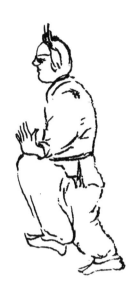

此图式是由上图车行如风，收势是此姿势而变他势是也。

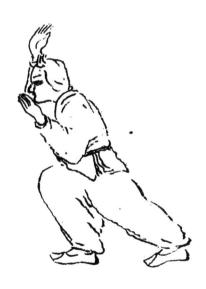

此图式乃六合心意拳中之云翎手。左右并能互练，最易单使，内藏使手无穷，亦是拳中之上法。头手肘进退顾盼皆内藏，上起挑领，下抽摩抹，手中有手，艺中有意耳。

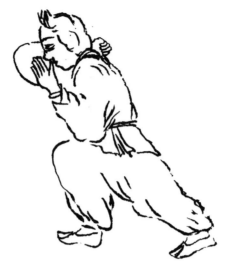

　　此图式乃心意拳之虎抱头。心多用肘意，有左右旋转摆布之法，先以顾意而发之，乃打意也。由上图亦可变此图也。

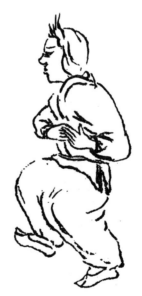

　　此图式乃心意拳中之双把，起首发双掌之姿势，必须两手合抱于胸乳之间，由左往右发，由右往左发，互相并用，有搂、丢、揪三个意思，势如搬石投出之意。此双把者，乃拳中之必要手也。发出时如下图。

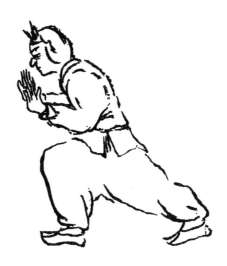

　　此图式乃双把推出之姿势。必须身法、步法、双掌出法，步进身随，意到手到，是为合拍，有束身搂回、出势扔石之意是也。

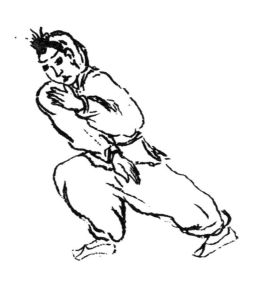

　　此图式乃练肩头膀膊之姿势。单肩独打进步，双掌内附胸腹，此乃看斜使正、看右使左之法。谱云：肩打一阴反一阳，两手全怀内藏。

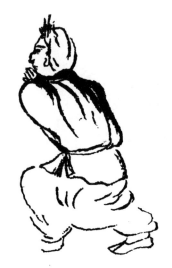

　　此图式乃阴阳膀肩之转运用法。学者照乎此，心意拳之裹风势得矣，全在转侧拗躯变步是也。左掌藏于怀内，右掌抹眉死，似左肩头往下坐势，有泰山压卵之意是也。

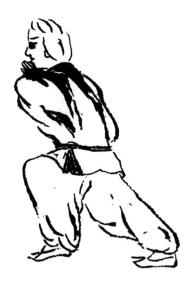

　　此图式亦乃使肩头、转膀子、趋步法、锁敌势、裹知体之变化也。两手内藏，两肩互换，制敌躲闪，不得自由是也。此姿势是用肩尖直打之意。

　　左手藏于怀内以护胸肋，右掌用顾法，望眉抹过而紧附于左肩头，一直而发是也。

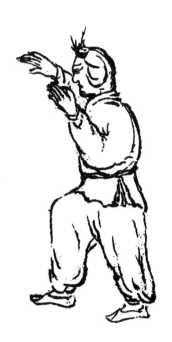

此图式乃白蛇吐信之势，双手入阴附阳，头手攒当间，连步须进窜，制敌无暇还。善用此手者，处处找人咽喉。

六合心意拳周身用法

练此拳法，全在乎周身上中下，束抱三合，手足俱齐，乃为合体。要动周身，无处不动，然则手起足不起，枉然，足起手不起，亦枉然。未起如粘字，未落如坠字，拳出不空，如空不真，似如兵行诡道，抢手急夺如射箭。谚云：兵战杀气，无不一气取胜。拳中之出筋，是肩催肘，手肘催碧血，胯催膝，膝催足，胳膊伸出，不敢太展，不敢太屈，脚腿伸时，不敢无故离地，不合此理，非吾门派耳。进退要知远近，遇敌变化，专注于步，远窜近蹽，进身合膝，粘阴纵力，行如槐虫，起如挑担，若遇人多，三摇二旋（起如风落，如轮鸡步践蹽，制敌如粘），斯艺则曰：六合要合为一气，五行要内外发动，四梢贯通，三节分明，三弯随筋，三意相连，三心着实，三尖对齐。讲六合手与足合，肩与胯合，肘与膝合，外三合也；心与意合，意与气合，气与力合（有谓"筋与骨合"也），此内三合也。而一以内外贯之，为六合也。讲五行，内而心肝脾肺肾，外而眼耳口鼻舌，内外相应可也。讲四梢，牙为骨梢，舌为肉梢，发为血梢，指为筋梢。三节者，手肘肩（上三节）、头部胸腹气海（中三节）、胯膝足（下三节）。三弯者，胳膊弯、腰腹弯、膝盖弯，三弯合拍是也。三意者，心意、眼意、手意是也。三心者，顶心、手心、足心是也。三尖者，鼻尖、膝尖、足尖是也。原来本身去处，分为一身之法，必须眼要有神光，手要短毒奸，足踩中门裆里蹬，眼有鉴看之精，手有拨转之能，足有行程之功，两肘不离肋，两手不离胸，出洞入洞紧随身。人之动静，全在乎心，心意相连，艺术当先，斯谓合法。夫心意之真艺，无事时本极从容（守如处女），仓促应变，发如迅雷急电（放如猛虎），此之谓得心应手也。拳技本系手足相顾，准备万般而为是，此艺手从口出，腿从肚出，远蓟近蹬，蹬进合膝，粘身纵力，神气浡然，急放如发矢是也（急乎其神光迅电，眼之内发神光，手之急电，口之雷声抢上是也）。然当要者，心与眼合多一明，心与耳合多一灵，心与鼻合多一力，心与舌合多一精，心与口合多一吻，心与眉合有真神（神光如雷），一艺精胜百艺，通此中滋味要分明（心运神，神用心，手相用，合注神）。打法必要先进身，手足齐到才为真，静则稳定神，动则急恨真（真功也），拳如炮，龙折身，遇敌好似火烧身，拳化一气全是法，脚踢跟散一身空，先打顾法后打空，周身盘旋似蛟龙，手起莫要望空去，脚起莫向空处蹬，拳打三节不见形，如露形影不为能。起莫直高，落莫歪斜，起落二字，要与心齐，起要横，落要顺，去意好似卷地风，惊起四梢永无惧，蔽住五行（彼我面孔）永无离。心意相连，专在眼前（眼前足前手前）；心意功运，专在精神。专赖三心（手心足心顶心），明了三心多一力，明了束展不露空，要知顶路，遂向精中求，时向静中求，目中时常旋转，耳中时常报应，心中时常警醒，坐时刻刻守神，行时莫忘底功，语言时常调和（称彼之长言己之短），要知灵山大光明，踩定中门万斜行，打敌虽说先进身，方得分出老嫩与远近。我势占中央，使敌变化难，打人如蛇吸食（有抽收呼吸吞吐之神），内藏精神，外视安逸，视之如处女，动之如猛虎，好武思悟，久悟必悟，悟而灵机可开，保住精神。显然万福，拳势是粗形，不费心机枉劳神，内容有曰：鸡腿、龙身、熊膊、鹰膀、虎抱头、野狸缩项、把把鹰捉，雷声抢上（雷声气合连声之法，抢上抢夺占先之法），周身抱肩束胯，步步鸡步狼行，把把鹰捉虎奔，雷声抢上，尤是蜇龙未起雷先动，风吹大树百枝摇。拳法威严，镇日静养，皆合其手，随身声发，步随声至，或把或势，望着就是。手心不明要攻，足心不明要蹬，手起似虎扑，足起不落空，有手则无手，打人如打偶。状似伏猫，纵如放虎，虎避其势，将有所取，猫缩其身，将有所扑。熊出洞，虎离窝，此拳硬崩如摘头角，一气贯注，随高打高，随底打底，打遍天下，即如老鸡，斯艺至诀。五行不能发动，助不能应用，若练至纯熟，养之刚正，得此至诀，遂意运用，得至心肾交合，得任意变化，练到骨节通灵处，周身龙虎任纵横，气自丹田吐，声由丹田出（掌心力从足心印一指，霹雳万人惊），心意盖势去，风雷似蛟龙，制敌心房碎，妙恰束展身，收似蓄弓，放如发矢，足起而翻，足落而�躜，远近一丈步为先，而头回转寸步前，三起三落，致敌难觉，准之欲动占中央，进踩彼后占其先（步法神奇在此），敌若不顺用锁口法（结吻也），抢步粘胸，定彼咽喉（绝妙进法），手起如抽，手落如钩，摩胫抹胫，气响连声，心一动无不动，一静无不静，概无反意。之气动而力即追之，此必知之理也。今以此艺言之，内筋使之充实，外功必然合力，若夫其制敌应变之法，以为创筋非也，以为攻筋非也，以为崩筋亦非也，殆粘筋也，然则创筋则太直而难起落，攻筋则太死而难变化，崩筋则太促而难展扩，故皆强硬露形而不灵，仅非此艺之妙用，唯粘筋一诀，内筋要充外功必实，出没甚捷而且灵，应敌自然而最神（神居腰际人难明），可使日月无光而不见其形，可使阴阳交合而不费其精（内丹养之于素），总之如虎之登山，如龙之行空，不介然制敌似偶，眩昏乎其中，手到筋吐，不外乎内筋，不外乎粘。

六合心意拳五字诀

踩、扑、裹、舒、撅是也。踩者，如踩毒物也；扑者，如虎扑食也；裹者，包裹而不露也；舒者，舒展内筋也；撅者，抖撅也，一抖而无不倒也。

心意拳六步行功事

功、顺、勇、急、恨、真是也。逐日用功不辍，恒久才见上功，此为一步功耳；有功才能势顺，此为顺字二步功耳；刚柔兼审，能制敌于无暇承我，此为勇字三步功耳；出手似迅雷急电，使敌心房炸碎，此为急字四步功耳；遇敌视如寇仇，动不容情，出手制敌如木偶，此为恨字五步功耳；对于此门拳技，必要法外求真，及至真功绝顶者此为真字六步功耳。以上六步行功，岂可忽乎哉！

功在恒久，多下苦功，顺练之日久，自然顺矣。勇者非匹夫之勇，乃刚柔兼备、临事无惧者也。急是急乎神光电掣、流星赶月之意，恨是动即如对付寇仇之恨，真得此艺之至诀，而不难变化也。

六合心意拳之打法

头打落意随身起，踩定中门抢裆际，缩身束势风扫地，准然神仙难防备。
肩打一阴反一阳，两手俱在洞里藏，左右盘旋裹风膀，束展二字一命亡。
肘打去意占胸膛，起手好似虎扑羊，有时左右两旁走，后手只在胁下藏。
手打横顺头上挡，降龙伏虎霹雳闪，天地交合云遮月，武艺相战蔽日光。
胯打中节并相连，阴阳相合得自然，然胯使出鱼打挺，里胯抢步变势难。
膝打几处人不明，好似猛虎出木笼，浑身抖撅神威势，左右横顺任意行。
足打踩意不落空，梢息全凭后足蹬，与人交勇无停势，去意好似卷地风。
尾打落意不见形，猛虎坐窝守洞门，背尾俱用精灵气，收放二字自分明。

腹打粘筋去贴阴，全在反弓一力筋，丹田得有灵根本，五行合一见奇功。

以上全身打法，身不可前栽，不可后仰，不可左斜，不可右歪，起势如箭穿，落势如风轮，往前一直而去。可使鸡步蹿鼠，平飞而去，收纵合宜，进退有方，起无形，落无踪，起如蛰龙登天，落似雷电掣地，快似猿猴献桃，又云猿猴摘果，灵捷自至，手如飘风劈瓦，脚似千斤坠地，全身得机得宜，曲直自然，所谓拳打遍身是法也。

十二形像

龙、虎、猴、马、鹰、鹞、燕、蛇、鸡、鸽、熊、龟

龙有搜骨之法，虎有扑食之猛，

猴有纵身之灵，马有迹蹄之功，

鹰有捉拿之巧，鹞有入林之能，

燕有抄水之势，蛇有拨草之精，

鸡有奇门之步，鸽有竖尾之根，

熊有肩膊之力，龟有浮水之神。

十六方针格目

一寸、二蹁、三踱、四就、五夹、六合、七齐、八正、九经、十胫、十一起落、十二进退、十三阴阳、十四五行、十五动静、十六虚实。

一寸之法。寸是步也，前步寸进（直踩提起，只进一寸），后步催之成其寸也。

二蹁之法。蹁是践也，两腿夹实蹁进，有践有夹，前腿猛勇而进，后腿跟着力而催成其蹁步也。

三踱之法。踱是踱身也，身气灵活进势如矢，成其踱也。

四就之法。就是随也，随敌之势，来去就之（加以粘按吐法，可挫敌也）成其就也。

五夹之法。夹是合也，两腿胯夹合如剪，成其夹也。

六合之法。有内三合、外三合之别，内外各三合，成其六合也。

七齐之法。齐是整也，内外如一，精神贯注，起落紧急，应变不乱，成其齐也。

八正之法。正是真也，看真正是斜，看真斜是正。彼来诈，吾必审其斜正，随势发制之使，彼不能变化，成其正也。

九经之法。经是内用五行，外应五行，用心意使之与腰际相连，成其经也。

十胫之法。胫是惊起四梢也，四梢并发，成其胫也。

十一起落之法。起是去也，落是打也，起如水浪翻波，落似水浪绝平（起也打，落也打，起落是水自翻浪），拳中之起落，皆取意于灵活敏捷，成其起落也。

十二进退之法。进走底，退走高，当进则进，当退则退，进则审其远近、知其老嫩，退则当收则缩、当取则掀，成其进退也。

十三阴阳之法。拳之阴阳相合，炼为一气，辗转应敌，审其虚实，知其刚柔变化，成其阴阳也。

十四五行之法。是谓内五行（心肝脾肺肾）要发，外五行（眼耳口鼻舌）随之，发而即随，内外相应，心意相间发其动机，手足相应使其能力，成其五行也（古人云：五行动乃能打人）。

十五动静之法。动为作用，静为本体，为静为动之道，修养得法是乃拳技中之基本也。静者，沉静虚无，动者，发心中所见之能，守之安然，应变致宜，是为动静也。

十六虚实之法。虚是精也，实是灵也，精灵本玄妙之至，丹田之本，元气之根，成其虚实也。（人之丹田，在脐下一寸五分，能产生不老仙丹，能藏精养气，炼精化气，炼气化神，在斯艺中，专能培养稳身坚步之根基

是也。虚实宜分清楚，斯可得斯艺之真妙谛也）

六合心意拳十法摘要

第一法三节。三节者，举一身而言之，手肘为梢节、腰胯为中节、腿足为根节。分而言之，三节中亦各有三节焉，如手为梢节，肘为中节，肩为根节，此梢节中之三节也；如头为梢节，胸为中节，丹田为根节，此中节中之三节也；如足为梢节，膝为中节，胯为根节，此根节中之三节也；九节合而为一，人多不知也。知这不能相合拍，知犹不知也，相合一气为之知，气之相贯为之知，气之贯而不知，贯犹未贯也，和犹未知也，三节必须和合一气，精神贯一，要不外于起，随追而已矣。盖梢节起，根节追，中节必随之，如得此法，须浑身上下中一气贯注，都不至有长短、曲直、俯仰之病，三节明矣。

第二法四梢。四梢者，发、指、舌、牙是也。发为血梢，指为筋梢，舌为肉梢，牙为骨梢，四梢齐发，内筋出矣，发欲冲冠，指欲透骨，舌欲摧齿，牙欲断金。心一动，而四梢俱齐，胆必稳而五行必和，气自丹田出，如虎之恨，如龙之惊，气发而为声，声随手发，手随声落，四梢齐发，内筋出矣。

第三法五行。五行者，金、木、水、火、土也。对内人之五脏（心肝脾肺肾），对外人之面孔（眼耳口鼻舌），心属火，心动火焰生；脾属土，脾动大力攻；肝属木，肝动急似箭；肺属金，肺动陈雷鸣；肾属水，肾动快如风。此五行之存于内也，眼通肝，鼻通肺，耳通肾，口通脾，舌通心，此五行著于外也。故曰：五行真如五道关，无人把守自遮拦，天地交合云遮日月，武艺相战，要蔽五行。论确诀，是火到金回，乃自然上法，手心通心属火，鼻尖通肺属金，余可类推。鼻嗅，耳听，眼看，舌尝味，口调和（调和万事吉凶耳），又有眉之用神，肾起心落，自然上法（水升火降之事）。要得真，在用心，心与鼻合多一力，心与耳合多一灵，心与眼合多一明，心与舌合多一精，心与口合多一吻，心与眉合多一神，心与意合多一艺，心与气合便能攻。要得真，五行要分明。

第四法曰身法。盖身法有八：起、落、进、退、收、纵、反、侧而已。起为横（似风也），落为顺（如坠），进走底（如卷地风扑墙），退走高（如倒须之钩），反背顾后，侧身顾左右也。收如伏猫、纵如放虎也，大抵以中平为宜，以正直为要，与三节相合，吞吐自然，身法要好，专在自悟自练，纯熟便巧。好字本是无价宝，有钱将往何处找，要知顶路，方在四梢求，四梢齐，五行动，身法活，动必灵捷，取必自然，身法之事得矣。然则四梢有关于身法者何，系血梢发起不知凶，骨梢发起不留情，肉梢发起刚柔断，筋梢发起打千斤，身起未落莫容测，才知灵山大光明，身法收纵审老嫩，出洞入洞紧随身，全身十二形像之法，如鹰筋出于额颅（以高视底属阴），熊筋落于枕骨（以底望高属阳），手似药箭身比弓，梢息全凭后足蹬，把把似鹰捉，步步似鸡行，收放如猛虎，转侧如蛟龙，乌牛摆头，猩猩竖身，野狸缩项，狼兽战人，熊之膀膊，猴之踪灵，势势之内，着着之中，装形合演，武技惊人。势正者不上，势远者不行，势低者休扑，势逼者不顶，必得审出高低与远近。知透左右并老嫩，我之身法恒久养，遇敌切记不放松，声东击西，着着便是。起似风，落似轮，发似箭，收似弓，快哉身法得矣。

第五法曰步法。步法者，寸步、臀步、蹇步、快步是也。寸步者，与人交勇，专用前足踩进直前（高低只用一寸耳），是为寸践步也。臀步者，如二三尺远，可用后足臀一步，仍上前足而却敌是也。蹇步者，是遇身大力勇之人，可进前足急过后足交又步（我之前足认定踩彼后足），再急上前足原步，踩其后是也（此为远蹇近蹴之寸践也），若一丈八尺远者，则用急快之步，其步法，是起前足，带后足，平飞而去，并非跃之而往矣（总之神功内运，以身带腿而行之，是乃真艺也），是有为奔虎践之意，非艺成者不可轻用，唯远不发足，如遇人多或有器械，则连腿带足并践而上，即所谓踩足而起之说，善学者详细用之，不可轻视。总之，法不可执，习之纯熟，用之无心，方尽其妙也。

第六法曰手法。手法者，有出手、起手、领手、单手、双手之分焉。当胸直发为之出手；筋梢骤发，曲直得宜（起落有方）为之起手；知彼虚实，应我自然为之领手；参艺领会，发声而出，制敌呼吸无暇，震敌心房炸乱，为之截手；起前手，如鹞子入林，须束身而进，催后手如燕子抄水，必翻身而躜，手之一道，由根节而出，单掌旋转而巧使，为之单手；两手交互，剪义相应，并吐并按，为之双手（双手齐出，单掌独进）；准之起如抽，落如钩（手法妙诀），手法足法，本自相同，而足之为用，亦必如虎之行无声（而有风），如龙之影莫测（而艺精），如鹰之捉物（而加恨）手起莫向身外去，足起不可落了空（讲足法忌踢宜踩而已，起落躜翻与身齐），起膝望怀，起腿望膝，左腿未起右腿随，左腿未落右脚起，手法足法并相齐。

第七法曰上法。进法是也。上法者以手为妙，进法者以步为奇，而总以浑身合一，整齐为要。上法以手起似丹凤朝阳，随步急抢硬踩，分其远近，别其老嫩，刚柔自用，三节分明。四梢俱齐，蔽住五行，身法连贯，手足并用，上法进法得矣。

第八法曰顾法、开法、截法、追法是也。顾者又分为单顾、双顾、上顾、下顾、前顾、后顾、左顾、右顾是也。单顾则用截手，是如飘风闪电；双顾则用横拳，犹若反弓发弹；上顾则用冲天炮捶，下顾则用握地炮捶，前顾则用前梢捶，后顾则用后梢捶，左顾用侧锋势，右顾用挨身炮，此亦随机应变，迎敌之来而动之，非他门之钩挑蓬架是也。开法者，有左开、右开、刚开、柔开之别，如左开往里而接，送势括出，右开往外而缘，就势抖出。刚开有六势之硬筋，气合声出，手随声发，柔开有后六势之软筋，寓意于内加以挫之（借彼之筋掀之、抖之）。截法者，截言、截面、截心、截身而已。言彼未动，而我先截之也，截言者，彼言甘语和，而我先截其有歹心要意；截面者，彼眉喜眼笑，而我先截其身不动别有主张也；截心者，彼虽不露坏意，而我先防其有短毒也；截身者，彼来勇，而我急踩急寸，稳定我足跟，加以挫之掀之是也；追法者，与上法、进法，一气贯用，即所谓随势急趋，追风赶月，概不放松耳，是乃乘势躜进，制彼万难逃遁，何虑其有邪法乎。

第九法曰三性调养法。眼为见性，耳为灵性，心为勇性，此三性者，乃艺中之妙用也。眼中时常循环，耳中时常报应，心中时常惊醒，然精灵之意在我，庶不至为人所瞒，而有见机之哲也。

第十法曰内筋法。夫内筋者，寓于无形之中，接于有形之表，而难言传者也，然其理亦可参焉，盖志气之帅也，气体之充也，心动而气即随筋，有粘筋即有按筋，有按筋即有吐筋，总之神功妙用，全是内筋，粘按吐筋，是此门派之妙用是也。

内外相见合一家

震龙兑虎各东西，朱雀玄武南北兮。
戊己二土中宫位，意为媒引相配成。
眼耳口鼻外五行，手足四梢并顶心。
久炼内外成一气，迅雷急电起暴气。

引气法

目视鼻鼻对脐，处处行迟不可移。
彻开二六连环锁，一点灵光吊在眉（养丹诀）。

周天法

紧撮谷道内要提，尾闾上冲脊骨齐。
玉枕难过目视顶，来到丹田气海底。
往前又视鹊桥路，十二时中降下池。
锁住心猿与意马，丹田海底自然齐。
时至快乐无穷尽，返本还原心自知。
久炼自成金刚体，百病皆除如童子。

立法与平素一样头顶天（提顶气）足抓地

先定心，心定神宁，神宁心安，心安清静，清静无物，无物气行，气行绝象，绝象觉明，觉明神气相通，万象归根，合成一气，养灵根而动心者敌将也，养灵根而静心者修道也。

人之周身，前任脉，后督脉，气行滚滚，血脉流行，任脉起于承浆，直下至阴前高骨处，督脉由尻尾直上，由夹脊过泥丸，下印堂至人中而止。人之井池双穴（肩井穴也）发筋循循（井池穴肩头分中，曲池穴在肘分中），肩催肘，肘催手，胯催膝，膝催足，千变万化，不离乎本（根本丹田也），得其奥妙，方叹无穷（念垠字），丹田炼神，鱼尾用力，向上翻起，真气自然上升矣。气下于海，光聚天心（功到自现），小腹正中为气海，额上正中为天心，形光于外也，脐下一寸二分为丹田穴，用功时存元神于此处（遇敌时装元神寓于此处，心君泰然），头正而起，肩平而顺，胸出而闭，头正、项起、面壮、神顺、肩活、背元，身微有收敛，此周身格式之真窍也。

用神力法

养丹田，炼内筋，是即底功之根基也。底功炼之稳步如山，两膝曲直坚固如柱，膛胯内外紧夹集揍，胸背束抱，刚柔相济，头颅正侧撞敌如意，坚肩贴背，三意相连，横竖用肘，三弯要随，穿骨左右，破彼之劲，坚骨敏捷，封彼之下，内掠敌彼之里，外格敌彼之外，手撩阴起，身意似风，撩攻敌之上下内外也（凡用此功，必须先用骑马式，竖身缩势式，稳住周身全局，一呼一吸，如如自然，纵时提丹田，两足齐起，永不可易）。然用劲如布阵，有高低上下远近迟速虚实变化之不同，成败得失之际，全在底功有无焉，必须动步不动心，动身不动气，夫然后心静而步坚，气静而身稳，精灵神安，而可飞腾变化矣。盖知静之为静，静亦动也，动之为动，动亦静也，是以善底功者力必神，神气自固，灵气自捷，神缓而眼急（神能表现于双目）气缓而步急，外急而内缓，外柔而内刚，则知底力之神也。

六合心意拳三拳像

三拳者，躜拳、裹拳、践拳是也。躜拳急似电，裹拳如虎践，践拳似马奔，连环一气演。

六合心意拳三棍像

三棍者，戳棍、抱棍、反背棍是也。戳棍只要猛，抱棍似风行，反背急如矢，放胆便成功（三拳三棍非寻常，准诀妙用在内详。学者要知真稍息，入室弟子易不难）。

游艺引

盘 根

盘根三步岂无因，配合分明天地人。

要把此艺高位置，先从本寔炼精神。

旋 转

丈夫学得迅雷手，旋转乾坤名不朽。

岂只区区堪小试，宏功大业何难有。

旁 通

不是飞仙体自轻，居然电影令人惊。

看他许多奇横势，尽是旁通一片灵。

冲 空

一波未定一波生，仿佛神龙水面行。

忽而冲空高处跃，神光雄勇令人惊。

翻 浪

从来顺理自成章，逆则难行莫强梁。

寄语聪明人学艺，水中翻浪自思量。

熊 意

猩猩出洞老熊形，为要提防不胜心。

得丧只争气一点，真情寄语有情人。

鹰 势

英雄处世无骄矜，遇事何妨学一鹰。

最是九秋鹰得意，擒完狡兔便超升。

虎 风

撼山何易军何难，只为提防我者先。

猛虎示威蚤头抱，其形虽粗细心看。

鹏 情

一艺求精百艺通，功成云路自然通。

意在不息鹏飞势，才成武士高超风。

雷 声

夺人从古伏先声，声里威风退万兵。

准然痴情天不惧，迅雷急电也受惊。

风 行

为学飞廉力最神，折花拗树转风转。

饶他七处雄兵起，一归空际一归尘。

葆 真

六朝全盛升庆平，武事仍比文事精。

安不忘危危自解，与人何事更相争。

　　真诀有数，理学渊源，将历来拳法老祖师未泄之天机，不惜以书写出，以图绘出。然理虽载于谱，法仍传于口，必讲信实义气者，方可将此真传口诀源流传下，而下手方有着落，学人切勿自作聪明可也。